D. Abeck H. Cremer (Hrsg.) **Häufige Hautkrankheiten im Kindesalter**

D. Abeck H. Cremer (Hrsg.)

Häufige Hautkrankheiten im Kindesalter

Klinik – Diagnose – Therapie

Zweite, überarbeitete und erweiterte Auflage,
mit 71 farbigen Abbildungen und 65 Tabellen

STEINKOPFF
DARMSTADT

Univ. Prof. Dr. med. DIETRICH ABECK
Klinik und Poliklinik für Dermatologie
und Allergologie am Biederstein
Technische Universität München
Biedersteiner Str. 29, 80802 München

Prof. Dr. med. HANSJÖRG CREMER
ehm. Direktor der Städtischen Kinderklinik Heilbronn
Dittmarstr. 54, 74074 Heilbronn

ISBN 3-7985-1299-X Steinkopff Verlag, Darmstadt

Die Deutsche Bibliothek – CIP-Einheitsaufnahme
Ein Titeldatensatz für diese Publikation ist bei Der Deutschen Bibliothek erhältlich

Steinkopff Verlag Darmstadt,
ein Unternehmen der BertelsmannSpringer Science+Business Media GmbH

http://www.steinkopff.springer.de

Herstellung: Klemens Schwind
Umschlaggestaltung: Erich Kirchner, Heidelberg
Satz: K+V Fotosatz GmbH, Beerfelden

SPIN 10833104 105/7231-5 4 3 2 1 – Gedruckt auf säurefreiem Papier

Vorwort zur zweiten Auflage

Zunächst möchten wir uns bedanken, bedanken bei den vielen Lesern, die unser Werk gekauft haben und die vorliegende 2. Auflage notwendig und ermöglicht haben. Bedanken möchten wir uns bei denen, die unser Werk „offiziell" gelesen und durch ihre überwiegend sehr positive Rezension zum Erfolg unseres Buches beigetragen haben. Auch denen, die nicht offiziell über unser Werk urteilten, sondern uns im persönlichen Gespräch ihre Meinung mitteilten, gebührt unser Dank. Unser Anliegen, einen Beitrag zur kompetenten Betreuung von Kindern mit Hauterkrankungen zu leisten, ist somit gut aufgenommen worden.

Die vorliegende 2. Auflage wurde überarbeitet und erweitert, alle Kapitel der 1. Auflage wurden aktualisiert. Bei dieser Arbeit zeigte sich, dass sich in den 2 Jahren seit der letzten Auflage auch auf dem Gebiet der Diagnostik und Therapie häufiger Hautkrankheiten im Kindesalter einiges getan hat, dass der ungeheure stetige Wandel in der Medizin von heute auch diesen kleinen Teilbereich miterfasste. Uns stehen heute neue Substanzen zur Verfügung wie z.B. neue Antihistaminika oder topische Immunmodulatoren. Die Einführung neuer Substanzen, wie z.B. die der topischen Immunsuppressiva, steht unmittelbar bevor. In der Literatur mitgeteilte wie auch unsere eigenen Erfahrungen führten bei manchen Erkrankungen zu leichten Änderungen der Behandlung. Die sorgfältig erfolgte Überarbeitung trägt dieser Entwicklung Rechnung!

Zusätzlich wurde die 2. Auflage um drei unserer Meinung nach für die tägliche Praxis relevante Erkrankungen erweitert. Mitaufgenommen wurden spezielle Exanthemerkrankungen, die Gruppe der Pityriasis lichenoides-Erkrankungen sowie die Stichreaktionen. Auch für diese Erkrankungen wurde nach bewährtem Muster das diagnostische Procedere, in Frage kommenden Differentialdiagnosen und Abgrenzungsmöglichkeiten sowie das stadiengerechte therapeutische Management aufgeführt.

Allen Mitautoren der 1. Auflage, Heike Fesq, Annette Heidelberger, Bettina Heidtmann, Tanja Schmidt, Christina Schnopp, Kerstin Strom, Oliver Brandt, Knut Brockow, Martin Mempel, Matthias Möhrenschlager und Sönke Thomsen sowie den neu hinzugestoßenen Autoren Lorenz Weigl und Roland Remling gilt unser Dank für ihren hervorragenden Einsatz bei der Aktualisierung bzw. Erstellung der jeweiligen Beiträge.

Wie schon bei der Erstellung der 1. Auflage war die Betreuung durch Frau Dr. Gertrud Volkert vom Steinkopff-Verlag wieder vorbildlich. Auch unsere Familien „spielten wieder mit", wofür wir ganz herzlich danken.

Allen Lesern dieses Buches wünschen wir viel Freude beim Lesen des Buches. Es wäre schön, wenn die eine oder andere Diagnose mit Hilfe unseres Werkes gestellt bzw. verworfen werden könnte und wenn die ausgesprochenen Therapieempfehlungen Ihnen ihre Arbeit erleichtern würden.

München und Heilbronn, im August 2001

D. Abeck
H. Cremer

Vorwort zur ersten Auflage

Hauterkrankungen bei Kindern sind häufige Erkrankungen und haben, wie beispielsweise das atopische Ekzem, in den letzten Jahren noch deutlich an Häufigkeit zugenommen. Die Betreuung hautkranker Kinder erfolgt von Ärzten unterschiedlicher Fachrichtung. Neben Haut- und Kinderärzten sind auch Allgemeinmediziner und Praktische Ärzte zu nennen. Leider zeigt der klinische Alltag immer wieder, daß auch bei häufigen Hauterkrankungen im Kindesalter große therapeutische Unsicherheit herrscht, und vielfach eine unnötig aufwendige und somit auch kostenintensive Diagnostik betrieben wird.

Hauptanliegen der Herausgeber ist es, den Arzt, der Kinder mit Hautkrankheiten behandelt, kompetent und übersichtlich über das jeweilig vorliegende Krankheitsbild zu informieren, ihm wichtige Differentialdiagnosen und Abgrenzungsmöglichkeiten zu nennen und die entsprechenden therapeutischen Optionen aufzuzeigen. Bewußt beschränken sich die Herausgeber auf die häufigsten Hauterkrankungen im Kindesalter, die jedoch immerhin weit über 90% aller ambulanten Vorstellungen ausmachen.

Gerade die optimale Therapie dieser Erkrankungen ist das vornehmliche Anliegen der Herausgeber. Die persönliche Erfahrung aus langjähriger poliklinischer Tätigkeit in einer sehr stark durch Kinder frequentierten Universitätshautklinik sowie eines städtischen Kinderkrankenhauses sind in die einzelnen Beiträge miteingeflossen. Die Wertung der therapeutischen Qualität entsprechender therapeutischer Maßnahmen bei den einzelnen Krankheitsbildern zeichnet die Praxisrelevanz des Buches aus und fußt ebenfalls auf den jahrelangen persönlichen Erfahrungen der Herausgeber. In die gleiche Richtung zielt auch die bewußte Nennung zum Teil durch langjährigen klinischen Einsatz bewährter Präparatenamen. Dies schließt selbstverständlich nicht aus, daß andere Kollegen mit Substanzen und Präparaten, die in diesem Buch nicht genannt sind, bei einzelnen Erkrankungen ebenfalls gute Erfolge erzielen.

Die Herausgeber wünschen sich, daß dieses Buch dazu beiträgt, die kompetente Versorgung hautkranker Kinder zu verbessern. Daß zur Erreichung dieses Zieles auf fächerspezifische Abgrenzungstendenzen keine Rücksicht genommen werden darf, zeigt auch die Ko-Autorenschaft in Form eines Dermatologen (D. A.) und eines Pädiaters (H. C.).

Die Herausgeber bedanken sich bei den Autorinnen und Autoren, die ihre in den jeweiligen Spezialsprechstunden gemachten Erfahrungen in dieses Buch mit eingebracht haben.

Dem Steinkopff Verlag, insbesondere Frau Dr. G. Volkert, gebührt unser Dank für die hervorragende Betreuung während der gesamten Entstehung des Buches. Unseren Familien, die auf uns in der Zeit der Arbeit an diesem Buch doch häufiger verzichten mußten, danken wir ganz besonders für ihr Verständnis.

München und Heilbronn, im März 1999

D. Abeck
H. Cremer

Inhaltsverzeichnis

Autorenverzeichnis

Univ. Prof. Dr. med. Dietrich Abeck
Leitender Oberarzt
der Klinik und Poliklinik
für Dermatologie und Allergologie
am Biederstein
Technische Universität München
Biedersteiner Straße 29
80802 München

Oliver Brandt
Klinik und Poliklinik
für Dermatologie und Allergologie
am Biederstein
Technische Universität München
Biedersteiner Straße 29
80802 München

Dr. med. Knut Brockow
Klinik und Poliklinik
für Dermatologie und Allergologie
am Biederstein
Technische Universität München
Biedersteiner Straße 29
80802 München

Dr. med. Heike Fesq
Klinik und Poliklinik
für Dermatologie und Allergologie
am Biederstein
Technische Universität München
Biedersteiner Straße 29
80802 München

Prof. Dr. med. Hansjörg Cremer
ehm. Direktor der Städtischen
Kinderklinik Heilbronn
Dittmarstraße 54
74074 Heilbronn

Dr. med. Annette Heidelberger
Klinik und Poliklinik
für Dermatologie und Allergologie
am Biederstein
Technische Universität München
Biedersteiner Straße 29
80802 München

Dr. med. Bettina Heidtmann
Katholisches Kinderkrankenhaus
Wilhelmstift GmbH
Liliencronstraße 130
22149 Hamburg

Dr. med. Martin Mempel
Klinik und Poliklinik
für Dermatologie und Allergologie
am Biederstein
Technische Universität München
Biedersteiner Straße 29
80802 München

Dr. med. Matthias Möhrenschlager
Klinik und Poliklinik
für Dermatologie und Allergologie
am Biederstein
Technische Universität München
Biedersteiner Straße 29
80802 München

Dr. med. Roland Remling
Klinik und Poliklinik
für Dermatologie und Allergologie
am Biederstein
Technische Universität München
Biedersteiner Straße 29
80802 München

Dr. med. Tanja Schmidt
Klinik und Poliklinik
für Dermatologie und Allergologie
am Biederstein
Technische Universität München
Biedersteiner Straße 29
80802 München

Dr. med. Christina Schnopp
Klinik und Poliklinik
für Dermatologie und Allergologie
am Biederstein
Technische Universität München
Biedersteiner Straße 29
80802 München

Dr. med. Kerstin Strom
Läutwiesenweg 18
82205 Gilching

Dr. med. Sönke Thomsen
Harburger Ring 20
21073 Hamburg

Dr. med. Lorenz B. Weigl
Klinik und Poliklinik
für Dermatologie und Allergologie
am Biederstein
Technische Universität München
Biedersteiner Straße 29
80802 München

Kapitel 1 Akne

K. Strom

Epidemiologie

Die Akne ist die häufigste Hautkrankheit der Adoleszenz. Aber auch im Säuglings- und Kindesalter können verschiedene Formen der Akne auftreten. Die Häufigkeit der Acne neonatorum, die bereits nach der Geburt oder in den ersten Lebenswochen auftritt und bei einem zumeist sehr milden Verlauf selbstlimitierend ist, wird bis zu 20% eingeschätzt. Ein Persistieren der Hautveränderungen über die Neonatalperiode hinaus bzw. das erstmalige Auftreten von Akne bei Kleinkindern ist selten. Diese Form der Akne wird als Acne infantum bezeichnet, die auch schwere Verläufe zeigen kann (Acne conglobata infantum). Kinder, die an einer Acne infantum erkranken, entwickeln in der Pubertät häufig eine auch schwerer verlaufende Acne vulgaris. Die Acne vulgaris der Adoleszenz betrifft zumindest kurzzeitig und teils sehr mild nahezu alle Menschen. Die durch exogene Faktoren bedingten Akneformen wie die Acne venenata, die Steroidakne und die Chlorakne können auch im Kindesalter auftreten.

Pathogenese

Neben genetischen spielen verschiedene andere, innere und äußere Faktoren eine Rolle in der Pathogenese dieser multifaktoriellen Erkrankung. Man findet eine gesteigerte Talgproduktion sowie eine Retention von Keratin und Lipiden im Follikelkanal. Dies begünstigt die Kolonisation der Talgdrüsen mit *Propionibacterium acnes.* Propionibakterien können u.a. durch Aktivierung der Komplement-Kaskaden proinflammatorisch wirken. Weiterhin können hormonelle Faktoren und externe Faktoren (stark fettende Externa, Glukokortikoide, Chlorderivate) von Bedeutung sein.

Klinik

Die Akne befällt ausschließlich Hautareale mit Talgdrüsenfollikeln, wobei im Kindesalter insbesondere das Gesicht betroffen ist. Eine Ausnahme stellt hierbei die Acne venenata infantum dar, die durch eine unsachgemäße Anwendung topischer Externa, beispielsweise durch Verwendung stark fettender Kosmetika, verursacht ist und auch an anderen Körperarealen auftreten kann. Hautveränderungen der Acne neonatorum imponieren in der Regel als vereinzelt geschlossene Komedonen und Papulopusteln (Abbildung 1). Die Acne vulgaris ist im Frühstadium zumeist durch geschlossene (weiße) und offene (schwarze) Komedonen gekennzeichnet. Diese können sich in entzündliche Papeln und Papulopusteln umwandeln, wobei in der Regel sämtliche typischen Hautveränderungen vorliegen (Abbildung 2). Bei der schwersten Form der Akne (Acne conglobata) findet man zusätzlich fistelnde und hämorrhagisch verkrustete Knoten und Zysten. Die entzündlichen Läsionen können als wurmstich-, krater- oder keloidartige Narben abheilen.

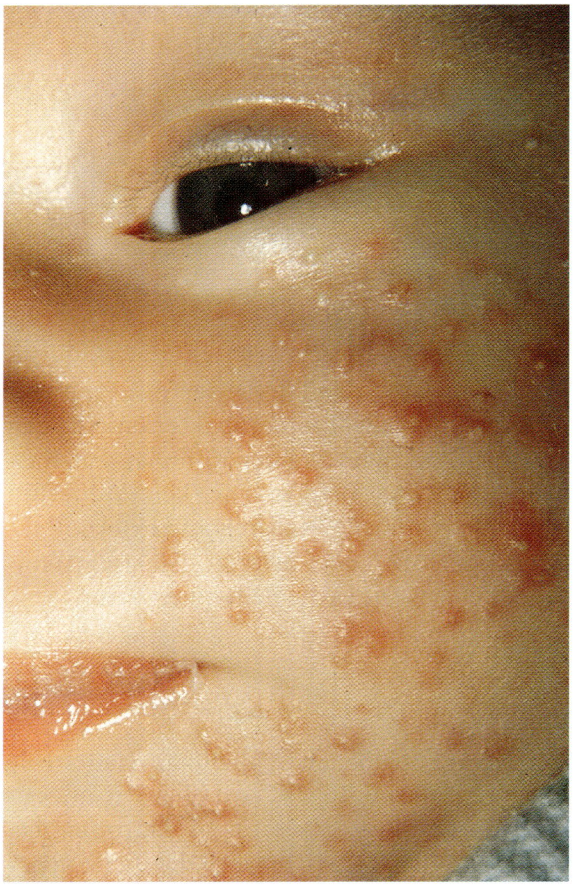

Abb. 1. Acne neonatorum. Zahlreiche Papeln sowie Papulopusteln im Wangen- und Kinnbereich.

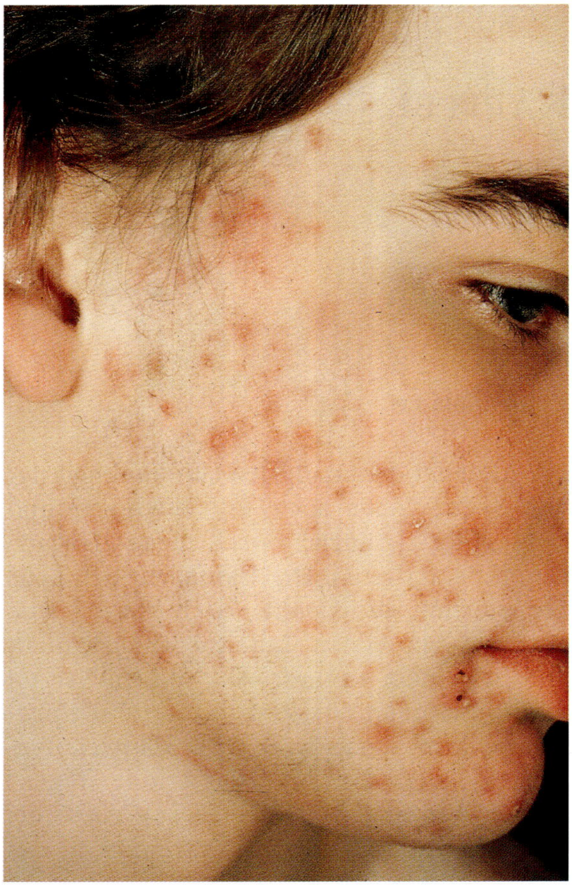

Abb. 2. Acne vulgaris. Nebeneinander von offenen und geschlossenen Komedonen sowie zahlreichen Papeln und Papulopusteln.

Subjektive Beschwerden

In der Regel werden keine subjektiven Beschwerden angegeben. Einzelne stärker entzündliche Papeln bzw. Papulopusteln können örtlich begrenzt kurzzeitig jucken oder auch schmerzen.

Diagnose

Gewöhnlich wird die Akne klinisch diagnostiziert. Spezielle diagnostische Maßnahmen sind in der Regel nicht notwendig. Eine therapieresistente oder stark progrediente Akne im Kindesalter sollte jedoch an eine hormonelle Störung denken lassen. In diesem Fall sollten freies und Gesamt-Testosteron, Dehydroepiandrosteron (DHEA) und Dehydroepiandrosteron-Sulfat (DHEAS), luteinisierendes Hormon (LH) und follikelstimulierendes Hormon (FSH) bestimmt werden.

Differentialdiagnose

Die Akne bietet ein charakteristisches Krankheitsbild mit verschiedenen entzündlichen Effloreszenzen, die obligat mit Komedonen einhergehen und denen bei der Abgrenzung gegenüber anderen Erkrankungen eine große Bedeutung zukommt (Tabelle 1). Differentialdiagnostisch kann bei der Acne neonatorum ein seborrhoisches Säuglingsekzem in Betracht gezogen werden. Das Bild der Acne infantum kann der perioralen Dermatitis ähneln, unterscheidet sich jedoch

Tabelle 1. Differentialdiagnosen und wichtige Unterscheidungshilfen zur Akne im Kindesalter

Diagnose	Abgrenzung zur Akne
Seborrhoisches Ekzem	Fett-glänzende Schuppung; keine Komedonen
Periorale Dermatitis	Lokalisation betont perioral, periokulär und perinasal; keine Komedonen; anamnestisch häufig vorangegangene Verwendung topischer Glukokortikoide
Rosacea	Zusätzlich zu Papeln und Papulopusteln auch Teleangiektasien und persistierende Erytheme an den Wangen, der Nase und dem Kinn; keine Komedonen; anamnestisch häufig vorangegangener Einsatz topischer Glukokortikoide

Tabelle 2. Therapie der verschiedenen Akneformen bei Kindern und Jugendlichen

Acne neonatorum	Therapie in der Regel nicht notwendig; ggf. milde Antiseptika (z. B. Skinoren® Creme)
Acne infantum	Kombination von topischen Antibiotika/Antiseptika und topischem Tretinoin oder Adapalen; Roaccutan® nur bei schweren Verläufen der Acne conglobata infantum
Acne vulgaris	Kombination von topischen Antibiotika/Antiseptika und Tretinoin; zusätzliche systemische Gabe von Minocyclin; bei ungenügendem Ansprechen sowie zur Behandlung der Acne conglobata Roaccutan®
Acne venenata	Auslösende Ursachen beseitigen; Tretinoin ist für die komedolytische Behandlung am besten geeignet
Steroid-induzierte Akne	Therapie entsprechend dem Schweregrad; eine topische Behandlung mit Metronidazol (z. B. Metronidazol (1–2%) in Linola® Creme oder Physiane® Roche-Posay) ist erfolgversprechend

durch die Lokalisation und das Vorkommen von Komedonen.

Therapie

Abhängig von der Lokalisation und der Art der Hautveränderungen ist zunächst die Indikation für eine rein topische oder eine zusätzliche systemische Therapie zu stellen. Komedonen und Papulopusteln, die vorwiegend im Gesicht lokalisiert sind, sprechen gewöhnlich gut auf eine alleinige topische Therapie an. Knotige und zystische Hautveränderungen, insbesondere am Stamm, erfordern meist eine zusätzliche systemische Therapie. Die Acne conglobata am Rücken ist jedoch hauptsächlich eine Erkrankung männlicher Jugendlicher. Im Kindesalter ist bei der seltenen schweren Acne conglobata infantum in der Mehrzahl der Erkrankungsfälle eine systemische Therapie erforderlich. Im Gegensatz dazu ist die Acne neonatorum eine meist mild verlaufende, selbstlimitierte Hauterkrankung, die größtenteils keine oder lediglich eine sehr milde Therapie erforderlich macht (Tabelle 2).

Entscheidend für die erfolgreiche Betreuung ist es, den Patienten mit seinem Problem ernst zu nehmen, da vielfach die objektiv feststellbare Schwere der Hautveränderungen nicht mit dem hohen psychischen Leidensdruck korreliert.

Topische Therapie

Die örtliche Behandlung der Akne greift an mehreren pathogenetisch wichtigen Punkten an und richtet sich gegen die Akne fördernde mikrobielle Faktoren, gegen die follikuläre Proliferations-Retentionshyperkeratose sowie die Seborrhö.

Hautreinigung. Obwohl eine örtliche Behandlung die Talgdrüsenaktivität nicht beeinflussen kann, ist der auf der Hautoberfläche sichtbare Talg kosmetisch oft störend und sollte Anlaß zu einer gründlichen Entfettung der Haut geben. Morgens und abends erfolgt deshalb vor dem Auftragen Akne-spezifischer Externa eine regelmäßige Reinigung der Haut. Diese erfolgt in leichteren Fällen unter Verwendung eines milden Syndets (z.B. Eubos®, Hydroderm®, Sebexol® Tinktur). Bei sehr stark entzündlichen Akneformen ist das nachfolgende Abtupfen der Haut unter Verwendung antiseptischer alkoholischer Lösungen (z.B. 1% Chlorhexidingluconat und 40% Isopropylalkohol in wässriger Lösung) zu empfehlen.

■ Antibiotische Behandlung. Topische Antibiotika vermindern wirksam die Besiedlung mit Propionibakterien und besitzen zudem eine antiinflammatorische Wirkung. Sie sollten jedoch niemals als Monotherapie in der Aknebehandlung eingesetzt werden, da ansonsten die Gefahr einer Resistenzentwicklung der Propionibakterien und anderer Keime der Residentflora, wie z.B. Koagulase-negativer Staphylokokken besteht. Außerdem zeigte sich die Kombinationstherapie eines topischen Antibiotikums mit einem topischen Antiseptikum im Vergleich zur jeweiligen Monotherapie überlegen.

An topischen Antibiotika stehen Erythromycin, Clindamycin und Tetrazyklin zur Verfügung. Tetrazyklin ist jedoch in der Behandlung von Kindern unter 11 Jahren kontraindiziert, da es zu irreversiblen Zahnverfärbungen und Zahnschmelzveränderungen sowie zu reversiblen Knochenwachstumsverzögerungen kommen kann. Erythromycin bzw. Clindamycin stehen kommerziell in unterschiedlichen galenischen Formulierungen zur Verfügung, wie beispielsweise als alkoholische Lösung (z.B. Aknemycin® Lsg., Aknefug-EL® Lsg., bzw. Basocin® Lsg.), wobei erythromycinhaltige Lösungen auch mit antiinflammatorischen Zusätzen wie z.B. Zink (Zineryt® Pulver und Lösungsmittel) oder in Kombination mit Tretinoin (Aknemycin® Plus Lösung; Erythromycin 4%, Tretinoin 0,025%) erhältlich sind. Auch eine Gel-Zubereitung (z.B. Eryaknen® 2/4, Sanasepton 2%/4%, Clinofug® 2%/4%, bzw. Basocin® Akne-Gel) wird angeboten. Darüber hinaus eignen sich Erythromycin und Clindamycin hervorragend für die Individualrezeptur. Die Wirkung von Erythromycin und Clindamycin ist vergleichbar.

Mit Nebenwirkungen ist in der Regel bei der topischen Applikation nicht zu rechnen. Kontaktsensibilisierungen sind äußerst selten.

■ Antiseptische Behandlung. Die Antiseptika Benzoylperoxid und Azelainsäure haben sowohl eine antimikrobielle als auch eine komedolytische Wirkung. Benzoylperoxid, das in 2,5-, 5- und 10%iger Konzentration erhältlich ist, ist ein sehr wirksames Antiseptikum. Es steht als Gel (z.B. Sanoxit® 2,5%/5%/10% Gel; PanOxyl® 5/10 Akne-Gel; Benzaknen® 5/10 Gel), Creme (z.B. PanOxyl® mild 2,5/5 Creme), Lotion (PanOxyl® mild Lotion) und Waschlösung (z.B. PanOxyl® W Emulsion, Benzaknen® Suspension, Sanoxit® MT Suspension) zur Verfügung. Bei Kindern empfehlen wir die Anwendung von 2,5%igen Zubereitungen, da die Wirkung der verschiedenen Konzentrationen vergleichbar ist, die irritierende Wirkung aber mit zunehmender Konzentration stärker wird. Höhere Konzentrationen sind vor allem bei stark fettender Haut, insbesondere bei Jugendlichen indiziert. Irritationen durch Benzoylperoxid sind häufig, insbesondere dann, wenn die Applikation nicht richtig erfolgt (zu große Mengen und zu häufig). Eine Kontaktsensibilisierung gegenüber Benzoylperoxid ist jedoch ausgesprochen selten. Neben Benzoylperoxid ist die ebenfalls antiseptisch wirksame Substanz Azelainsäure (Skinoren® Creme) zu nennen. Azelainsäure hemmt außerdem die Konversion von Testosteron zu 5-alpha-Dihydrotestosteron. Obwohl die Wirkung von Azelainsäure in der Literatur als vergleichbar mit Benzoylperoxid angegeben wird, ist sie unserer klinischen Erfahrung nach als etwas weniger effektiv einzuschätzen. Insbesondere bei milden Akneformen (Acne comedonica) kann Azelainsäure mit Erfolg und sehr geringer Hautirritation eingesetzt werden.

■ Antikeratinisierende und komedolytische Behandlung. Topische Vitamin A-Säure (Tretinoin)-Derivate normalisieren die follikulären Verhornungsstörungen und wirken dadurch komedolytisch. Die Präparate stehen in

0,025-, 0,05- und 0,1%iger Konzentration in verschiedenen Zubereitungsformen zur Verfügung (z.B. Airol® Lösung/Creme). Alle topischen Vitamin A-Säure-Derivate haben einen irritierenden Effekt. Es kommt zu Trokkenheit der Haut, Erythemen und Schuppung. Wegen des irritierenden und austrocknenden Effekts von Tretinoin sind Gel- und Creme-Zubereitungen bei Einleitung der Behandlung den Lösungen vorzuziehen. Außerdem beobachtet man zu Beginn der Therapie häufig eine Exazerbation der Akne, individuell unterschiedlich während der ersten 2–6 Wochen. Um die Compliance zu erhalten, ist die genaue Aufklärung der Patienten bzw. der Eltern über die Nebenwirkungen und den Krankheitsverlauf während der Behandlung sehr wichtig. Neben dem irritierenden Effekt ist bei Vitamin A-Säure-Derivaten auch an die photosensibilisierende Wirkung zu denken. Auch wenn die Applikation abends erfolgt, sollte v.a. in der sonnenreichen Jahreszeit tagsüber ein konsequenter Lichtschutz durchgeführt werden, da die Substanzen perkutan absorbiert werden.

Mit Adapalen wurde ein neues synthetisches Retinoid entwickelt, das weniger irritierende Nebenwirkungen besitzt und sich durch eine fehlende Phototoxizität auszeichnet. Adapalen ist in 0,1%iger Konzentration als Gel verfügbar (Differin® Gel). Unserer Erfahrung nach scheint jedoch seine Wirksamkeit in der Aknebehandlung geringer zu sein im Vergleich zu Vitamin A-Säure-Derivaten und bleibt somit leichten Formen der Acne papulopustulosa vorbehalten.

Systemische Therapie

Antibiotika. Die Wirkung systemischer Antibiotika in der Akne-Therapie beruht zum einen auf der Reduktion der Besiedlung mit *Propionibacterium acnes* und zum anderen auf ihrem antiinflammatorischen Effekt durch die Hemmung der Chemotaxis der neutrophilen Granulozyten. Die maximale Wirksamkeit wird erst nach 6–8 Wochen Therapiedauer erreicht. Eine Behandlung mit oralen Antibiotika ist immer eine die örtliche Behandlung unterstützende Maßnahme.

Minozyklin ist das Tetrazyklin der Wahl zur systemischen antibiotischen Behandlung der Akne. Wie zuvor bereits erläutert, ist die Anwendung von Tetrazyklinen bei Kindern unter 11 Jahren kontraindiziert. Alternativ können bei Kindern Erythromycin und Clindamycin auch systemisch eingesetzt werden. Bei Erythromycin besteht jedoch das Problem der zunehmenden Resistenzentwicklung der *Propionibacterium acnes*-Stämme. Aus diesem Grund sollte auch die systemische Therapie mit Erythromycin immer mit einer örtlichen antiseptischen bzw. antikeratinisierenden Behandlung kombiniert werden. Die Dosierung von Erythromycin (z.B. Paediathrocin®) beträgt im Kindesalter 30 bis 50 mg pro kg Körpergewicht und sollte in 2 bis 4 Einzeldosen verabreicht werden. Die pseudomembranöse Colitis ist eine zwar seltene, jedoch wichtige Nebenwirkung von Clindamycin. Clindamycin wird durch uns nur in Ausnahmefällen oral zur Behandlung der Akne eingesetzt.

Isotretinoin. Isotretinoin (13-cis-Retinsäure; Roaccutan®) ist ein Vitamin A-Säure-Analogon, das sich in der systemischen Therapie der Akne sehr bewährt hat. Isotretinoin wirkt komedolytisch und antiseborrhoisch, was sekundär zu einer Verminderung von *Propionibacterium acnes* führt. Gleichzeitig besitzt Isotretinoin eine antiinflammatorische Wirkung. Aufgrund seiner zahlreichen Nebenwirkungen wie Trockenheit von Haut und Schleimhäuten, Hepatotoxizität, Erhöhung der Triglyzeride sowie insbesondere Wachstumsstörungen und dem seltenen DISH-Syndrom (disseminierte idiopathische Skeletthyperostosen) wird Isotretinoin nur in Ausnahmefällen bei der Behandlung der Akne im Kindesalter eingesetzt. Die Behandlung ist lediglich bei der seltenen Acne conglobata infantum bzw. bei der Acne conglobata bei Jugendlichen indiziert. Die Gabe von Isotretinoin bei Kindern erfolgt in einer Dosierung von 0,3 bis 0,7 mg/kg über einen Zeitraum von 4 bis 6 Monaten, wobei eine kumulative Gesamtdosis von 120 mg/kg KG hinsichtlich der langfristigen Rezidivvermeidung erreicht werden sollte.

Literatur

1. Berson D.S., Shalita A.R.: The treatment of acne: the role of combination therapies. Journal of the American Academy of Dermatology 32:S31–S41 (1995)
2. Goulden V., Layton A.M., Cuncliffe W.J.: Long-term safety of isotretinoin as a treatment for acne vulgaris. British Journal of Dermatology 131:360–363 (1994)
3. Jansen T., Burgdorf W.H., Plewig G.: Pathogenesis and treatment of acne in childhood. Pediatric Dermatology 14:17–21 (1997)
4. Lehucher-Ceyrac D., Weber-Buisset M.J.: Isotretinoin and acne in practice: a prospective analysis of 188 cases over 9 years. Dermatology 186:123–128 (1993)
5. Lucky A.W.: Acne therapy in infancy and childhood. Dermatologic Therapy 6:74–81 (1998)
6. Plewig G., Albrecht G., Henz B.M., Meigel W., Schöpf E., Stadler R.: Systemische Behandlung der Akne mit Isotretinoin: Aktueller Stand. Hautarzt 48:881–885 (1997)
7. Rothmann K.F.: Acne update. Dermatologic Therapy 2:98–110 (1997)

Kapitel 2 Alopecia areata

M. Möhrenschlager, L.B. Weigl

Epidemiologie

Die Inzidenz der Alopecia areata wird mit etwa 17 per 100 000/Jahr angegeben. Inzidenzmaxima finden sich bei Kindern und jungen Erwachsenen ohne Bevorzugung eines Geschlechts. Ein familiäres Vorkommen ist beschrieben. Über ein gehäuftes Auftreten u.a. bei atopischem Ekzem, Vitiligo und Schilddrüsenerkrankungen wird berichtet.

Pathogenese

Diese ist bis heute unklar. Diskutiert werden Autoimmunphänomene, endokrine und neurotrophe Störungen, vaskuläre Veränderungen sowie psychologische Faktoren.

Klinik

Das klinische Bild ist in der Mehrzahl der Fälle sehr charakteristisch. Typischerweise findet sich ein einzelner Herd oder mehrere, scharf begrenzte, runde oder ovale Areale mit meist vollständigem Haarverlust und erhaltenen Follikelostien (Abbildung 3). Lokalisationsschwerpunkte sind das okzipitale oder parietale Capillitium. Eine Konfluenz der Herde ist möglich.

Bei der Alopecia areata vom Ophiasistyp (weniger als 5% aller Alopecia areata-Fälle) kommt es zum Auftreten einer hutbandförmigen Kahlstelle ausgehend von okzipital, welche bis nach temporal beidseits reichen kann.

Die Alopecia areata totalis, welche bei etwa 5 bis 10% aller Alopecia areata-Fälle auftritt, ist durch den Verlust der gesamten Kopfbehaarung gekennzeichnet, während die Alopecia areata universalis (etwa 1% aller Alopecia areata-Fälle) durch ein Fehlen sämtlicher Körperhaare, einschließlich der Wimpern und Augenbrauen, gekennzeichnet ist.

Im Randgebiet der gewöhnlich elfenbeinartig oder gering entzündlich geröteten Kahlstelle finden sich u.a. Ausrufungszeichenhaare, welche ein ausgefranstes, aufgetriebenes oder abgebrochenes distales Ende aufweisen, nach proximal sich jedoch verjüngen und typischerweise in einem kolbenförmigen Ausläufer enden.

Nebenbefundlich können in bis zu 66% der Alopecia areata-Fälle Nagelveränderungen (u.a. Grübchennägel) bestehen. Prognoseverschlechternd wirken sich ein Beginn des Effluviums in frühen Lebensjahren, großflächiger bzw. vollständiger Haarverlust und ein atopisches Ekzem aus. Auch Nagelveränderungen weisen auf eine ungünstige Prognose hin. Hingewiesen werden muß auf die Tatsache, daß etwa 30% der Patienten wiederholt Alopecia areata-Schübe erleiden, unabhängig von der eingeleiteten Therapie.

Subjektive Beschwerden

Somatische Beschwerden fehlen für gewöhnlich. Zumeist besteht eine erhebliche psychische Traumatisierung.

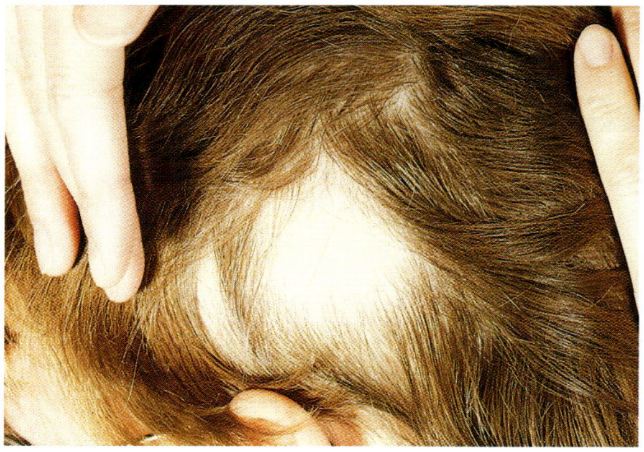

Abb. 3. Alopecia areata. Ovaläres haarloses Areal im Capillitium mit erhaltenen Follikelostien.

Diagnose

Die Diagnose kann in der Regel aufgrund von Anamnese und klinischem Bild problemlos gestellt werden. Insbesondere auf Ausrufungszeichenhaare in der Randzone des Alopezieherdes ist zu achten. Die Anfertigung eines Haarwurzelstatus ist für die Routinediagnostik entbehrlich und bleibt wissenschaftlichen Fragestellungen vorbehalten. Die feingewebliche Untersuchung einer Hautprobe des haarlosen Areals kann in Einzelfällen indiziert sein, um eine Abgrenzung gegenüber der Trichotillomanie sowie gegenüber Erkrankungen, die zu einer vernarbenden Alopezie führen, zu ermöglichen.

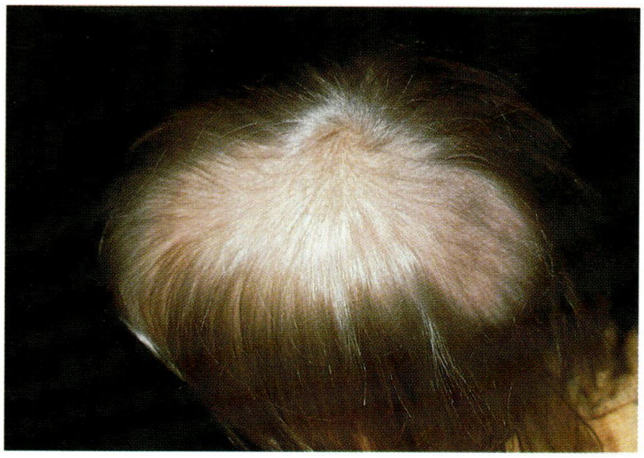

Abb. 4. Trichotillomanie. Rarefizierung der Kopfhaare, die eine unterschiedliche Länge aufweisen. Follikelostien erhalten.

Tabelle 3. Differentialdiagnosen und wichtige Unterscheidungshilfen zur Alopecia areata

Diagnose	Abgrenzung zur Alopecia areata
■ **Aplasia cutis**	Einzelne oder multiple haarlose Areale des Capillitiums, die bei Geburt bestehen. Keine Wachstumstendenz des Alopeziebezirks
■ **Alopecia triangularis**	Kongenitale haarfreie Areale des Capillitiums frontotemporal beidseits, meist dreieckförmig. Keine Wachstumstendenz des Alopeziebezirks
■ **Tinea capitis**	Erythematöse, schuppende Herde. Positiver nativer und kultureller Pilznachweis
■ **Trichotillomanie**	In relativ unscharf begrenzten, meist solitären Arealen kurze, jedoch unterschiedlich lange Haare. Frische Hämorrhagien in den Follikelöffnungen. Herde häufig kontralateral der dominanten Hand
■ **Traktionsalopezie**	Zurücktreten der Haargrenze an Stirn, Schläfen oder Hinterkopf bei bestimmten Frisuren (z. B. Pferdeschwanz) und Haartrachten
■ **„Säuglingsglatze"**	Druckinduzierter okzipitaler Haarverlust bei Säuglingen, welche häufig die Rükkenlage einnehmen

Differentialdiagnose

Differentialdiagnostisch sind andere zum Haarausfall führende Erkrankungen abzugrenzen (Tabelle 3). In Einzelfällen kann hierbei die Trichotillomanie differentialdiagnostische Schwierigkeiten bereiten, bei der der Haarverlust jedoch nicht vollständig imponiert und die verbliebenen Haare eine unterschiedliche Länge aufweisen (Abbildung 4).

Therapie

■ **Aktives Zuwarten.** Jedwede Therapie der Alopecia areata hat zu berücksichtigen, daß in etwa 60% von Fällen neuer, erstmalig aufgetretener kleinflächiger Herde mit einem spontanen, vollständigen Nachwachsen des Haarkleides innerhalb eines Jahres zu rechnen ist. Bei einem frischen, kleinflächigen

Tabelle 4. Behandlungsmöglichkeiten der Alopecia areata im Kindesalter

Therapiemodalität	Vorgehen
■ **Abwarten**	Keine Therapie nach entsprechender Aufklärung der Eltern über Erkrankungsursache und -verlauf
■ **Glukokortikoide topisch**	Prednicarbat (Dermatop® Creme bzw. Lösung), Mometasonfuroat (Ecural® Lösung bzw. Creme), Betamethason-17-Valerat (Betnesol®-V crinalite Lösung bzw. mite Creme) 1mal abends auf die befallenen Areale für 3 Wochen; anschließend eine einwöchige Therapiepause. Mindestens 3 bis 4 Zyklen sind erforderlich
■ **Glukokortikoide systemisch**	0,5 bis 1,0 mg Methylprednisolon (Urbason® Tabletten)/kg KG täglich für 14 Tage mit anschließend intermittierender Gabe jeden zweiten Tag mit langsamem Ausschleichen über einen Zeitraum von 4–6 Wochen. Nebenwirkungsreiches und von hoher Rezidivrate gekennzeichnetes Therapieverfahren
■ **Cignolin-Minutentherapie**	0,5%ige Zubereitung für 5 Minuten applizieren; 3-tägig um je 5 Minuten steigern bis auf Gesamtapplikationszeit von 45–60 Minuten. Steigerung der Konzentration über 0,75%, 1%, 1,25%, 1,5% bis auf 2% und analoge Steigerung der Applikationszeit
■ **Cignolin-Übernachtbehandlung**	Beginn der Behandlung mit 1/64% und z. B. in zweiwöchigen Abständen Steigerung über 1/32%, 1/16%, 1/8%, 1/4%, 1/2%, 3/4% auf 1%
■ **Diphenylcyclopropenon**	Nach initialer Sensibilisierung mit 2%igem DCP erfolgt nach 14 Tagen einmal wöchentlich die Applikation von DCP in den befallenen Arealen in – falls erforderlich – ansteigender Konzentration, beginnend mit 0,00001% DCP. Das Behandlungsziel ist die Unterhaltung eines milden Kontaktekzems für etwa 3 Tage. Die Therapiedauer beträgt meist mehrere Monate

Alopezieherd kann somit eine zunächst zuwartende Haltung gerechtfertigt sein, sofern die Eltern diese therapeutische Option verstehen und mittragen (Tabelle 4).

■ **Örtliche Anwendung von Glukokortikosteroiden.** Falls eine aktive Behandlung erfolgen soll, ist die topische Applikation von Glukokortikoiden im Behandlungskonzept der lokalisierten umschriebenen Alopecia areata Mittel der ersten Wahl (Tabelle 4). Zur Anwendung gelangen bevorzugt Steroide der Klasse II und III (nach Niedner). Prednicarbat (Dermatop® Lösung bzw. Creme), Mometasonfuroat (Ecural® Lösung bzw. Fettcreme) oder Betamethason-17-valerat (Betnesol®-V crinalite 0,05% Lösung bzw. mite Creme) werden einmal täglich, vorzugsweise am Abend aufgetragen. Bei großflächigem Befall ist auch die Applikation unter Okklusion mit einer Einmalbadehaube möglich. Da die Lösungen auf alkoholischer Grundlage angeboten werden und somit gering austrocknend sowie irritierend wirken, setzen wir zur topischen Behandlung häufiger Cremezubereitungen ein. Die Auftragung der Steroidzubereitungen erfolgt im Alopezieareal und 1 cm darüber hinaus für drei Wochen mit nachfolgendem therapiefreien Intervall von einer Woche. Mit Ausnahme einer gelegentlich zu beobachtenden Steroid-induzierten Follikulitis ist bei bestimmungsgemäßer Anwendung entsprechend den oben gemachten Ausführungen mit weiteren Nebenwirkungen nicht zu rechnen.

Die intra- und periläsionale Injektion von Kortikosteroiden kann bei einsichtigen Kindern mit wenigen Kahlstellen ab dem 10. Lebensjahr erwogen werden. Diese Therapie ist jedoch schmerzhaft und wird von uns bei Kindern nur in Ausnahmefällen durchgeführt. Vorausgehen sollte – zur Minimierung der Schmerzhaftigkeit – stets die topische Anwendung einer Lidocain-/Prilocain-haltigen Creme (EMLA® Creme) unter Okklusion im Injektionsgebiet etwa eine Stunde vor Therapiebeginn. Bewährt hat sich in unseren Händen die Injektion von jeweils 0,1 ml einer Triamcinolonacetonid-haltigen Kristallsuspension (z. B. Volon® A) in einer Konzentration von 2,5 bis 5 mg/ml, die in Abständen von 1 bis 2 cm streng intradermal appliziert werden. Alternativ können ein bis drei Quaddeln mit jeweils 0,3 bis 0,4 ml gesetzt werden, welche post injectionem mit sanftem Druck in das Gewebe einmassiert werden. Erneute Injektionen sollten nach etwa 4 bis 6 Wochen erfolgen. Je Sitzung sollten insgesamt nicht mehr als 2 ml injiziert werden. Zu beachten ist, daß bei Applikation im vorderen Scheitelbereich und der Schläfenregion die Gefahr der Erblindung durch Verschleppung von Kristallen bis in die Retinaarterien besteht. Aus diesem Grunde verbieten sich intrafokale Injektionen bei Läsionen in diesen Bereichen.

Dithranol. Bewährt hat sich auch die Erzeugung einer toxischen Kontaktdermatitis durch topische Applikation von Dithranol (Tabelle 4). Dithranol wird heute nicht nur als unspezifisches Irritativum, sondern auch als Immunmodulator mit Anti-Langerhanszelleffekten gesehen.

Die Dithranoltherapie ist unserer Ansicht nach im Kindesalter bei ausgedehnteren Formen der Alopecia areata Mittel der Wahl. Die Therapie verlangt ein hohes Maß an Verantwortungsbewußtsein der Eltern, da eine unsachgemäße Anwendung zu Hautreizungen führen kann. Die Behandlung ist als Minutentherapie anfangs zeitintensiv und verlangt darüber hinaus regelmäßige ärztliche Konsultationen, jedoch kann sie im Gegensatz zur DCP-Therapie zuhause durchgeführt werden und ist schon vor dem 10. Lebensjahr möglich. Dithranol wird zur Behandlung der Alopecia areata schon über 100 Jahre eingesetzt und kann als sichere Therapie angesehen werden. Dithranol (Cignolin) kann in Form der Minutentherapie abends oder auch über Nacht appliziert werden. Bei der von uns favorisierten Minutentherapie wird in der Regel mit einer 0,5%igen Cignolinzubereitung (eingearbeitet z.B. in Excipial® Fettcreme, Neribas® Salbe, Onguent® Roche Posay) begonnen, die zunächst für 5 Minuten auf dem zu behandelnden Areal verbleibt und dann mit einem milden Shampoo abgewaschen wird. In z.B. 3-tägigen Intervallen wird die Applikationszeit dann um jeweils 5 Minuten bis auf eine Gesamtapplikationszeit von 45–60 Minuten gesteigert. Erwünscht ist die Ausbildung einer leichten Entzündungsreaktion. Die Konzentration wird dann über 0,75%, 1%, 1,25%, 1,5% bis auf 2% gesteigert, wobei innerhalb der einzelnen Konzentrationsstufen analog dem zuvor beschriebenen Schema die Applikationszeit gesteigert wird. Falls Cignolin über Nacht appliziert wird, wird die initiale Konzentration sehr viel geringer sein, in der Regel 1/64%. In zweiwöchigen Abständen wird die Konzentration über 1/32%, 1/16%, 1/8%, 1/4%, 1/2%, 3/4% bis auf 1% gesteigert. Da Cignolin bei Kontakt mit Kleidungsstücken diese bleibend verfärbt, muß die Behandlung mit einer Kopfkappe kombiniert werden bzw. einem nach Abschluß der Behandlung zu entsorgenden Bettbezug. Da auch die Haut im Bereich der Finger entsprechend verfärbt wird, sollte das Auftragen von Cignolin-enthaltenden Zubereitungen immer mit Plastikhandschuhen erfolgen. Die Verfärbung der Kopfhaut ist reversibel. Sollte die durch Cignolin erzeugte Hautreizung zu intensiv sein, ist eine antientzündliche Behandlung mit topischen Glukokortikoiden (z.B. Dermatop® Creme, Advantan® Creme) für einige Tage, eventuell in Kombination mit feuchten Umschlägen einzuleiten. Nach Abklingen der Entzündungsreaktion sollte die Behandlung mit der zuletzt problemlos vertragenen Cignolin-Konzentration weitergeführt werden und die weiteren Steigerungen vorsichtig erfolgen.

Diphenylcyclopropenon. In jüngster Zeit kommt im Rahmen der topischen Immuntherapie mittels obligater Kontaktsensibilisatoren dem 2,3-Diphenylcyclopropenon (DCP) bei der Behandlung der jugendlichen Alopecia areata (>12. Lebensjahr) besondere Bedeutung zu (Tabelle 4). Nach einer Kontaktsensibilisierungsphase mit Auftragen einer 2%igen DCP-Lösung auf einem etwa 4×4 cm großen Areal erfolgt nach zwei Wochen Pause ein wöchentliches Auftragen der DCP-Lösung, beginnend mit 0,00001%iger Lösung. Angestrebt wird die Erhaltung eines milden Kontaktekzems (Rötung und Juckreiz im behandelten Areal für etwa zwei bis drei Tage). Bei ausbleibender Reaktion ist vorsichtig zu steigern (z. B. von 0,00001%iger auf 0,0001%ige DCP-Lösung) bis zu maximal 2%iger DCP-Lösung. Ein direkter Kontakt z. B. der Finger des Patienten unmittelbar nach Anwendung muß ebenso vermieden werden wie eine Haarwäsche an den ersten beiden der Behandlung folgenden Tagen. Mit einer Therapiedauer von bis zu einem Jahr muß gerechnet werden. DCP erwies sich im Ames-Test als nichtmutagen und zeigte im Tierversuch weder Teratogenität noch Organtoxizität. Wenngleich bereits Kinder unter 12 Jahren erfolgreich nach diesem Verfahren behandelt wurden, erscheint uns der Einsatz von DCP aus Sicherheitsüberlegungen erst bei kleinen Patienten ab dem 12. Lebensjahr mit Haarverlust von mindestens 30% angezeigt, bei denen sich andere Therapiemodalitäten als unwirksam erwiesen. Eine derartige Therapie bleibt in der Regel einem dermatologischen Zentrum mit großer Erfahrung in der Behandlung der kindlichen Alopecia areata vorbehalten. Auch kann es bei dieser Therapieform gelegentlich zu einer überschießenden Ekzemreaktion mit Auftreten von Bläschen und Streuherden kommen. Die Akutbehandlung erfolgt analog zu der oben für Cignolin-Komplikationen beschriebenen. Auch hier erfolgt nach Abklingen der Entzündungsreaktion die DCP-Applikation in Höhe der zuletzt gut vertragenen Konzentration. Selten kommt es im Rahmen einer DCP-Behandlung juckreizbedingt zu Schlafstörungen, die jedoch durch die Gabe von Antihistaminika mit sedierender Wirkung wie Doxylaminsuccinat (Mereprine® Sirup) oder Dimetindenmaleat (Fenistil® Sirup) gut zu beherrschen sind. Häufig ist unter einer DCP-Behandlung eine reversible Schwellung der Lymphknoten, insbesondere nuchal und retroaurikulär, zu beobachten.

Systemische Gabe von Glukokortikosteroiden. Die systemische Gabe von Kortikosteroiden kann bei plötzlichem, großflächigem Auftreten der Alopecia areata in Betracht gezogen werden, ebenso bei Unwirksamkeit anderer, weniger belastender Therapiemodalitäten (Tabelle 4). 0,5 bis 1,0 mg Methylprednisolon (z. B. Urbason®) pro kg Körpergewicht werden für 14 Tage per os gegeben, sodann intermittierend jeden zweiten Tag mit einem langsamen Ausschleichen über 4 bis 6 Wochen. Alternativ kann nach dem Olsen-Carson-Turney-Schema mit täglich 0,75 mg Methylprednisolon pro kg Körpergewicht per os für sieben Tage begonnen werden. Sodann wochenweise Reduktion um 1/8 der ursprünglichen Dosis über 4 Wochen und nachfolgend Gabe von 1/8 der ursprünglichen Dosis jeden 3. Tag über 14 Tage. Anzumerken bleibt, daß bei der systemischen Gabe von Kortikosteroiden nicht unerhebliche Nebenwirkungen (u.a. arterieller Hypertonus, Induktion eines Pseudotumor cerebri, Purpura, Wachstumsretardierung, Striae distensae, Teleangiektasien, Akne, Hirsutismus, vorübergehendes telogenes Effluvium) auftreten können. Aus diesem Grunde bedarf die systemische Glukokortikoidtherapie einer sorgfältigen Abwägung, zumal ein Wiederausfallen neugewachsener Haare nach Beendigung der Behandlung in über der Hälfte der Fälle beobachtet wird.

Topische Photochemotherapie. Die Behandlung der kindlichen Alopecia areata mittels topischer Photochemotherapie (Applikation von 8-Methoxypsoralen-Lösung und nachfolgende UVA-Bestrahlung) ist als nicht wirksam einzuschätzen und wird in unserer Klinik nicht durchgeführt.

Minoxidil. Besonders in Nordamerika wird die Therapie mit 5%iger Minoxidillösung zur Behandlung der kindlichen Alopecia areata propagiert. Im Abstand von 12 Stunden wird zweimal pro Tag insgesamt maximal 1 ml Lösung auf die betroffene Kopfhaut aufgetragen. Für eine Alopecia areata totalis und universalis ist diese Therapie nicht effektiv. Es handelt sich um eine für Kinder in Deutschland nicht zugelassene Therapie; auch ist die Datenlage in der publizierten Literatur für eine Therapie im Kindesalter noch gering. Aus diesen Gründen und wegen fehlender Langzeituntersuchungen empfehlen wir die topische Minoxidiltherapie nur im Rahmen klinisch kontrollierter Studien durchzuführen.

■ **Zukünftige therapeutische Entwicklungen.** Zahlreiche weitere Therapiemodalitäten werden gegenwärtig hinsichtlich ihrer Wirksamkeit bei der Behandlung der Alopecia areata untersucht (u.a. Interferon α, Ciclosporin A). Ihre Anwendung kann derzeit bei Kindern nicht empfohlen werden.

■ **Unterstützende Maßnahmen.** Für den Zeitraum akut nach Beginn des Effluviums als auch unter Therapie sowie in therapierefraktären Fällen gilt es, durch kreative Frisurtechnik, Tragen von Mützen (z. B. Baseball-Caps) und Kopfbändern für ein kosmetisch ansprechendes Ergebnis zu sorgen. Bei Alopecia areata totalis und universalis haben sich spezielle Haarperücken mit Saugansatz bewährt, welche selbst härtesten Alltagssituationen (Haareziehen, Spielteilnahme, Sportbetätigung, Schwitzen und anderes) beispielsweise in Kindergarten und Schule gewachsen sind.

Literatur

Bergfeld W.F.: Hair disorders, S. 1545–1560. In: Moschella S.L., Hurley H.J. (eds.) Dermatology (3. ed.). Saunders, Philadelphia (1992)

Bergner T.: Alopecia areata, S. 1022–1028. In: Braun-Falco O., Plewig G., Wolff H.H. (Hrsg.): Dermatologie und Venerologie. 1. Korrigierter Nachdruck der 4. Auflage. Springer, Berlin (1997)

Happle R.: Topical immunotherapy in alopecia areata. Journal of Investigative Dermatology 96:71S–72S (1991)

Hull S.M., Pepall L., Cuncliffe W.J.: Alopecia areata in children: response to treatment with diphencyprone. British Journal of Dermatology 125:164–168 (1991)

Madani S., Shapiro J.: Alopecia areata update. Journal of the American Academy of Dermatology 42:549–566 (2000)

Niedner R.: Glukokortikoide in der Dermatologie. Deutsches Ärzteblatt 93:A-2863–2872 (1996)

Olsen E.A., Carson S.C., Turney E.A.: Systemic steroids with or without 2% minoxidil in the treatment of alopecia areata. Archives of Dermatology 128:1467–1473 (1992)

Price V.H.: Treatment of hair loss. The New England Journal of Medicine 341:964–973 (1999)

Sahn E.E.: Alopecia areata in childhood. Seminars in Dermatology 14:9–14 (1995)

Schroeder T.L., Levy M.L.: Treatment of hair loss disorders in children. Dermatological Therapy 2:84–92 (1997)

Schuttelaar M.L., Hamstra J.J., Plinck E.P., Peereboom-Wynia J.D.R., Vuzevski V.D., Mulder P.G.H., Oranje A.P.: Alopecia areata in children: treatment with diphencyprone. British Journal of Dermatology 135:581–585 (1996)

Schwartz R.A., Janniger C.K.: Alopecia areata. Pediatric Dermatology 59:238–241 (1997)

Thiers B.H.: Alopecia areata. Clinical Dermatology 2:1–15 (1989)

KAPITEL 3

Atopisches Ekzem

A. HEIDELBERGER, D. ABECK

Epidemiologie

Die hohe sozioökonomische Bedeutung der Neurodermitis verdeutlichen folgende Zahlen: die jährlichen Kosten für die Gesellschaft belaufen sich auf ca. 3,5 Mrd. € bei jährlichen Kosten von ca. 2500,– € pro Patient. Das individuelle und v.a. intrafamiliäre Leid der Betroffenen bzw. ihrer Angehörigen läßt sich jedoch nicht derart einfach in Zahlen ausdrükken. Und es sind v.a. die Kinder, die an Neurodermitis erkranken: die Neurodermitis ist mit einer Prävalenz zwischen 8 und 16% eine der häufigsten Hauterkrankungen im Säuglings- und Kindesalter und mit Abstand die häufigste Ekzemart überhaupt. Bei 60% der Patienten liegt der Krankheitsbeginn bereits im 1. Lebensjahr. Eine eindeutige Geschlechtsbevorzugung gibt es nicht.

Pathogenese

Die Ätiologie des Krankheitsbildes ist bis heute ungeklärt. Neben einer genetischen Disposition (diskutiert wird Chromosom 3q21) sind Provokationsfaktoren für die Auslösung und Unterhaltung der Erkrankung entscheidend. Auch Rauchen der Mutter während der Schwangerschaft und während der Stillzeit erhöht das Risiko für die Entwicklung eines atopischen Ekzems signifikant.

Klinik

Das klinische Bild ist je nach Stadium (akut oder chronisch) und Lebensalter verschieden. Der akute Schub ist gekennzeichnet durch unscharf begrenzte Erytheme mit Auftreten von Schuppung, Papulovesikeln, teils nässenden, teils verkrusteten Arealen und Exkoriationen (Abbildung 5). Der chronische Verlauf zeigt eine hinzukommende Lichenifikation (Abbildung 6), Pigmentveränderungen im Sinne einer unscharf begrenzten postinflammatorischen Hypo- und Hyperpigmentierung oder schwach abgegrenzte, rundliche Hypopigmentierungen (Pityriasis alba). Bei über 90% der Erkrankten findet sich eine generalisierte Sebostase. Ebenso können die bekannten Atopiezeichen (weißer Dermographismus; Dennie-Morgan-Falte; Hertogh'sches Zeichen; Ichthyosishand (vermehrte bzw. vertiefte Handfurchung) hinzukommen. Eine Keratosis pilaris (Lichen pilaris) an den Streckseiten der Oberarme und Oberschenkel sowie an den Wangen kann vorhanden sein.

Es gibt verschiedene klinische Varianten des atopischen Ekzems. Hierzu zählt das num-

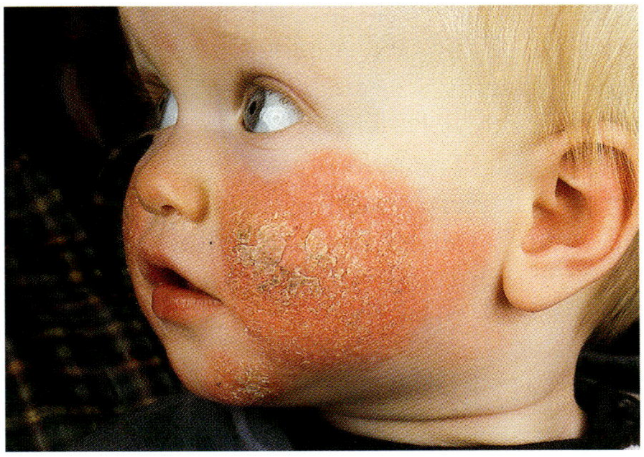

Abb. 5. Atopisches Ekzem. Im Wangen- und Kinnbereich flächenhafte, unscharf begrenzte Erytheme mit gelblichen Schuppenkrusten.

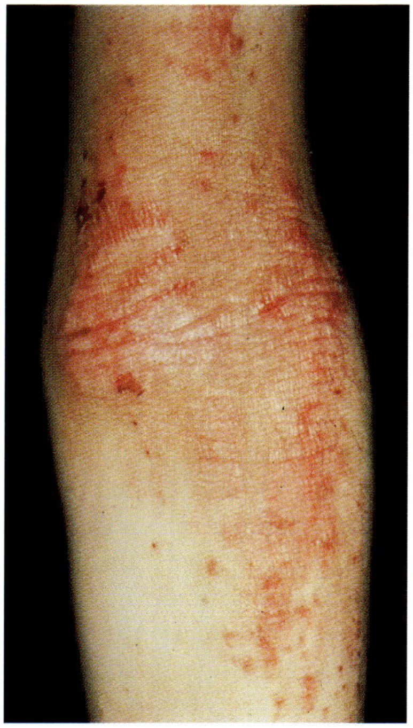

Abb. 6. Atopisches Ekzem. Im Bereich der Ellenbeuge unscharf begrenztes Erythem mit zahlreichen Kratzexkoriationen und deutlicher Lichenifikation.

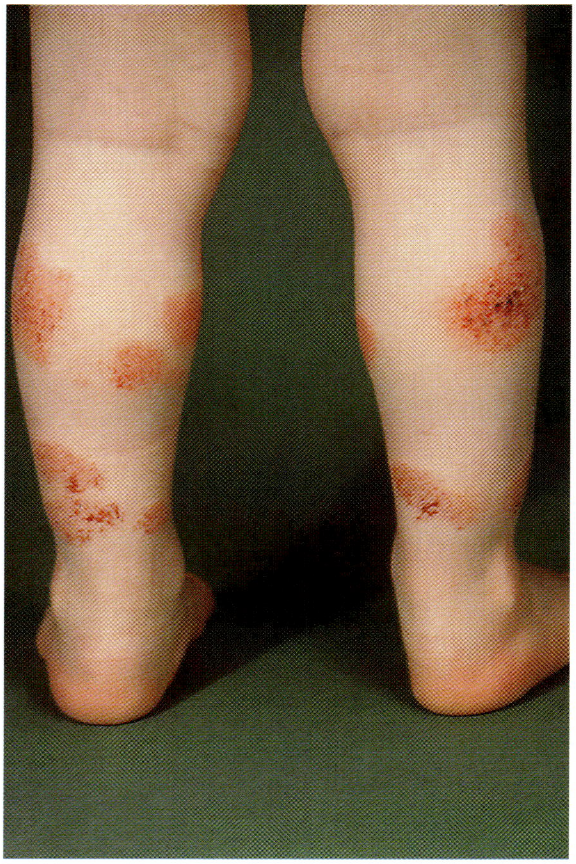

Abb. 7. Atopisches Ekzem. Sonderform des nummulären atopischen Ekzems. Münzförmige, gering infiltrierte, Schuppenkrusten aufweisende Erytheme.

muläre atopische Ekzem, das v.a. bei Kindern in den ersten drei Lebensjahren gehäuft zu beobachten ist (Abbildung 7) und unserer Erfahrung nach eher für einen milden Verlauf des atopischen Ekzems spricht. Als weitere klinische Varianten sind zu nennen das dyshidrosiforme Hand- und Fußekzem, das isoliert oder in Kombination mit anderen ekzematösen Hautveränderungen auftreten kann, isolierte Ekzemvarianten wie das Lippenleckekzem (s. dort) oder das kindliche Fußekzem (s. dort). Häufige Komplikationen des atopischen Ekzems, die auch eine stationäre Aufnahme nach sich ziehen können, sind bakterielle, durch *Staphylococcus aureus* bedingte (impetiginisiertes atopisches Ekzem) und virale, durch *Herpes simplex* bedingte (*Eczema herpeticatum*) Superinfektionen.

Subjektive Beschwerden

Der häufig sehr quälende Juckreiz steht im Vordergrund der subjektiven Beschwerden. Sein Auftreten im Rahmen akuter Kratzkrisen ist einer subjektiven Kontrolle nur schwer, wenn überhaupt zugänglich.

Diagnose

Die Diagnosestellung eines atopischen Ekzems erfolgt klinisch. Weiterführende diagnostische Maßnahmen wie blutserologische Untersuchungen, Nachweis spezifischer IgE-Antikörper, allergologische Testungen sowie Provokationen oder bakteriologische Untersuchungen können im Rahmen der Aufdeckung von Provokationsfaktoren indiziert sein.

Für die Dokumentation des aktuellen Schweregrades sowie zur Verlaufskontrolle hat sich international der „SCORAD“ (Severity Scoring of Atopic Dermatitis)-Index bewährt. Entsprechende Vordrucke können über die UCB GmbH, 50170 Kerpen angefordert werden.

Differentialdiagnose

Wichtige Differentialdiagnosen des atopischen Ekzems im Kindesalter nennt Tabelle 5.

Modernes Management des atopischen Ekzems

Die letzten Jahre haben gezeigt, daß lediglich eine ganzheitliche Ausrichtung zum Erfolg führt, die den vielgestaltigen Facetten dieser multifaktoriellen Erkrankung Rechnung trägt: neben der stadiengerechten Behandlung verlangt das moderne Neurodermitis-Management die Aufdeckung und Vermeidung der zugrundeliegenden Provokationsfaktoren. Dies gelingt am besten in einem interdisziplinären Ansatz unter Beteiligung von psychosomatischen, pädagogischen und ökotrophologischen Kompetenten.

Therapie

Das Behandlungskonzept des atopischen Ekzems umfaßt die auch in erscheinungsfreien Intervallen anzuwendende dermatologische Basistherapie sowie die stadiengerechte Behandlung von akuten Verschlechterungen (Exazerbationen) durch geeignete antientzündliche Maßnahmen. Daneben kommt der Diagnostik und der konsequenten Meidung individueller Provokationsfaktoren (Faktoren, die in der Lage sind, das atopische Ekzem zu verschlechtern oder sogar auszulösen) eine entscheidende Bedeutung bei (Tabelle 6).

Tabelle 5. Differentialdiagnosen und wichtige Unterscheidungshilfen zum atopischen Ekzem

Diagnose	Abgrenzung zum atopischen Ekzem
■ **Seborrhoisches Ekzem**	Manifestationszeitpunkt bereits in den ersten Lebenswochen; auch der Windelbereich sehr häufig mitbefallen; Schuppung feucht; fehlender bzw. allenfalls sehr geringer Juckreiz
■ **Psoriasis vulgaris**	Häufig auch Befall des Windelbereiches sowie der Hände; groblamellöse Schuppung; positive Familienanamnese für Psoriasis vulgaris
■ **Tinea**	Gesichtsbereich typischerweise ausgespart; Schuppung randbetont; positiver Erregernachweis
■ **Scabies**	Typischerweise Befall von Palmae und Plantae unter Aussparung der atopischen Ekzem-typischen Prädilektionsstellen; Papeln sowie dyshidrosiforme Papulovesikel; Milbennachweis möglich

Tabelle 6. Behandlungskonzept des atopischen Ekzems

1. **Dermatologische Basistherapie**
   - ■ topische Therapie mit Emulsionen
     - wirkstofffreie Externa
     - ggf. Zusatz von Feuchthaltefaktoren (beispielsweise Harnstoff, Milchsäure etc.)
     - Ölbäder (Spreitungsölbäder bevorzugt)
2. **Antientzündliche Therapie von Exazerbationen**
   - ■ topisch
     - Glukokortikosteroide
     - evtl. in Kombination mit fettfeuchten Umschlägen
     - Antiseptika/Farbstoffe
   - ■ systemisch
     - Antihistaminika
     - Antibiotika
3. **Meidung von Provokationsfaktoren**
4. **Schulung und Anleitung** mit dem Ziel des Übergangs vom „Patienten-Management" zum „Selbst-Management"

■ **Adjuvante topische Basistherapie.** Leitsymptom aller Kinder mit atopischem Ekzem ist eine mehr oder weniger stark ausgeprägte Sebostase, die als Zeichen der dem atopischen Ekzem zugrundeliegenden Barrierestörung zu werten ist.

Die regelmäßige, jedoch stadienabhängige, der jeweiligen Jahreszeit sowie den individuellen Bedürfnissen angepaßte Hautpflege zielt auf die Normalisierung dieser Barrierestörung. Ein möglicher okklusiver Effekt durch die Wahl zu fettender Grundlagen mit nachfolgendem Hitzestau und Steigerung der quälenden Juckreizattacken, v.a. in den warmen Jahreszeiten, ist zu vermeiden. Und nicht zuletzt müssen die individuellen Vorlieben des Kindes, auch bzgl. Geruch und Beschaffenheit der Hautpflege, beachtet werden, um die Anbahnung unnötiger Machtkämpfe zwischen Eltern und Kind mit möglicherweise langjähriger Abwehr des Kindes bzgl. Ablehnung jeglicher Hautpflege sowie Steigerung der intrafamiliären Belastungssituation zu vermeiden.

Folgende Therapieprinzipien sollten beachtet werden:

- Die Ganzkörperbehandlung mit dem Basispflegeprodukt sollte mehrmals, mindestens 2× täglich erfolgen.
- Stärker fettende Grundlagen (z. B. Vaseline) werden von Kindern, v.a. im Gesicht nicht akzeptiert oder sind v.a. im intertriginösen Bereich sowie in den warmen Monaten unangemessen.
- Neue zur Hautstabilisierung vorgesehene Pflegeprodukte sollten vor ihrem großflächigen Einsatz zunächst an einem kleinen, nicht befallenen Hautareal 2 bis 3 Tage „vorgetestet" werden (z. B. an einem Unterarm), um die individuelle Verträglichkeit zu überprüfen.
- Als Problem der Anwendung harnstoffhaltiger Externa tritt v.a. bei Kindern mit atopischem Ekzem ein harnstoffbedingtes, zumeist nur für kurze Zeit auftretendes Brennen nach dem Auftragen auf die Haut (sog. „Stinging"-Effekt) auf. Hierdurch resultiert oft die Ablehnung harnstoffhaltiger Produkte, weshalb wir harnstoffhaltige Externa in der Regel nicht vor dem 5. Lebensjahr einsetzen.
- Kontaktallergien sind im Kindesalter glücklicherweise selten. Der Wechsel auf ein anderes Basistherapeutikum kann bei vielen Patienten jedoch im Lauf der Behandlung notwendig werden, wenn über subjektives Mißempfinden geklagt wird. Diese Unverträglichkeit, die vielfach als Allergie mißgedeutet wird, sistiert nach einer gewissen Zeitspanne, nach der (in der Regel nach 2 Wochen) dasselbe Externum problemlos und erfolgreich wieder eingesetzt werden kann.

Neben den Basisexterna sind auch Ölbäder ein wichtiger Bestandteil der adjuvanten Basistherapie. Falls ein Kind gerne badet, was für die Mehrzahl der Kinder gilt, ist dies auch, sofern ein medizinisches Ölbad als Badezusatz verwendet wird, mehrmals wöchentlich möglich. Bei den von uns behandelten Kindern hat sich ein Spreitungsölbad auf Grundlage von Mandelöl (Balmandol®) gegenüber den Emulsionsölbädern (Balneum Hermal® F, Linola®-fett-N-Ölbad, Oleobal® sensitive) als überlegen hinsichtlich der rückfettenden Wirkung und kindlichen Akzeptanz erwiesen. Mit dem auf Basis von Sojabohnenöl arbeitenden Eucerin® Omega Fettsäuren Ölbad steht seit kurzem ein erstattungsfähiges Balneotherapeutikum vom Typ des Spreitungsölbades zur Verfügung. Sehr wichtig ist zu beachten, daß die Kinder auch nach dem Ölbad innerhalb von drei Minuten mit dem Basisexternum behandelt werden.

Antientzündliche Therapie von Exazerbationen. Das atopische Ekzem ist durch einen wechselhaften Verlauf mit individuellem Aufflammen von akut-entzündlichen Hautveränderungen charakterisiert. Für diese Zustände ist eine Akutbehandlung nötig, die eine rasche Krankheitsbeherrschung ermöglicht. Alle in diesem Zusammenhang ergriffenen therapeutischen Maßnahmen zielen auf eine möglichst baldige Rückkehr zur Basisbehandlung ab.

Topische Glukokortikoide

Trotz der bekannten Nebenwirkungen bleiben topische Glukokortikoide aufgrund ihrer bisher unübertroffenen antientzündlichen Potenz Mittel der ersten Wahl. Der behandelnde Arzt kann dabei heute auf Glukokortikoide mit einem verbesserten Nutzen (hohe antiinflammatorische Aktivität)-Nebenwirkungs (geringes atrophogenes Potential)-Profil zurückgreifen. Prednicarbat (Dermatop®), Hydrocortison 17-butyrat (Alfason®), Hydrocortisonaceponat (Retef®), Methylprednisolon

(Advantan®)- sowie Mometasonfuroat (Ecural®)-haltige Präparate sind in diesem Zusammenhang beispielhaft zu erwähnen. Die schlechte Akzeptanz der Glukokortikoide bei den Eltern beruht überwiegend auf einer ungenügenden und häufig auch fehlerhaften Aufklärung hinsichtlich der Steroidwirkungen und -nebenwirkungen. Der Einsatz der Glukokortikoide kann in Form der Stufen- oder Intervalltherapie erfolgen. In unseren Händen hat sich die Intervalltherapie, bei der im Laufe der Behandlung nicht auf ein Steroid mit schwächerer Wirkung gewechselt wird, sondern die gesamte Behandlung mit dem Steroid der initial gewählten Wirkstärke geführt wird, als überlegen erwiesen. Nach initial einmal täglich durchgeführter Applikation erfolgt beispielsweise anschließend die Applikation einmal lediglich jeden zweiten, anschließend einmal jeden dritten Tag. Im weiteren Verlauf wird eine weitere Reduktion der Applikationsfrequenz angestrebt. Hierdurch ist es auch in schweren Fällen häufig möglich, lediglich einmal wöchentlich eine Steroidapplikation zu benötigen, was bei Verwendung der neuen Glukokortikoidexterna mit verbessertem Nutzen-Nebenwirkungsprofil auch über einen längeren (Monate) Zeitraum unbedenklich möglich ist. Da der Juckreiz in den Abendstunden und nachts am intensivsten ist, befürworten wir die abendliche Applikation der Glukokortikoide. Im Gesichts- und Genitalbereich sollte, falls irgend möglich, auf den Einsatz von Glukokortikoiden mit Ausnahme Hydrokortison-haltiger Externa verzichtet werden.

Topische Immunsuppressiva

Die topischen Makrolide Tacrolimus (FK-506) und ASM 981 werden zur Zeit in zahlreichen klinischen Studien bei Erwachsenen und auch Kindern auf ihre Wirksamkeit und Verträglichkeit untersucht. Diese Substanzen werden das Spektrum der effektiven antientzündlichen Maßnahmen auch bei der Behandlung des kindlichen atopischen Ekzems bereichern. Tacrolimus und ASM 981 wirken ähnlich dem lediglich systemisch wirksamen Cyclosporin, indem sie die Zytokintranskription in Immun- und Entzündungszellen inhibieren. Im Gegensatz zu den topischen Glukokortikoiden kommt es beim Einsatz der obigen Immunsuppressiva nicht zum Auftreten einer Hautatrophie. Jedoch sind noch nicht alle Fragen bezüglich möglicher Langzeitnebenwirkungen wie beispielsweise der Induktion von Hautlymphomen geklärt, insbesondere bei langfristiger Anwendung in UV-exponierten Arealen (eine gleichzeitige UV-Behandlung stellt eine Kontraindikation für die Behandlung mit den topischen Immunsuppressiva dar). Die Wirkstärke der topischen Immunsuppressiva entspricht ungefähr der des Prednicarbat (Dermatop®). Ein Problem speziell für Tacrolimus ist die galenische Zubereitung in Form einer Salbe, die häufig ein Brennen nach dem Auftragen auslöst, welches jedoch mit zunehmender Dauer der Applikation abnimmt. Tacrolimus ist unter dem Namen Protopic® seit dem 24.11. 1999 in Japan zugelassen, seit 2001 auch in den USA. Es kann über die internationale Apotheke auch in Deutschland problemlos bezogen werden, wobei der Preis einen wesentlichen Nachteil darstellt: Protopic® wird lediglich in Form von 10 Tuben à 5 g zu einem Preis – je nach Bezugsquelle – zwischen € 175,– und 225,– abgegeben. Die Anwendung bei Kindern kann zur Zeit nur im Rahmen eines Heilversuches erfolgen und sollte zum jetzigen Zeitpunkt nur sehr schweren Fällen vorbehalten bleiben.

Andere inflammatorisch wirksame Externa. In dem Bestreben, den Einsatz von topischen Steroidexterna zu vermeiden bzw. zu verringern, kommen vor allen Dingen in der Behandlung von Kindern mit atopischem Ekzem zahlreiche topische Präparationen mit antiinflammatorischer Wirkung zum Einsatz. In diesem Zusammenhang sind vor allen Dingen zu nennen Bufexamac-haltige Externa (z. B. Duradermal®, Jomax®, Parfenac®), Phytopharmaka (z. B. Cefabene®, Dolexaderm H, Hametum®) sowie Natriumbituminosulfat (z. B. Ichthosin®)- und Teer-haltige

Externa. Es ist jedoch zu beachten, daß keine der genannten Substanzen die Wirkstärke von Hydrokortison übertrifft.

Insbesondere Bufexamac-haltige Externa werden weit verbreitet eingesetzt. Die antiinflammatorische Wirkung von Bufexamac ist jedoch unserer Meinung nach als sehr gering einzuschätzen. Obwohl in letzter Zeit vermehrt auf das Kontaktallergiepotential von Bufexamac hingewiesen wurde, ist die Sensibilisierungsrate jedoch vor dem Hintergrund der Anwendungshäufigkeit als gering anzusehen. Beim Auftreten kontaktallergischer Reaktionen sind diese häufig jedoch sehr ausgeprägt und können auch für mehrere Tage nach dem Absetzen noch eine weitere Progredienz zeigen. Vielfach bedarf es zur wirkungsvollen Behandlung dieser Kontaktallergien auch eines kurzfristigen Einsatzes systemischer Glukokortikoide (z. B. Methylprednisolon (Urbason®) mit initial dreitägiger Behandlung von 0,5 mg/kg KG und anschließender dreitägiger Behandlung mit 0,25 mg/kg KG). Ebenso eine allenfalls nur geringe antiinflammatorisch wirksame Potenz zeigen aufgrund unserer Erfahrungen die in den letzten Jahren in der Behandlung des kindlichen atopischen Ekzems propagierten Phytopharmaka sowie Natriumbituminosulfonat- oder Teer-haltigen Externa. Wegen der in den Teeren zahlreich enthaltenen chemischen Substanzen mit z.T. kanzerogener Wirkung wenden wir bei Kindern lediglich Ichthyol®-haltige Zubereitungen an. Aufgrund der kosmetischen Inakzeptanz durch Geruch und Verfärbung der Kleidung sowie aufgrund der Vielzahl der zur Verfügung stehenden leistungsfähigen Alternativsubstanzen hat die Bedeutung dieser Substanzen in der Behandlung des atopischen Ekzems in den letzten Jahren abgenommen.

■ **Topische antibakterielle Behandlung des atopischen Ekzems.** Nässende Ekzemareale zeigen eine sehr hohe *Staphylococcus-aureus*-Dichte. Aufgrund ihrer antimikrobiellen und auch adstringierenden Wirkung haben sich Farbstoffe zur topischen Therapie von nässenden Ekzemarealen seit Jahrzehnten sehr gut bewährt. Dies gilt v.a. für Gentianaviolett (Pyoktanin), das eine hervorragende Wirksamkeit gegenüber grampositiven Erregern aufweist. Dieses Therapeutikum setzen wir bei Kindern an der freien Haut in einer Konzentration von 0,25% und im Bereich der Schleim- sowie Halbschleimhäute in einer Konzentration von 0,1% ein. Die Anwendung erfolgt in der Regel einmal (eventuell auch zweimal) täglich. Die Gefahr von Wundheilungsstörungen oder Pyoktaninnekrosen besteht bei den gewählten Konzentrationen sowie der Applikationsfrequenz nicht. Das kosmetische Problem der Hautverfärbung ist für Säuglinge und Kleinkinder lediglich von untergeordneter Bedeutung. Während Gentianaviolett v.a. für umschriebene Areale wie z.B. das Gesicht hervorragend geeignet ist, sind die topischen Antiseptika Triclosan (1–2%) und Chlorhexidingluconat (1%) Substanzen der Wahl zur großflächigen Behandlung beim mikrobiell beladenen Ekzem. Beide Substanzen lassen sich zumeist problemlos den entsprechenden Basistherapeutika zusetzen und weisen eine gute Wirksamkeit gegenüber grampositiven Kokken auf. Dagegen ist Clioquinol (Vioform) nur mäßig wirksam gegenüber grampositiven Kokken. Aufgrund seines Nebenwirkungsspektrums (Auftreten von Intoxikationserscheinungen im Tierversuch, gehäuftes Auftreten von Kontaktsensibilisierungen) wird vor der großflächigen Anwendung bei Kindern gewarnt.

■ **Systemische Antibiotikagabe.** Bei generalisiert auftretenden, nässenden Ekzemen ist eine Superinfektion mit *Staphyloccocus aureus* ursächlich anzunehmen. Hier kann durch die Verordnung entsprechender oral einzunehmender Antibiotika eine rasche Krankheitsbesserung erzielt werden. Bei der Verordnung entsprechender Antibiotika sollte die hohe Erythromycin-Resistenz des Erregers berücksichtigt werden und Oralcephalosporine der ersten Generation (z. B. Cefalexin (Oracef®)) oder penicillinasefeste Penicilline (z. B. Flucloxacillin (Staphylex®)) verordnet werden. Bei einer Penicillinallergie bietet sich die orale Behandlung mit Clindamycin (Sobelin®) oder Fusidinsäure (Fucidine®) an.

Antipruriginöse Therapie mit Antihistaminika. Während Phasen der Ekzemexazerbation kann die Therapie des Juckreizes durch Gabe von Antihistaminika unterstützt werden. In der Regel sind Antihistaminika mit sedierender Komponente, wie Doxylaminsuccinat (Mereprine®), Dimetindenmaleat (Fenistil®) oder Hydroxyzin (Atarax®), unter strenger Beachtung der altersabhängigen Dosierung den Vorzug zu geben. Die Gabe erfolgt am besten abends vor dem Schlafengehen. Obwohl nach längerer Gabe in der Regel ein Ausschleichen empfehlenswert ist, ist die Gefahr der Ausbildung einer Abhängigkeit für keine der drei Substanzen gegeben. Als paradoxes Reaktionsmuster kann die Gabe von Antihistaminika beim Kind zu einer gesteigerten Aktivität oder Hyperaktivität führen. In der Regel ist dieses Phänomen bei der Gabe aller genannten Substanzen zu beobachten, so daß sich in diesen Fällen der Einsatz der sedierenden Antihistaminika verbietet. Obwohl die neuen, nicht-sedierenden Antihistaminika wie Loratadin (Lisino®) oder Cetirizin (Zyrtec®) bzw. ihre Nachfolgepräpaarate Descarboethoxyloratadin (Aerius®) und Levocetirizindihydrochlorid (Xusal®) [ab dem 12. Lebensjahr bzw. ab 30 kg zugelassen] häufig zur Juckreizlinderung beim atopischen Ekzem verordnet werden, fehlt bislang ein Evidenz-basierter entsprechender Wirksamkeitsnachweis, was auch unseren eigenen Erfahrungen entspricht.

Weitere unterstützende Maßnahmen. Der Einsatz des „feuchten Schlafanzuges“ bei der Behandlung exazerbierter atopischer Ekzeme hat sich vor allen Dingen im Klinikbereich sehr gut bewährt, ist jedoch auch in der ambulanten Versorgung mit Erfolg einzusetzen. Ein entsprechendes Behandlungsprotokoll beschreibt Tabelle 7.

In der Regel ist nach wenigen Tagen ein deutlicher Rückgang der akuten Entzündung festzustellen, so daß auf die herkömmliche adjuvante Basistherapie übergegangen werden kann.

Tabelle 7. Behandlungsprotokoll sowie -technik der fettfeuchten Verbände

1.	Zurechtschneiden der Tubifast®-Verbände für Arme, Beine und Stamm
2.	Auftragen des Basisexternums, z.B. Alfason® Basiscresa, Excipial® Fettcreme, Unguentum leniens
3.	Anfeuchten der Verbände mit handwarmem Wasser bzw. 0,5%iger wässriger Chlorhexidin-Lösung
4.	Anlegen der feuchten Verbände und Adaptation der Verbände an Armen und Beinen bzw. Stamm
5.	Schutz des feuchten Verbandes durch einen darüber gelegten zweiten trockenen Verband
6.	Alle drei Stunden anfeuchten der der Haut aufliegenden feuchten Verbandslage mit Wasser
7.	Mittags erneutes Auftragen des Basisexternums
8.	Am Abend Baden unter Zuhilfenahme eines Badezusatzes (z.B. Balmandol®)
9.	Erneutes Auftragen des Basisexternums
10.	Wechsel der Verbände und Neuanlegen über Nacht (bei sehr ausgeprägten Hautveränderungen kann auch ein glukokortikoidhaltiges Externum (z.B. Ecural® Fettcreme, Dermatop® Salbe, Advantan® Salbe) eingesetzt werden

Das vor allen Dingen in der Nacht zu beobachtende juckreizbedingte Aufkratzen der Haut mit Gefahr der bakteriellen Superinfektion kann wirkungsvoll durch entsprechende Baumwollschlafanzüge (z. B. Lotties® Neurodermitis Overall) verhindert werden, die bis zum Hals abschließen. Auch neuartige, mit Silber beschichtete Spezialtextilien (Padycare®) eignen sich hervorragend zur Barrierestabilisierung und können nachts und tags direkt der Haut anliegen. Die Kosten werden häufig auf Antrag von den Krankenkassen teilweise oder ganz übernommen. In schweren Fällen kann ein Aufenthalt in einer auf das atopische Ekzem spezialisierten Rehabilitationseinrichtung, vorzugsweise klimatisch exponiert an der See (Nord- bzw. Ostsee) oder im Hochgebirge (z. B. Davos) sich als günstig und stabilisierend erweisen. Hierbei sollte auch darauf geachtet werden, daß die Einrichtung über ein kindgerechtes Schulungsprogramm verfügt, wobei dieser Aspekt im Krankheitsmanagement sehr wichtig ist.

Provokationsfaktoren beim atopischen Ekzem. Der Aufdeckung zugrundeliegender Provokationsfaktoren kommt neben der stadiengerechten topischen Behandlung eine wichtige Komponente im Behandlungskonzept des atopischen Ekzems zu, da diese Faktoren die Entstehung und Erhaltung der Erkrankung entsprechend beeinflussen können (Tabelle 8).

Aufgrund der dem atopischen Ekzem zugrundeliegenden gestörten Hautbarriere besteht eine allgemeine unspezifische Überempfindlichkeit gegenüber Faktoren, die lokal die Haut reizen (beispielsweise Seife, häufiger Wasserkontakt, Wolle, synthetisches Gewebe, Schwitzen), die systemisch das Immunsystem modulieren (Infektionen, Impfungen, Besiedelung mit mikrobiellen Erregern) oder das psychische Gleichgewicht beeinflussen (Streß oder emotionale Reaktion).

Spezifische Überempfindlichkeiten können durch Hauttestungen (Prick- und Epikutantestungen), Blutuntersuchungen (RAST) sowie durch Provokationstestungen aufgedeckt werden. Für die Zukunft wird die kommerzielle Einführung des Atopie-Patch-Testes das allergologische Arsenal weiter verbessern.

Für die Ekzemauslösung oder -unterhaltung verantwortliche Nahrungsmittelallergien kommen vor, werden jedoch in ihrer Häufigkeit vielfach überschätzt. Relevante Nahrungsmittelallergien werden bei 10 bis 20% der Betroffenen beobachtet, insbesondere bei Säuglingen und Kleinkindern mit einem mäßigen oder v.a. schweren atopischen Ekzem. Nach sorgfältiger allergologischer Diagnostik, die in schweren Fällen auch als Goldstandard die doppel-blinde, placebokontrollierte Nahrungsmittelprovokation beinhalten sollte, besteht die Therapie in der Meidung der als relevant erkannten Nahrungsmittel. In der Mehrzahl der Fälle handelt es sich dabei lediglich um ein Nahrungsmittel. Wichtig ist es auch, in bestimmten Abständen die Notwendigkeit des weiteren Meidens durch Provokationstestungen abzuklären.

Tabelle 8. Wichtige Provokationsfaktoren des atopischen Ekzems

Unspezifische Provokationsfaktoren (allgemeine Überempfindlichkeit)
- Irritantien
  Wasserhärte, Kleidung, Waschgewohnheiten
- Immunstimulation
  beispielsweise Infektionen, Impfungen
- mikrobielle Hautbesiedelung
  beispielsweise durch *Staphylococcus aureus*, *Herpes simplex* oder *Pityrosporum ovale*
- Klima
  klimatische Schwankungen
  photosensitives atopisches Ekzem
- psychischer Streß, emotionale Faktoren

Spezifische Provokationsfaktoren (individuelle Überempfindlichkeit)
- Allergien
  beispielsweise auf Nahrungsmittel
  Hausstaubmilbe
  Tierhaare
  Pollen
- Kontaktallergie
- Pseudoallergie (Idiosynkrasie und Intoleranz)
  beispielsweise verursacht durch Konservierungsstoffe oder Zitrusfrüchte

Bei einigen Patienten können Verschlechterungen des atopischen Ekzems nach Kontakt mit Baum-, Gräser- oder Kräuterpollen, Tierhaaren oder den Hausstaubmilben nachgewiesen werden. Beim Nachweis einer Hausstaubmilbenallergie können Meidungsmaßnahmen, wie der Einsatz milbenundurchlässiger Bettbezüge, regelmäßiges Waschen der Bettwäsche, Staubsaugen oder auch Entfernen von Teppichböden und Polstermöbeln den Krankheitsverlauf positiv beeinflussen.

Während bei nachgewiesener Tierhaarallergie die Meidung von Tieren keine Schwierigkeit bereiten sollte, ist bei Pollenallergie die Karenz problematischer.

Die Beachtung der intrafamiliären Situation sowie möglicher Streßfaktoren sowohl primär, vor Erkrankung des Kindes, als auch sekundär, im Rahmen der Erkrankung sollte immer und frühzeitig erfolgen, um einer gestörten Eltern-Kind-, v.a. Mutter-Kind-Beziehung gegenzusteuern und um adjuvante, psychotherapeutische Hilfen anbieten zu können.

Zusammenfassend ist der Erfolg eines jeden therapeutischen Ansatzes abhängig von der Integration des Kindes bzw. seiner Eltern und ihrer aktiven Mitarbeit. Dafür sollten die Patienten in Schulungsprogramme eingebunden werden und lernen, ihre Krankheit zu beherrschen. Durch diesen Weg der kontinuierlichen Schulung und Unterstützung wird es den Patienten ermöglicht, Experte der eigenen Erkrankung zu werden.

Atopisches Ekzem und Impfung

Prinzipiell besteht für Kinder mit atopischem Ekzem, auch bei generalisiertem atopischem Ekzem, keine Einschränkung bei der Durchführung von Impfungen. Gelegentlich kann eine leichte Verschlechterung der Hautveränderungen nach einer Impfung beobachtet werden, die jedoch in der Regel problemlos wieder in den Griff zu bekommen ist. Bei bestehender akuter Exazerbation oder bei Behandlung mit immunsuppressiv wirksamen oralen Glukokortikoiddosen sollte eine Impfung nicht erfolgen, sondern zunächst die Stabilisierung des atopischen Ekzems abgewartet werden.

Literatur

Abeck D., Strom K.: Optimal management of atopic dermatitis. American Journal of Clinical Dermatology 1:41–46 (2000)

Abeck D., Mempel M.: Kutane *Staphylococcus aureus*-Besiedelung des atopischen Ekzems. Mechanismen, pathophysiologische Bedeutung und therapeutische Konsequenzen. Hautarzt 49:902–906 (1998)

Abeck D., Werfel S., Brockow K., Ring J.: Die Behandlung des atopischen Ekzems im Kindesalter. Hautarzt 48:379–383 (1997)

Abeck D., Cremer H., Pflugshaupt C.: Stadienorientierte Auswahl dermatologischer Grundlagen („Vehikel") bei der ärztlichen Therapie des atopischen Ekzems. pädiatrische praxis 52:113–121 (1997)

Cremer H.: Children with "sensitive" skin. The role of skin irritation in the development of atopic eczema. European Journal of Pediatric Dermatology 3:13–20 (1993)

Defaie F., Abeck D., Brockow K., Vieluf D., Hamm M., Behr-Völtzer C., Ring J.: Konzept einer altersabhängigen Basis- und Aufbaudiät für Säuglinge und Kleinkinder mit nahrungsmittelassoziiertem atopischem Ekzem. Allergo Journal 5:231–235 (1996)

Griese M.: Differentialdiagnose und Behandlung des atopischen Ekzems im Kindes- und Jugendalter. Monatsschrift für Kinderheilkunde 145:73–84 (1997)

Höger P.H.: Topische Antibiotika und Antiseptika. Agentien, Spektren und Nebenwirkungen. Hautarzt 49:331–347 (1998)

Kang S., Lucky A.W., Pariser D., Lawrence I., Hanifin J.M.: Long-term safety and efficacy of tacrolimus ointment for the treatment of atopic dermatitis in children. Journal of the American Academy of Dermatology 44:S58–64 (2001)

Klein P.A., Clark R.A.F.: An evidence-based review of the efficacy of antihistamines in relieving pruritus in atopic dermatitis. Archives of Dermatology 135:1522–1525 (1999)

Leung D.Y.M.: Atopic dermatitis: new insights and opportunities for therapeutic intervention. Journal of Allergy and Clinical Immunology 105:860–876 (2000)

Mallon E., Powell S., Bridgman A.: Wet-wrap dressings for the treatment of atopic eczema in the community. Journal of Dermatological Treatment 5:97–98 (1994)

Niedner R.: Kortikoide in der Dermatologie. UNI-MED, Bremen (1998)

Paller A., Eichenfield L.F., Leung D.Y.M., Stewart D., Appell M.: A 12-week study of tacrolimus ointment for the treatment of atopic dermatitis in pediatric patients. Journal of the American Academy of Dermatology 44:S47–57 (2001)

Ring J.: Neurodermitis. Expertise zur gesundheitlichen Versorgung und Vorsorge bei Kindern mit atopischem Ekzem. ecomed, Landsberg (1998)

Ring J., Abeck D.: Vom „Patienten-Management" zum „Selbst-Management": Prävention durch Schulung bei atopischem Ekzem (Neurodermitis). S. 32–41. In: v. Stünzner W., Giesler M. (Hrsg.) Prävention allergischer Erkrankungen im Kindes- und Jugendalter. Kohlhammer, Stuttgart (1996)

Van Leent E.J.M., Graber M., Thurston M., Wagenaar A., Spuls P.I., Bos J.D.: Effectiveness of the ascomycin macrolactam SDZ ASM 981 in the topical treatment of atopic dermatitis. Archives of Dermatology 134:805–809 (1998)

Das Lippenleckekzem

C. Schnopp

Epidemiologie

Angaben zur Häufigkeit des Lippenleckekzems fehlen. Im klinischen Alltag wird das Lippenleckekzem jedoch häufig beobachtet.

Pathogenese

Bei Kindern mit atopischer Diathese kommt es vorwiegend in der kalten Jahreszeit zur Austrocknung der Lippen. Juckreiz führt zur ständigen Befeuchtung der Perioralregion durch Ablecken, wodurch die Austrocknung weiter verstärkt wird. Bei Säuglingen sind die Hautveränderungen als Lutsch- oder Saugekzem häufig auf den Schnullerbereich begrenzt. Daneben werden die Hautveränderungen ausgelöst durch ein zwanghaftes wiederholtes Lippenlecken, wodurch diese Hautveränderungen auch bei Kindern ohne begleitende atopische Diathese gesehen werden. Dem Wesen nach handelt es sich um ein kumulativ-toxisches Kontaktekzem.

Klinik

Perioral findet man ein zumeist unmittelbar an das Lippenrot angrenzendes, scharf begrenztes, gering infiltriertes, pergamentartig-trockenes Erythem mit feinen Schuppenauflagerungen, gelegentlich auch Mundwinkelrhagaden und Exkoriationen (Abbildung 8). Zumeist besteht gleichzeitig eine Cheilitis sicca, d. h. ein aufgesprungenes trockenes Lippenrot mit Rhagaden und Schuppung. Komplikationen sind Sekundärinfektionen überwiegend bakterieller (Impetiginisierung mit Ausbildung gelblicher Krusten) oder seltener viraler Natur (Herpes labialis).

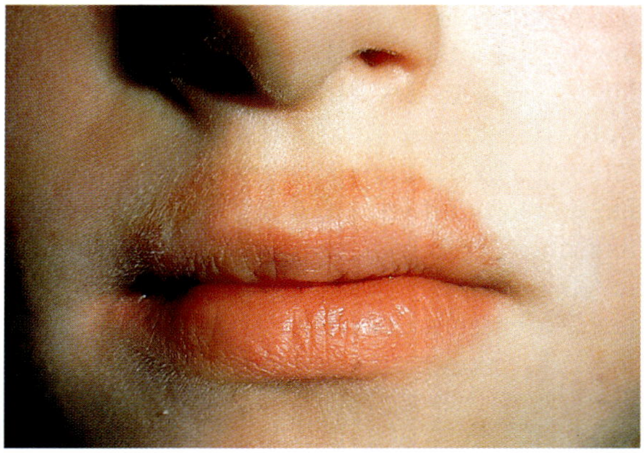

Abb. 8. Atopisches Ekzem. Sonderform des Lippenleckekzems. An das Lippenrot heranreichendes, gering infiltriertes Erythem mit vereinzelten serösen Schuppenkrusten.

Subjektive Beschwerden

Der das atopische Ekzem kennzeichnende starke Juckreiz ist beim Lippenleckekzem häufig nicht sehr ausgeprägt. Als subjektiv störend wird oft ein Spannungsgefühl, v.a. nach dem morgendlichen Aufwachen im befallenen Areal angegeben.

Diagnose

Die Diagnose wird klinisch gestellt. Trockene schuppende flächige periorale Erytheme mit Befall der Lippen sind die charakteristischen Merkmale.

Differentialdiagnose

Mögliche Differentialdiagnosen listet Tabelle 9 auf.

Therapie

Die Behandlung ist auf die Normalisierung der Austrocknung gerichtet. Tagsüber kommen wiederholt rückfettende Externa zum Einsatz (Tabelle 10). Über Nacht ist das Abdecken der betroffenen Region durch das Auftragen einer weichen Pastenzubereitung

Tabelle 9. Differentialdiagnosen und wichtige Unterscheidungshilfen des Lippenleckekzems

Diagnose	Abgrenzung zum Lippenleckekzem
Periorale Dermatitis	Hautveränderungen reichen gewöhnlich nicht unmittelbar an das Lippenrot; zusätzlich häufig auch Hautveränderungen perinasal und periokulär; in der Regel überwiegen sukkulente Papeln, bei allenfalls geringer Ekzematisierung
Herpes labialis	Gruppiert stehende Bläschen bestimmen das Bild; Hautveränderungen in der Regel nicht flächenhaft
Acrodermatitis enteropathica	Zusätzlich auch nässende, erodierte, verkrustete Erytheme an weiteren Körperöffnungen (perigenital, Nase); Allgemeinbefinden reduziert
Allergisches Kontaktekzem	Hautveränderungen in der Regel unscharf begrenzt und durch intensiveren Juckreiz gekennzeichnet; positive Reaktionen im Epikutantest

sinnvoll. Lediglich bei stärker entzündlichen Hautveränderungen ist der Einsatz von topischen Glukokortikoiden sinnvoll, die wir vorzugsweise über Nacht einsetzen (Tabelle 10). Im Lippenbereich ist die Anwendung eines Lippenbalsams (Rp. Bepanthen Salbe, Unguentum molle aa ad. 30,0, MDS: Lippensalbe) oder Alfason® Repair Creme unterstützend auch nach Abheilung der ekzematösen Hautveränderungen sinnvoll. Falls ein übermäßiges Lippenlecken ursächlich ist, ist eine entsprechende Verhaltensänderung vordringlich.

Literatur

Higgins E., duVivier A. (eds.) Skin diseases in childhood and adolescence, pp. 51–52. Blackwell, Oxford (1996)

Tabelle 10. Therapie des Lippenleckekzems

Tagsüber	Wiederholte Anwendung (>5) von z.B. Excipial® Mandelölsalbe, Alfason® Repair Creme, 10% Borretschöl in Excipial® Fettcreme
Abends	Abdecken mit z.B. Chlorhexidingluconat 1% oder Mandelöl 5% in weicher Zinkpaste DAB
Bei stärkerer Entzündung	
Abends	Anwendung von Dermatop® Salbe oder Ecural® Salbe für ca. 3–5 Tage

Das kindliche Fußekzem

H. Fesq

Epidemiologie

Die Erkrankung wird vor allem bei Kindern zwischen dem 8. und 14. Lebensjahr beobachtet, wobei genaue Zahlen zur Auftretenshäufigkeit fehlen.

Pathogenese

Das kindliche Fußekzem tritt sowohl im Rahmen eines atopischen Ekzems als auch ohne atopische Disposition auf. Als Provokationsfaktoren werden das gehäufte Tragen von Schuhen aus synthetischem Material, die weite Verbreitung von Sportschuhen und somit Förderung okklusiver Bedingungen diskutiert.

Klinik

Ein- oder beidseitig imponieren im Bereich v.a. des dorsalen, aber auch ventralen Vorderfußabschnittes unter Miteinbeziehung der

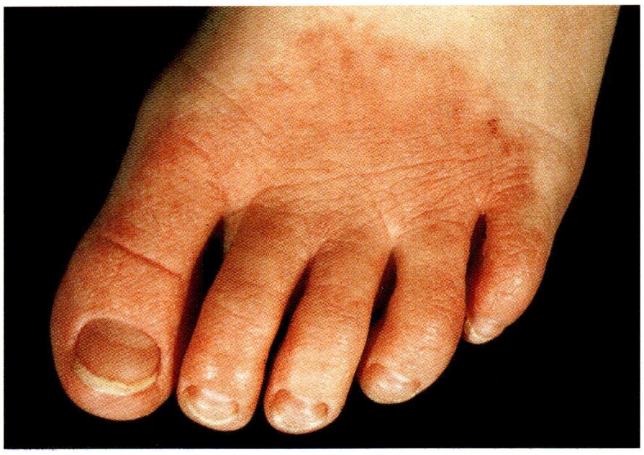

Abb. 9. Atopisches Ekzem. Sonderform des kindlichen Fußekzems. Flächenhaftes, mäßig infiltriertes, nach ventral unscharf begrenztes Ekzem im Bereich von Zehen und Vorder-

Zehen eine flächenhafte, gering infiltrierte Rötung mit mittellamellöser Schuppung (Abbildung 9). Exkoriationen als Zeichen des intervallweise auftretenden Juckreizes finden sich regelmäßig. Zusätzlich können auch Rhagaden, die große Schmerzen bereiten, beobachtet werden.

Subjektive Beschwerden

Anfallsweise tritt starker Juckreiz im befallenen Areal auf, der häufig zu einem Blutigkratzen der Hautveränderungen führt.

Differentialdiagnose

Tabelle 11 nennt wichtige Differentialdiagnosen und ihre Unterscheidungsmöglichkeiten.

Therapie

Topische Glukokortikoide können initial, vorzugsweise abends eingesetzt werden. Ihr Einsatz muß jedoch durch eine intensive, mehrmals tägliche Basispflege, bei der sich der Einsatz von harnstoffhaltigen Externa sehr bewährt hat, unterstützt werden (Tabelle 12). Im weiteren Verlauf können

Tabelle 11. Differentialdiagnosen und wichtige Unterscheidungshilfen des kindlichen Fußekzems

Diagnose	Abgrenzung zum kindlichen Fußekzem
■ **Tinea pedum**	Schuppung in der Regel randbetont; Juckreiz häufig fehlend; positiver Erregernachweis
■ **Allergisches Kontaktekzem**	Zusätzlich auch Auftreten von Bläschen; vorwiegend Befall der ventralen Fußanteile; Juckreiz sehr intensiv; positive Reaktionen im Epikutantest

Tabelle 12. Behandlung des kindlichen Fußekzems

■ **Initial** (Tag 1–7)	mehrmals tägliche Hautpflege z. B. Urea 5% in Basiscreme DAC, Nubral® Creme, Alfason® Repair Creme zusätzlich über Nacht topisches Glukokortikoid, z. B. Ecural® Fettcreme, Dermatop® Creme, Advantan® Creme
■ **Nach Stabilisierung**	mehrmals tägliche Hautpflege z. B. Urea 5% in Basiscreme DAC, Nubral® Creme, Alfason® Repair Creme plus über Nacht: Mandelöl 10% in weicher Zinkpaste, Ichthyol 5% in weicher Zinkpaste und an zwei Wochentagen (z. B. montags und freitags): topisches Glukokortikoid z. B. Ecural® Fettcreme, Dermatop® Creme, Advantan® Creme

abends dann auch Ichthyol®-haltige Externa, vorzugsweise in Pastenform zur Anwendung kommen.

Auf das Tragen von lockerem Schuhwerk unter Meiden von Turnschuhen sowie, falls möglich, häufiges Barfußgehen ist hinzuweisen.

Literatur

Jones S.K., English J.S.C., Forsyth A., Mackie R.M.: Juvenile plantar dermatosis – an 8 year follow-up of 102 patients. Clinical and Experimental Dermatology 12:5–7 (1987)

Kapitel 4 Exantheme

L. B. Weigl

Gianotti-Crosti-Syndrom

Epidemiologie

Die Bezeichnung Gianotti-Crosti-Syndrom faßt die früher getrennt betrachteten Erkrankungen der Acrodermatitis papulosa eruptiva infantilis und des infantilen akrolokalisierten papulovesikulösen Syndroms Crosti-Gianotti zusammen, da sie morphologisch identisch sind und die Hepatitis-B-Virus (HBV)-Assoziation sich als nicht differentialdiagnostisch relevant erwiesen hat.

Das Gianotti-Crosti-Syndrom wird bei Kindern meist vom 1. bis 6. Lebensjahr beobachtet, die Altersverteilung reicht von 3 Monaten bis zu 15 Jahren.

Pathogenese

Man nimmt eine infektallergische Genese an, am häufigsten findet man eine Assoziation zu Epstein-Barr- und Cytomegalieviren in ca. 3/4 der Fälle und in ca. 1/4 der Fälle mit einer HBV-Infektion. Andere Virusassoziationen sind seltener.

Klinik

Bei gewöhnlich normalem Allgemeinbefinden kommt es zur Eruption von multiplen monomorphen roten oder rosa-bräunlichen Papeln und Papulovesikeln typischerweise symmetrisch an den Wangen (Abbildung 10), akral betont an den Streckseiten der Extremitäten

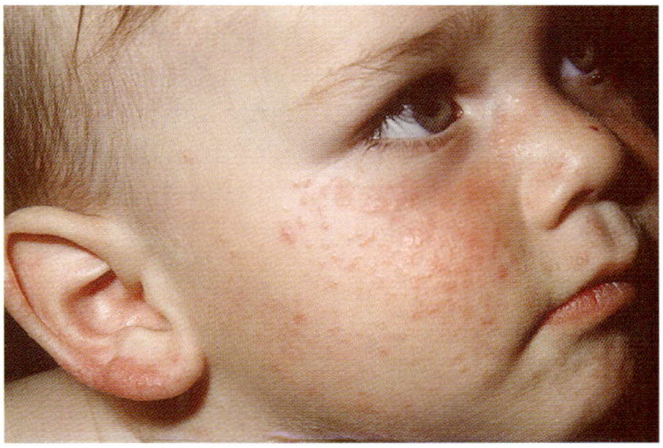

Abb. 10. Gianotti-Crosti-Syndrom. Im Wangen-, Kinn- und Ohrbereich dichte Aussaat erythematöser Papeln.

und am Gesäß. Gelegentlich können die Papeln auch hämorrhagisch sein oder Palmae und Plantae miteinschließen. Nur bei generalisierten Verläufen wird ein Mitbefall des Stammes beobachtet. Systemisch kann eine Lymphadenopathie, eine Hepatomegalie, selten eine Splenomegalie begleitend auftreten.

Tritt eine Hepatitis-B-Infektion mit auf, so verläuft diese klassischerweise anikterisch, dauert ca. zwei Monate und geht nur selten in eine chronische Verlaufsform über. Eine Leberenzymerhöhung ist gleichzeitig mit den Hautveränderungen oder ca. 10 Tage nach Ausbruch des Exanthems zu erwarten. Ähnliches gilt für die Hepatitis-assoziierten Antigene.

Subjektive Beschwerden

Gelegentlich sind die Hautveränderungen von Juckreiz begleitet. Prodromal können Infektionen des oberen Respirationstraktes,

Husten und Fieber auftreten. Gastrointestinale Symptome sind in Hinblick auf eine mögliche Hepatitis zu eruieren. Das Exanthem persistiert 2 bis 4 Wochen, kann aber in Ausnahmefällen auch erst nach 8 Wochen abheilen.

Diagnose

Das typische Exanthem mit symmetrisch verteilten Papeln an Wangen, peripheren streckseitigen Extremitäten (Abbildung 11) und gluteal führt zur Diagnose. Eine Hepatitisserologie sollte wegen der möglichen Folgen und zu berücksichtigenden Kautelen durchgeführt werden.

Differentialdiagnose

Mögliche Differentialdiagnosen listet Tabelle 13 auf.

Therapie

Normalerweise ist keine Therapie erforderlich, bei stärker entzündlichen Läsionen können topische Steroide hilfreich eingesetzt werden, bei stärkerem, generalisierten Juckreiz orale Antihistaminika und Steroide wie Methylprednisolon, z. B. Urbason® Tabletten als Stoßtherapie über eine Woche beginnend mit 1 mg/kg KG/Tag.

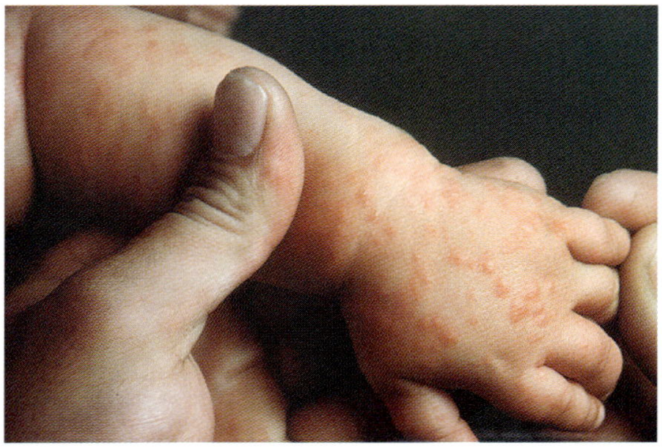

Abb. 11. Gianotti-Crosti-Syndrom. Im Bereich der Unterarmstreckseiten mit Übergreifen auf den Handrücken dichte Aussaat von erythematösen Papeln.

Tabelle 13. Differentialdiagnosen des Gianotti-Crosti-Syndroms (GCS)

Diagnose	Abgrenzung zum GCS
■ **Lichen ruber planus**	Meist stärkerer Pruritus als beim GCS, Volarseiten der Arme als Prädilektionsstellen, seltenerer Gesichtsbefall, Wickham-Phänomen (milchig-weißliche, netzförmige Zeichnung an der Papeloberfläche und der bukkalen Mundschleimhaut)
■ **Lichenoide Arzneireaktion**	Arzneimittelanamnese; Juckreiz häufig stark ausgeprägt
■ **Epizoonosen**	Starker Juckreiz, Papeln mehr urtikariell, nach Milieuwechsel rasche Besserung, Mitbewohneranamnese
■ **Erythema multiforme**	Meist kokardenförmige Effloreszenzen; Herpes simplex-Anamnese oder Arzneimittelanamnese
■ **Urticaria**	Quälender Juckreiz; Quaddeln, rasch sich änderndes klinisches Bild

Literatur

Boeck K., Mempel M., Schmidt T., Abeck D.: Gianotti-Crosti-syndrome: clinical, serologic and therapeutic data from nine children. Cutis 62:271–274 (1998)

Fölster-Holst R., Christophers E.: Exantheme im Kindesalter Teil 1: Exantheme durch Viren. Hautarzt 50:515–531 (1999)

Nelson J. S., Stone M.S.: Update on selected viral exanthems. Current Opinion in Pediatrics 12:359–364 (2000)

Mancini A. J.: Exanthems in childhood: An update. Pediatric Annals 27:163–170 (1998)

Unilaterales laterothorakales Exanthem

Epidemiologie

Die Erkrankung wird bei Kindern meist um das 2. Lebensjahr herum beobachtet, die Altersverteilung reicht von 6 Monaten bis zu 10 Jahren. Diskutiert wird eine saisonale – in den Frühjahrsmonaten – und familiäre Häufung und ein Überwiegen des weiblichen Geschlechts.

Pathogenese

Eine virale Genese wird wegen o.g. Häufungen als wahrscheinlich angenommen, außerdem haben 3/4 der betroffenen Kinder prodromale oder gleichzeitig mit dem Exanthem auftretende Infektionen, z.B. des oberen Respirationstraktes.

Klinik

Typischerweise beginnt das unilaterale laterothorakale Exanthem nahe der Axilla (Abbildung 12) oder Leiste und bleibt einseitig dominant, auch wenn es sich bilateral oder außerhalb des lateralen Thorax ausbreitet oder streut. Es imponieren überwiegend erythematöse Papeln, die oft mit einem blassen Hof umrandet sind. Teils konfluieren die Papeln und schuppen diskret. Gesicht, Mundschleimhaut, Palmae und Plantae bleiben meist ausgespart. Eine regionäre Lymphknotenschwellung findet sich in über 2/3 der Fälle.

Subjektive Beschwerden

Die Allgemeinsymptome, bedingt durch die häufigen begleitenden respiratorischen Infekte, sind mild und nur selten von hohem Fieber begleitet. Auch ein milder Juckreiz

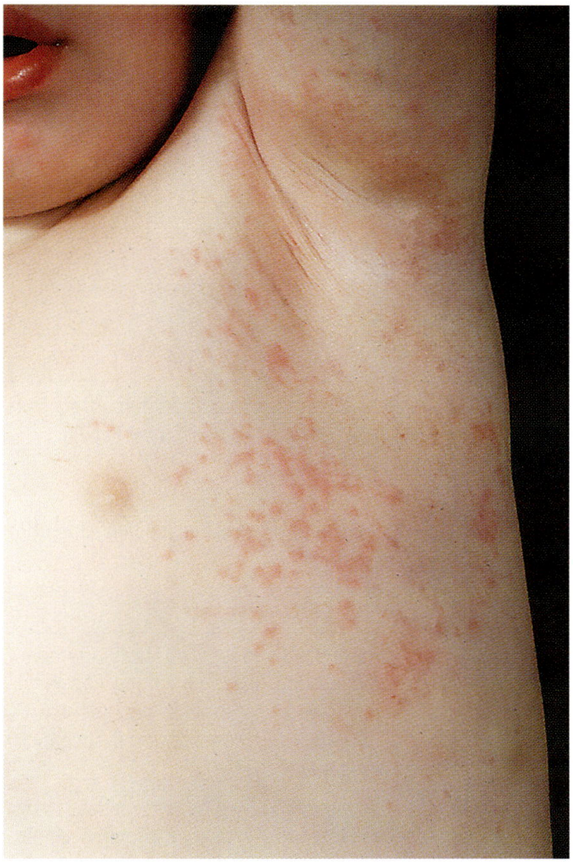

Abb. 12. Unilaterales laterothorakales Exanthem. Einseitig, vom Achselbereich ausgehendes Exanthem.

kommt in der Mehrzahl der Fälle vor. Nach drei Wochen ist das Exanthem meist rückläufig und überwiegend nach 6 Wochen abgeheilt. In seltenen Fällen mag die Abheilung bis zu vier Monate dauern.

Diagnose

Die Diagnose wird klinisch gestellt. Charakteristisch sind die einseitig beginnenden, meist laterothorakal lokalisierten exanthematischen rötlichen Papeln, die teilweise konfluieren (Abbildung 13).

Differentialdiagnose

Mögliche Differentialdiagnosen listet Tabelle 14 auf.

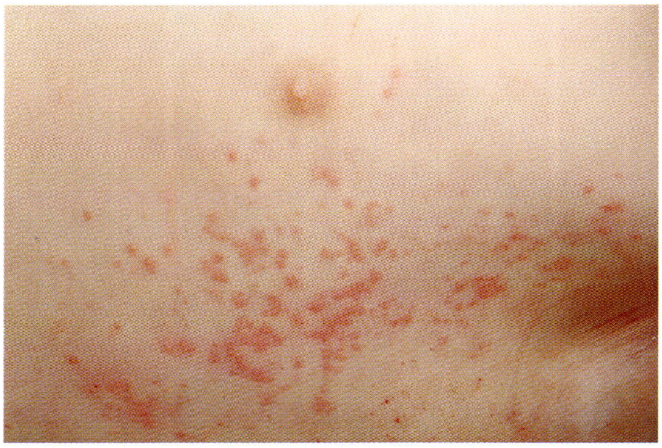

Abb. 13. Unilaterales laterothorakales Exanthem. Detailaufnahme. Kleinlinsengroße, teilweise konfluierende Papeln.

Tabelle 14. Differentialdiagnosen des unilateralen laterothorakalen Exanthems (ULE)

Diagnose	Abgrenzung zum ULE
■ **Kontakt-dermatitis**	Hautveränderungen oft mit Erythem, Papeln und Bläschenbildung, begleitet von intensivem Juckreiz und meist örtlich auf die Kontaktflächen begrenzt mit Streuherden
■ **Pityriasis rosea**	Symmetrisch verteilte collerettartig schuppende Erytheme, oft mit einem Primärherd beginnend
■ **Scharlach**	Samtartig stecknadelkopfgroße Papeleruptionen v.a. in den Hautfalten beginnend und symmetrisch verteilt. Das Allgemeinbefinden kann deutlich beeinträchtigt sein mit meist hohem Fieber, obwohl in der Mehrzahl die Kinder nicht wesentlich beeinträchtigt sind und lediglich ein minimales Erythem im Unterhosenbereich (Wärme) aufweisen
■ **Gianotti-Crosti-Syndrom**	Die Extremitäten sind symmetrisch, meist streckseitenbetont akral betroffen, ebenso das Gesicht und Gesäß. Häufig virusassoziiert, z. B. EBV, CMV, Coxsackie- und Hepatitis-Virus
■ **Tinea corporis**	Randbetonte nummuläre zentrifugal wachsende Erytheme, meist Haustieranamnese; Pilznachweis positiv

Therapie

Die Therapie ist zunächst auf eine Beruhigung der häufig verunsicherten Eltern gerichtet. Sie werden über den selbstlimitierten Verlauf und die Gutartigkeit der Erkrankung aufgeklärt. Neben einer blanden Hautpflege mit Basiszubereitungen sind bei Juckreiz im Bedarfsfall orale Antihistaminika, z. B. Zyrtec Saft®, Fenistil® Saft hilfreich. Topische Steroide werden als ineffektiv beschrieben.

Literatur

Cremer H.J.: Das halbseitenbetonte seitliche Thoraxexanthem. pädiatrische praxis 51:257–262 (1996)

Fölster-Holst R., Christophers E.: Exantheme im Kindesalter. Teil 2: Bakterien- und medikamenteninduzierte Exantheme, Exantheme nach Knochenmarkstransplantation, Exantheme unklarer Ätiopathogenese. Hautarzt 50:601–617 (1999)

Nelson J.S., Stone M.S.: Update on selected viral exanthems. Current Opinion in Pediatrics 12:359–364 (2000)

Mancini A.J.: Exanthems in childhood: An update. Pediatric Annals 27:163–170 (1998)

Strom K., Mempel M., Fölster-Holst R., Abeck D.: Unilaterales laterothorakales Exanthem im Kindesalter – Klinische Besonderheiten und diagnostische Kriterien bei 5 Patienten. Hautarzt 50:39–41 (1999)

Erythema infectiosum

Epidemiologie

Das Erythema infectiosum, auch Ringelröteln oder fünfte Kinderkrankheit genannt, betrifft vor allem Kinder zwischen dem 4. und 10. Lebensjahr mit Bevorzugung des weiblichen Geschlechts. Saisonal sind vorwiegend die Winter- und Frühlingsmonate als Erkrankungszeiten relevant.

Pathogenese

Die Erkrankung wird durch das Parvovirus B19 ausgelöst und durch Tröpfcheninfektion über den Respirationstrakt mit einer Inkubationszeit von 4–15 Tagen übertragen. Es werden die Erythroblasten im Knochenmark infiziert, was diese zerstören kann. Eine Virusreplikation findet sich im Knochenmark und im peripheren Blut.

Klinik

Klassischerweise kommt es zum Auftreten von kräftigen homogenen Wangenerythemen (Abbildung 14), die teils auch plattenartig imponieren können. Einige Tage danach kommt es zum Auftreten eines Exanthems am Stamm und vor allem der proximalen Extremitäten mit retikulär girlandenförmigen oder kringeligen Erythemen, die durch zentral abblassende infiltrierte Erytheme entstehen. Oftmalig berichten Eltern über ein Wiederaufflammen der Hautveränderungen durch physikalische Reize wie Sonnenlicht, warme Bäder und körperliche Anstrengung, auch wenn das Exanthem schon Abblassungstendenzen zeigte. Dieser wellenförmige Verlauf hält ca. 1–3 Wochen an, wonach es zum spontanen Abklingen kommt. Die Infektiösität ist zu Beginn der Inkubationszeit am höchsten. Bei Auftreten des Exanthems besteht keine Kontagiosität mehr.

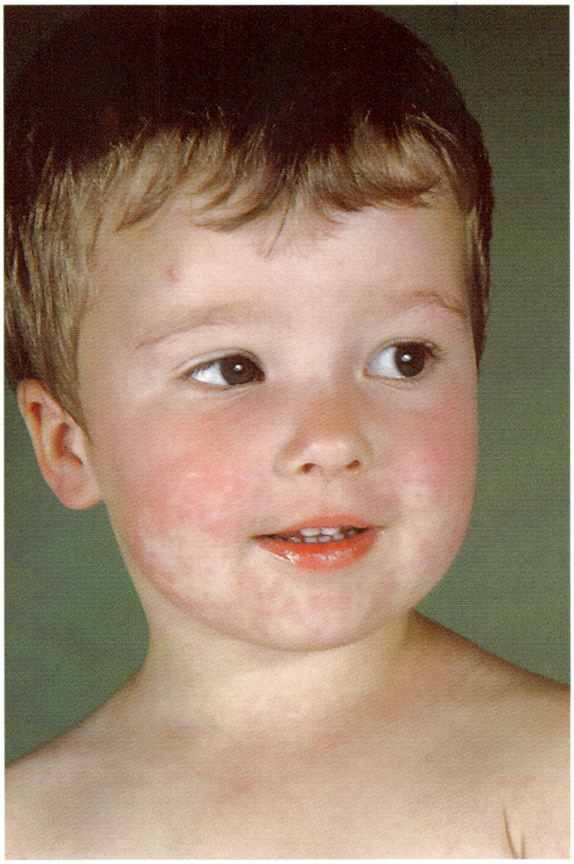

Abb. 14. Erythema infectiosum. Wangenerytheme sowie rote Makulae in typischem Girlandenmuster im Kinnbereich.

Subjektive Beschwerden

15% der Kinder geben einen begleitenden Juckreiz an. Das Allgemeinbefinden wird gelegentlich durch ein Krankheitsgefühl, Kopfschmerzen, leichtes Fieber, eine Pharyngitis, und gastrointestinale Beschwerden beeinträchtigt. Gelenkschmerzen und Arthritiden werden bei ca. 10% der Kinder beobachtet.

Diagnose

Das typische Exanthem mit symmetrischen Wangenerythemen zu Beginn und mit anschließend sich von den proximalen Extremitäten nach zentripedal fortschreitenden girlandenförmigen Erythemen führt zur Diagnose. Mittels IgG- und IgM-Bestimmung kann die Diagnose bestätigt werden, was besonders bei Schwangeren mit Verdacht auf eine Parvovirusinfektion oder bekanntem Kontakt mit Infizierten erfolgen sollte. Ca. 1–9% der diaplazentaren Infektionen führen zum Abort, die Gefahr für einen Hydrops fetalis ist in der 20. bis 28. SSW am größten.

Auch bei Infektionsverdacht von Risikopersonen wie Patienten mit Hämoglobinopathien oder hämolytischen Anämien sollte ein laborchemischer Infektionsnachweis z.B. der Virus-DNA mit PCR erfolgen.

Differentialdiagnose

Mögliche Differentialdiagnosen listet Tabelle 15 auf.

Tabelle 15. Differentialdiagnosen des Erythema infectiosum

Diagnose	Abgrenzung zum Erythema infectiosum
■ **Systemische juvenile Arthritis**	Hepatosplenomegalie, eher flüchtiges Exanthem
■ **Arzneimittelexantheme**	Medikamentenanamnese, anders konfiguriertes Exanthem
■ **Röteln**	Lymphknotenschwellungen okzipital und retroaurikulär; papulöses Exanthem mit kranio-kaudaler Ausbreitung

Therapie

In der Regel ist keine Therapie erforderlich. Bei stärkerem Juckreiz können orale Antihistaminika eingesetzt werden, bei begleitenden Gelenkschmerzen nichtsteroidale Antiphlogistika.

Literatur

Fölster-Holst R., Christophers E.: Exantheme im Kindesalter. Teil 1: Exantheme durch Viren. Hautarzt 50:515–531 (1999)

Nelson J.S., Stone M.S.: Update on selected viral exanthems. Current Opinion in Pediatrics 12:359–364 (2000)

Mancini A.J.: Exanthems in childhood: An update. Pediatric Annals 27:163–170 (1998)

Kapitel 5 Herpes simplex-Virusinfektionen

A. Heidelberger

Epidemiologie

Die Herpes simplex-Viren (HSV) gehören zu der Gruppe der Herpesviren. Bedingt durch ihre Fähigkeit zur lebenslangen Infektion sind gehäufte Exazerbationen bei entsprechender Triggerung möglich.

Der HSV-Typ 1 (mit Befall von Oropharynx und der Haut der oberen Körperhälfte) wird vom HSV-Typ 2 (mit Befall der Genitalien; im Kindesalter relevant für Neugeborene HSV-Typ 2-positiver Mütter, bei welchen dann die Indikation zur Sectio gegeben ist, um die gefürchtete Herpes-Meningitis sowie Herpes-Sepsis zu verhindern) abgegrenzt. 99% aller Primärinfektionen verlaufen klinisch inapparent.

Während die Stomatitis aphthosa die typische Primärinfektion mit HSV-Typ 1 im Kindesalter ist und eine Häufung im frühen Kindesalter, mit einem Gipfel im Klein- und Krabbelkinderalter zeigt, ist der Herpes labialis die häufigste Manifestation der Reinfektion mit dem HSV-Typ 1 und tritt somit auch häufiger bei älteren Kindern und Schulkindern auf.

Pathogenese

Die DNA-Viren Humanes Herpes Virus 1 und 2 sind epidermotrope Viren und ihre Verbreitung erfolgt durch direkte Inokulation. Virale Infektionen erfolgen in den Keratinozyten.

Gingivostomatitis herpetica (Stomatitis aphthosa, „Mundfäule")

Klinik

Durch Kontakt- bzw. Tröpfcheninfektion (Knuddeln und Küssen oder gemeinsamer Gebrauch von Eß- und Trinkgefäßen) kommt es zur entzündlichen Schwellung der Mundschleimhäute, sich rasch vermehrenden Bläschen verschiedener Größe auf der Zunge, Zahnfleisch, Wangen, Lippen und Gaumen. Die Bläschen mazerieren und ulzerieren, wodurch die typischen, 2 bis 4 mm großen, flachen, mit weiß-gelben Pseudomembranen bedeckten Ulzera entstehen (Abbildung 15). Eine Ausbreitung der Bläschen auch außerhalb der Mundhöhle kommt vielfach vor (Abbildung 15).

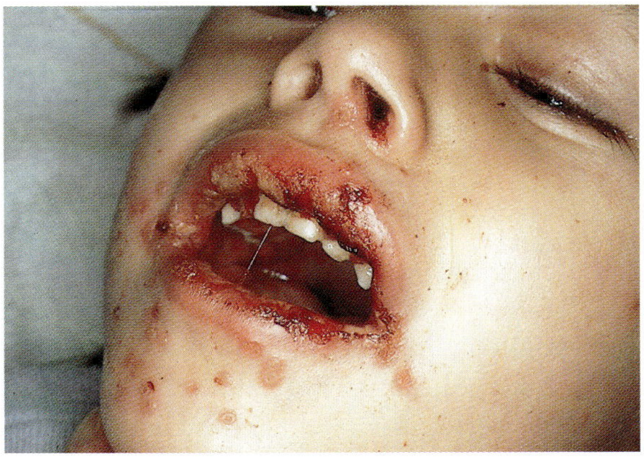

Abb. 15. Stomatitis aphthosa. Teils mit hämorrhagischen Krusten, teils fibrinös belegte Erosionen im Bereich der Lippen und Mundschleimhaut. Einzelne Bläschen auch perioral. Zusätzlich erosive Veränderungen im Naseneingangsbereich.

Die Inkubation beträgt durchschnittlich 3 bis 7 Tage und die Dauer der Ansteckungsfähigkeit bis zu mehreren Wochen.

Subjektive Beschwerden

Die Ulzera sind sehr schmerzhaft und führen häufig zur Verweigerung der Nahrungsaufnahme.

Hinzu kommen vermehrter Speichelfluß, ein typischer Foetor ex ore („Mundfäule"), Lymphadenitis, Fieber und Unleidlichkeit des Kindes.

Diagnose

Die Diagnose wird in der Regel klinisch gestellt. Virusnachweis und -typisierung sind i. allg. nicht erforderlich. In Zweifelsfällen stellt eine mit Hilfe der Direkten Immunfluoreszenz unter Verwendung monoklonaler Antikörper gegen typenspezifische Glykoproteine der Herpesvirenhülle durchgeführte Untersuchung eines Bläschengrundabstriches eine geeignete Methode zur raschen Erkennung und Differenzierung dar.

Differentialdiagnose

Tabelle 16 faßt wichtige Differentialdiagnosen und mögliche Abgrenzungskriterien zusammen.

Tabelle 16. Differentialdiagnosen und wichtige Untersuchungshilfen der Gingivostomatitis herpetica

Diagnose	Abgrenzung zur Gingivostomatitis herpetica
Herpangina	Verursacht durch Coxsackie-A-Viren. V. a. Schulkinder, beginnend mit hohem Fieber (40° C); Bläschen zuerst an Gaumenbögen und Tonsillen; Ulzerationen mit Fibrinbelägen und rotem Randsaum; Größe kann den Ulzerationen bei Gingivostomatitis herpetica ähnlich sein
Varizellenstomatitis	Flache Ulzeration mit hyperämischem Hof in der hinteren Mundhöhle; weitere Effloreszenzen am Kapillitium und Integument vorhanden
Infektiöse Mononukleose	Meist mit Petechien an der Mundschleimhaut; Gingivitis begleitend selten; weitere Symptome
Gingivostomatitis ulcerosa (Plaut-Vincent)	V. a. ältere Schulkinder und Jugendliche; Besiedelung der Ulzera mit Spirillen und fusiformen Stäbchen (bakterieller Nachweis)
Chronisch rezidivierende Aphthen	Meist nur 1 bis 5 Aphthen (selten mehr); v. a. Wangen, Mundvorhof, Zungenunterfläche, Gaumen

Therapie

Aciclovir

Eine orale virustatische Therapie ist so rasch wie möglich einzuleiten, wofür Aciclovir in Form einer Suspension (Zovirax® Suspension) zur Verfügung steht (Tabelle 17). Die Dosierung beträgt 15 mg/kg KG, wobei die Dosis auf 5 Einzelgaben täglich verteilt werden soll. Die Behandlung erfolgt über insgesamt 7 Tage. Bei schlechter oraler Aufnahme oder sehr schweren Verläufen ist eine dann stationär zu führende, intravenöse Behandlung indiziert.

Weitere therapeutische Maßnahmen. Daneben stehen symptomatische Fiebersenkung sowie eine ausgiebige Mundpflege im Vordergrund.

Diese sollte mit einem Präparat aus der Gruppe „Anästhesierend" (vorzugsweise *vor* dem Essen) und mit einem Präparat aus der Gruppe „Pflege" (*nach* dem Essen) abwechselnd erfolgen (Tabelle 16). Benzocain-haltige Externa sollten nicht mehr verwendet werden, da Benzocain ein starkes Allergenisierungspotential aufweist.

Entscheidend ist die ausreichende Flüssigkeitszufuhr, da Nahrungsverweigerung mit Exsikkose die häufigste Komplikation darstellt, die vor allem bei Kleinkindern zur Hospitalisierung Anlaß geben kann.

Tabelle 17. Therapie der Gingivostomatitis herpetica

Systemisch	Aciclovir (Zovirax® Saft)
Mundpflege	Spülungen oder Pinselungen (mit Wattestäbchen) mit – Hexetidin (z. B. Hexoral®, Doreperol® C.) – Kamillenblütentee – Ringelblumenblütenaufguß – Salbeiblätteraufguß bzw. Salviathymol N® liquidum
Anästhesierend	
■ Dynexan A® Gel (Kreussler)	(1 g enthalten: Lidocain – HCl H_2O 20 mg/Benzalkoniumchlorid 1 mg) mehrmals täglich ein erbsengroßes Stück auftragen, einmassieren, *vor* dem Essen
■ Herviros® Lsg. (Fa. Hermal)	(100 g enthalten: Aminoquinurid – 2 HCl 0,5 g, Tetracain – HCl 1 g) mit Wattetupfer mehrmals täglich, *vor* dem Essen auftragen
Pflegend, adjuvant	
■ Dexpanthenol-Präparate	z. B. Bepanthen® Roche Lutschtabletten (Fa. Roche Nicholas (bei älteren Kindern)) z. B. Bepanthen® Roche Lösung (Fa. Roche Nicholas) Pinseln, mehrfach täglich, v. a. kleinere Kinder z. B. Panthenol® Lösung Lichtenstein (Fa. Lichtenstein) Pinseln, mehrfach täglich, v. a. kleinere Kinder
■ Salviathymol® N (Fa. Hetterich); (31 Vol.% OH_2)	(1 g enthalten: Salbeiöl 2 mg, Eucalyptusöl 2 mg, Pfefferminzöl 23 mg, Zimtöl 2 mg, Nelkenöl 5 mg, Fenchelöl 10 mg, Anisöl 5 mg, Levomenthol 20 mg, Thymol 1 mg); verdünnt zum Gurgeln; unverdünnt zum Touchieren
■ Gingivitol® N (Fa. Hennig); pflanzlich Inspirol P forte (Fa. Hotz)	unverdünnt mit Wattestäbchen auftragen oder mit Applikator (mit nachfolgender Reinigung) Myrrhetinktur

■ **Komplikationen.** Nahrungsverweigerung und Exsikkose (ggf. Nasensonde für Kleinkinder) sind die häufigsten Komplikationen. Weiterhin zu nennen sind bakterielle Superinfektionen im Sinne einer Impetigo contagiosa

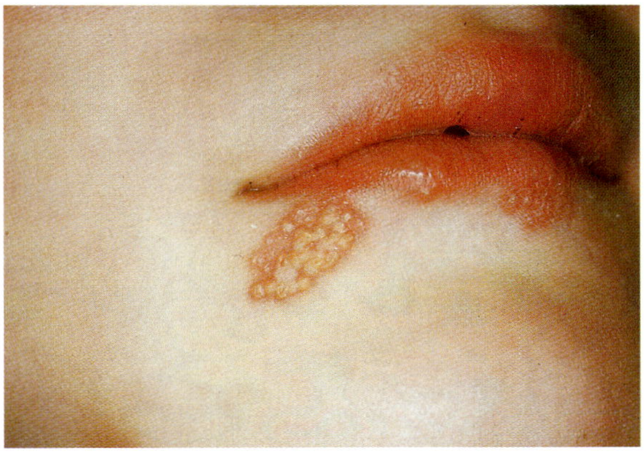

Abb. 16. Herpes simplex labialis. Im Bereich der Unterlippe mehrere herpetiform angeordnete, überwiegend mit Eiter gefüllte Bläschen auf Erythem.

und/oder Lymphknotenvereiterung der submandibulären Lymphknoten. Ebenso ist ein Übergang auf die Hände, insbesondere Daumen (durch Lutschen) als „Abklatsch-Herpes“ bekannt.

Herpes simplex labialis („Fieberbläschen“)

■ Klinik

Klinisch imponieren teils vereinzelt, teils gruppiert stehende stecknadelkopfgroße Vesiculae auf gerötetem Grund (Abbildung 16). Eine bakterielle Superinfektion, die sich klinisch in einer Gelbverfärbung des Blaseninhaltes zeigt, ist möglich. Im weiteren Verlauf konfluieren die Bläschen, platzen und trocknen unter bräunlicher Krustenbildung ein. Die Abheilung geschieht meist komplikationslos ohne Narbenbildung.

Subjektive Beschwerden

Typischerweise wird von vielen Patienten einige Stunden vor dem ersten Auftreten von Hautveränderungen ein Spannungsgefühl, ziehende Schmerzen oder Juckreiz im Erkrankungsareal angegeben. Die Schmerzhaftigkeit der aktiven Hautveränderungen ist unterschiedlich.

Diagnose

Sie erfolgt in der Regel klinisch und erfordert üblicherweise keine weiteren diagnostischen Maßnahmen.

Differentialdiagnose

Bei bakterieller Superinfektion kann eine Impetigo contagiosa klinisch schwierig zu unterscheiden sein.

Bei größerer Ausdehnung kann auch ein Zoster klinisch in Erwägung gezogen werden. In diesen Fällen erscheint ein mikroskopischer Direktnachweis beispielsweise mit fluoreszenzmarkierten monoklonalen Antikörpern gerechtfertigt.

Therapie

In der Regel ist eine spezifische antivirale Behandlung nicht notwendig und führt auch nicht zu einer wesentlichen Beeinflussung der Krankheitsaktivität und -dauer. Austrocknende und eine bakterielle Superinfektion vermeidende Maßnahmen sind indiziert. Eine 1%ige Chlorhexidingluconat-Lotio (Chlorhexidingluconat 1,0, Zinkschüttelmixtur NRF ad 50,0) oder bei fehlenden Zeichen einer mikrobiellen Infektion die Verordnung von Gerbstoff-haltigen Präparaten (Tannosynt® Lotio Schüttelmixtur, Tannolact® Lotio Schüttelmixtur) werden bevorzugt eingesetzt. Bei bereits erfolgter Impetiginisation, die örtlich begrenzt ist, sind Fusidinsäure (Fucidine® Creme)- oder Gentamicin (Refobacin® Creme)-haltige Präparate, die 3- bis 4mal täglich topisch aufgetragen werden, indiziert.

Komplikationen

Eine mögliche Komplikation ist das Auftreten eines Erythema exsudativum multiforme 1 bis 2 Wochen nach Auftreten des Herpes labialis.

Unterstützende Maßnahmen

Allgemein empfohlen wird erkrankten Personen von Neugeborenen, insbesondere Frühgeborenen, fernzubleiben sowie bei Kontakt mit Neugeborenen (Geschwisterkind oder Mutter beim Stillen) einen Mundschutz zu tragen.

■ Sonderformen und Komplikationen der Herpes simplex-Typ 1-Infektionen

■ **Herpes recidivans in loco.** Hierbei kommt es wiederholt an der selben Stelle, bei Kindern bevorzugt im Wangenbereich, wobei jedoch auch alle anderen Lokalisationen möglich sind, zum Auftreten der typischen Hautveränderungen (Abbildung 17). Die Therapie erfolgt wie oben beschrieben.

Falls die Rezidivhäufigkeit mehr als 6 Episoden pro Jahr beträgt und die Herpeseruptionen mit subjektiven Beschwerden einhergehen, kann eine orale Aciclovir-Immunsuppressionsbehandlung in Erwägung gezogen werden. In diesem Fall wird Aciclovir kontinuierlich über einen Zeitraum von ca. 6 Monaten gegeben, wobei die Dosierung auf das niedrigste noch wirksame Niveau eingestellt wird.

■ **Herpes simplex Encephalitis.** 1/3 der Patienten sind hierbei unter 20 Jahre alt. Die Letalität

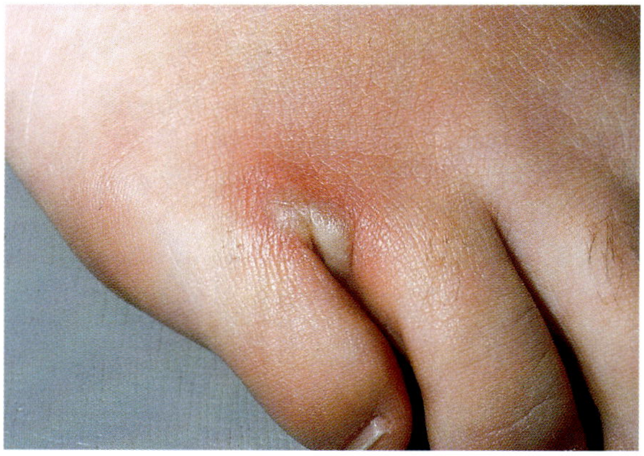

Abb. 17. Herpes simplex recidivans in loco. Im Bereich der Basis der IV. und V. Zehe mit Eiter gefüllte Blase auf einem umgebenden Erythem.

beträgt bis zu 70%. Die Frühsymptome können schleichend wie bei einem grippalen Infekt verlaufen. Wichtig sind frühzeitige Diagnosestellung, Bewußtseinslage des Patienten bei Erstdiagnose und unverzüglich Einleitung einer intravenösen Aciclovir-Therapie.

Eczema herpeticatum. Hierbei handelt es sich um eine generalisierte Infektion überwiegend, jedoch nicht ausschließlich mit HSV-Typ 1-Virus bei Kindern mit einem atopischen Ekzem.

Der Infektionsweg ist auch hier direkt und erfolgt meist über körperlichen Kontakt mit Personen, die ihrerseits einen Herpes labialis haben. In der Regel handelt es sich bei dem betroffenen Kind um die Erstinfektion mit Herpes simplex, obwohl auch sekundär rezidivierende Erkrankungen auftreten können. Begünstigend wirkt die herabgesetzte Hautbarriere des Patienten mit atopischem Ekzem sowie eine begleitende topische Kortikosteroidbehandlung.

Das klinische Bild zeigt, häufig einhergehend mit hohem Fieber und Verschlechterung des Allgemeinzustandes, ein Aufschießen zahlreicher stecknadelkopfgroßer Vesiculae, die im weiteren Verlauf konfluieren, eintrüben, unter dem Bild hämorrhagischer Erosionen aufbrechen und zu bakterieller Superinfektion neigen.

Die Hautveränderungen können auf die ekzematösen Areale beschränkt bleiben (lokalisiertes Eczema herpeticatum) oder auch generalisiert auftreten. Bevorzugt befallen sind die oberen Extremitäten, Hals und Gesicht. Ein Eczema herpeticatum rechtfertigt eine systemische Therapie (orale bzw. intravenöse Aciclovir-Gabe; 3×5–10 mg/kg KG über 7 Tage). Diese hat so frühzeitig wie möglich zu beginnen, ist jedoch nur bei Vorliegen frischer Läsionen (intakte Papulovesikel bzw. Bläschen) gerechtfertigt. Unterstützend ist eine topische antiseptische (Triclosan 1–2%) bzw. antibiotische (Fusidinsäure) Behandlung sinnvoll. Bei starker bakterieller Superinfektion kann auch eine systemische Antibiotika-Behandlung mit einem Oralcephalosporin der ersten Generation (z. B. Oracef®) bzw. einem penicillinasefesten Penicillin (z. B. Staphylex®) gerechtfertigt sein.

Keratoconjunctivitis herpetica

Diese gehört frühzeitig in augenärztliche Betreuung. Häufig sind Astigmatismus (61%) sowie die gefürchtete Visusminderung, die je nach Art der okulären Beteiligung möglich sind.

Postherpetisches Erythema exsudativum multiforme. In der Regel kommt es 1–2 Wochen nach einer Herpes simplex-Infektion vor allem im Bereich der Handrücken, jedoch auch generalisiert und unter Mitbefall der Schleimhäute in typischen Fällen zum Auftreten charakteristischer Kokarden, die klinisch einen 3-zonalen Aufbau aufweisen mit zentraler Hämorrhagie, einer umgebenden zyanotischen Zone sowie peripherer Begrenzung durch ein schmales hellrotes Erythem.

Die Therapie der Hautveränderungen richtet sich nach der klinischen Symptomatik. Sind es nur einige wenige Läsionen, die zudem keine Beschwerden bereiten, kann die spontane Abheilung abgewartet werden. Bei stärkerer Entzündung sind bei wenigen Herden topische Glukokortikoide [(Prednicarbat (Dermatop®), Mometasonfuroat (Ecural®)] Therapie der Wahl. Eine disseminierte Aussaat sowie das Auftreten von Schleimhautveränderungen sind Indikationen für eine orale systemische Steroidbehandlung (1 mg/kg KG Methylprednisolon (Urbason®) zunächst für 3 Tage; bei (in der Regel) gutem Ansprechen dann innerhalb weniger Tage über 0,5 und 0,25 mg/kg KG pro Tag Absetzen der Steroidmedikation).

Literatur

Amir J., Harel L., Smetana Z., Varsana I.: Treatment of herpes simplex gingivostomatitis with aciclovir in children: a randomised double blind placebo controlled study. British Medical Journal 314:1800–1803 (1997)

Beigi B., Algawi K., Foley-Nolan A., O'Kufe M.: Herpes simplex keratitis in children. British Journal of Ophthalmology 78:458–460 (1994)

Cremer H.: Haut- und Schleimhauterkrankungen durch Herpes simplex Viren. Der Kinderarzt 22:992–994 (1991)

Cremer H.: Vorgehen bei Aphthen. pädiatrische praxis 51:740 (1996)

Doerr H.W., Rabenau H.: Dermatotrope Herpesviren. Chemotherapie Journal 5:1–11 (1996)

Luthardt Th.: Viruserkrankungen im Mund- und Rachenraum. Der Kinderarzt 23:1427–1429 (1992)

Nathwani D., Wood M. J.: Herpes infections in childhood. British Journal of Hospital Medicine 50:233–241 (1993)

Reinhardt D.: Therapie der Krankheiten im Kindes- und Jugendalter. S. 244–246 und 1029–1030. Springer, Heidelberg Berlin (1996)

Schlüter B., Trowitzsch E.: Herpes simplex-Virus-Infektion in der Neonatalperiode. Der Kinderarzt 20:642–694 (1989)

Walker L.G., Simmons B.P., Lovallo J.L.: Pediatric herpetic hand infections. Journal of Hand Surgery 15:176–179 (1990)

Witte A.: Herpes simplex-Virus-Infektion. Der Kinderarzt 18:791–792 (1987)

KAPITEL 6

Impetigo contagiosa

M. MEMPEL

Epidemiologie

Die Impetigo contagiosa ist eine häufige, fast ausschließlich im Kindesalter auftretende, kontagiöse Erkrankung des oberflächlichen Hautorgans. Im ambulanten pädiatrischen Patientengut tritt sie mit einer Häufigkeit von bis zu 10% der gesehenen Patienten auf.

Pathogenese

Der Erkrankung liegt eine Invasion von Eitererregern in oberflächliche Epidermisschichten zugrunde, wobei das Eindringen durch vorbestehende Läsionen (z.B. kratzbedingte Mikrotraumen) begünstigt wird. Das entzündliche Geschehen wird durch zahlreiche durch die Erreger gebildete proinflammatorische Enzyme unterhalten.

Erreger

Die Impetigo contagiosa wird durch die grampositiven Erreger *Staphylococcus aureus* und Streptokokken, die fast ausschließlich der Gruppe A (*Streptococcus pyogenes*) angehören, verursacht. Eine genaue Zuordnung der auftretenden Effloreszenzen zum vorherrschenden Keim (kleinblasige Form: Streptokokken, großblasige Form: Staphylokokken) ist in der Regel nicht möglich. Von der überwiegenden Mehrzahl der infizierten Läsionen ist *Staphylococcus aureus* isolierbar.

Klinik

Das Primärstadium der Impetigo zeigt Blasen und Bläschen auf gerötetem Hautgrund, deren Blasendecke sowohl gespannt als auch schlaff imponieren kann. Diese Blase rupturiert rasch und es kommt zu einer starken Exsudation von Gewebeflüssigkeit, die in Form von Borken eintrocknet. Das typische Erscheinungsbild der bullösen wie der nicht-bullösen Impetigo besteht aus honiggelben bis bräunlichen Krusten auf erythematösem Grund (Abbildung 18). Betroffen sind vor allem die nicht bedeckten Hautareale wie die Hände und das Gesicht. Nicht selten ist der Mundwinkel mitbefallen (Angulus infectiosus). Neben lokalisiert verlaufenden Erkrankungen kommt es vielfach auch zum Befall größerer Hautareale (Abbildung 19). Die Läsionen heilen narbenlos ab. Häufig finden sich Lymphadenopathien der regionalen Lymphknotenstationen.

Subjektive Beschwerden

Das Spektrum der subjektiven Beschwerden reicht von relativer Symptomlosigkeit bis hin zu schwerem Krankheitsgefühl mit Temperaturerhöhung, abhängig von der Ausdehnung der Hautläsionen und möglichen Komplikationen innerer Organe.

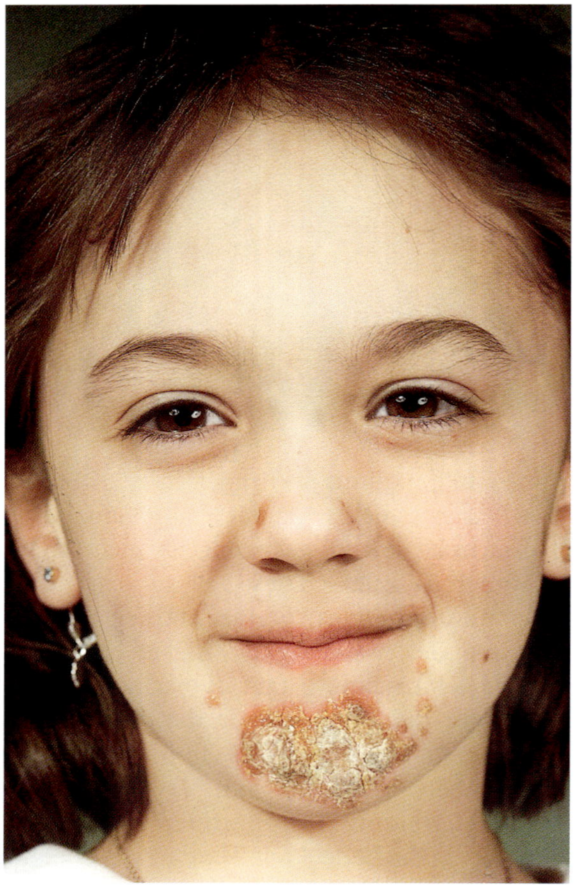

Abb. 18. Impetigo contagiosa. Am Kinn ein mit honiggelben Schuppenkrusten bedecktes flächenhaftes Erythem und im Randbereich wenigen kleinfleckigen erythematosquamösen Satellitenherden.

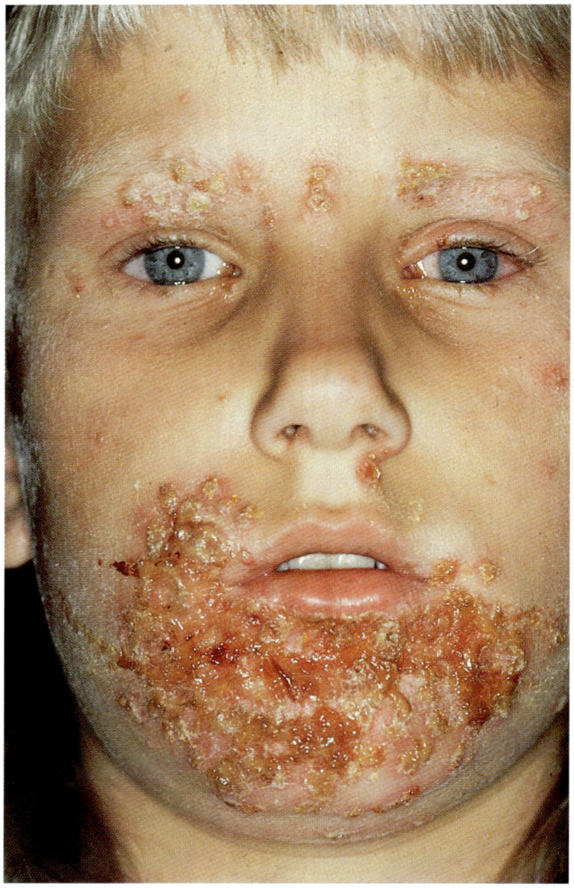

Abb. 19. Impetigo contagiosa. Disseminiert im Gesicht unter Betonung der Kinn- und Periorbitalregion teils intakte Pusteln, teils massive Auflagerung honiggelber sowie hämorrhagischer Schuppenkrusten.

Diagnose

Die Diagnose ist aufgrund der typischen Morphe klinisch zu stellen und sollte durch unterstützende Diagnostik bestätigt werden. Obwohl die Therapieeinleitung unmittelbar nach Diagnosestellung erfolgt, sollte in jedem Fall eine mikrobiologische Diagnostik veranlaßt werden, um bei einem eventuellen Nichtansprechen auf die eingeleitete Behandlung spezifisch Erreger- (Keimnachweis) und Empfindlichkeits- (Antibiogramm) orientiert handeln zu können. Zum Ausschluß einer Nierenbeteiligung sollten Urinkontrollen nach Diagnosestellung sowie 2 Wochen nach Therapieende erfolgen.

Differentialdiagnose

Die klinisch imponierenden honiggelben Läsionen sowie das Alter der Patienten erlauben meist eine sichere Diagnosestellung und bereiten nur ausnahmsweise differentialdiagnostische Schwierigkeiten (Tabelle 18).

Therapie

Bei der Behandlung der Impetigo contagiosa muß die Möglichkeit der ausschließlichen topischen Therapie von der Notwendigkeit einer systemischen Therapie abgegrenzt werden.

Tabelle 18. Differentialdiagnosen und wichtige Unterscheidungshilfen der Impetigo contagiosa

Diagnose	Abgrenzung zur Impetigo contagiosa
Herpes simplex	Gruppiert angeordnete Vesikel mit zunächst wasserklarem Inhalt; anamnestisch häufig Angabe von Rezidiven; subjektiv vor Auftreten erster Hautveränderungen vorangehendes Brennen im betroffenen Areal
Follikulitiden	Follikulär gebundene Anordnung der Pusteln; in der Regel keine Konfluenz und Fehlen der honiggelben Krusten
Acne vulgaris	Überwiegend chronischer Verlauf mit Beginn in der Pubertät; zusätzlich Auftreten von Komedonen

Umschriebene, gut abgrenzbare Läsionen sind auch topisch erfolgreich zu behandeln. Falls die Hautveränderungen jedoch eine großflächige Ausbreitung zeigen oder an verschiedenen Körperarealen gleichzeitig lokalisiert sind oder falls Allgemeinsymptome (Fieber, Gliederschmerzen, Lymphadenopathie) auftreten, ist ein topischer Behandlungsansatz in der Regel nicht mehr erfolgversprechend und eine systemische Antibiotikabehandlung indiziert.

Topische Behandlung. Aufgrund des Erreger- und Empfindlichkeitsspektrums sind unter den topischen Antibiotika Fusidinsäure-haltige Medikamente (z.B. Fucidine®) Mittel der ersten Wahl, die zudem aufgrund der unterschiedlich angebotenen Vehikel (Gel, Creme, Salbe) eine stadiengerechte Behandlung ermöglichen. Das Wirkspektrum der Fusidinsäure umfaßt vor allem Staphylokokken und hierbei auch Oxacillin-resistente Isolate. Eine Verwendung Gentamicin-haltiger topischer Antibiotika, die als Fertigpräparate (z.B. Refobacin®) oder in Form der Individualrezeptur verordnet werden können, ist möglich. Eine topische Anwendung Tetrazyclin- oder Erythromycin-haltiger Externa sollte aufgrund der häufigen Resistenzen gegenüber diesen Substanzen nicht mehr erfolgen. Dies gilt ebenso für Neomycin-haltige Präparate, die wegen Unwirksamkeit, Resistenzentwicklung und Allergisierungsgefahr heute nicht mehr verwendet werden sollten. Der topische Einsatz von Antiseptika wie Farbstoffen oder Chlorhexidin ist bei gegebener Erregerempfindlichkeit denen der Antibiotika unterlegen, kann aber als unterstützende Maßnahme zu einer systemischen Therapie erwogen werden.

Systemische Behandlung. Die Wahl des Antibiotikums muß in der Regel vor Erhalt des Antibiogramms erfolgen. Aufgrund des Erregerspektrums wird mit einem üblicherweise *Staphylococcus aureus*-wirksamen Antibiotikum behandelt werden, das auch gleichzeitig Streptokokken wirkungsvoll miterfaßt. Oralcephalosporine der ersten Generation vom Cefalexin-Typ oder die Kombination von Amoxicillin und Clavulansäure sind Präparate der Wahl (Tabelle 19). Bei Penicillinallergie ist Clindamycin eine sinnvolle Alternative. Alle Substanzen stehen auch in der kindgerechten flüssigen Darreichungsform zur Verfügung. Erythromycin, das aufgrund seines günstigen pädiatrischen Nebenwirkungsspektrums lange Zeit als Mittel der Wahl galt, sollte nur noch bei nachgewiesener Empfindlichkeit des Erregers eingesetzt werden, da vor allem Staphylokokken in bis zu 30% resistent gegenüber dieser Substanz sind. Dies gilt entsprechend auch für die neuen Makrolidantibiotika.

Die Therapiedauer sollte ausreichend lange erfolgen und durchschnittlich 10 Tage betragen.

Bei rezidivierenden Infektionen mit *Staphylococcus aureus* ist unbedingt ein chronisches Trägertum auszuschließen (Nasenabstrich) und bei positivem Nachweis entsprechend zu sanieren. Hierfür ist Mupirocin in 2%iger Konzentration als Fertigpräparat erhältlich (Turixin-Salbe®), das 2–3/tgl. über 7 Tage in den Bereich der vorderen Nase eingebracht werden sollte.

Mögliche Nebenwirkungen. Penicillinasefeste Penicilline und Oralcephalosporine werden i. allg. sehr gut vertragen. Als Hauptnebenwirkung stellen sich vorwiegend als Exantheme

Tabelle 19. Systemische Behandlung der Impetigo contagiosa

Substanz	Handelsname (Beispiel)	Darreichungsform	Antibiotikumgehalt	Packungsgröße	Dosierung, die nicht unterschritten werden sollte
■ **Cefalexin**	Oracef®	Filmtabletten	500 mg 1000 mgl	10 (N1); 30 (N2); 100 (N3); 10 (N1); 30 (N2); 100 (N3);	0–14 Jahre: 25–100 mg/kg KG >=14 Jahre: 1,5–3 g; jeweils aufgeteilt auf 3 Einzeldosen
		Saft	50 mg/ml	3 g (N1; *60 ml) 6 g (N2; *120 ml)	
■ **Amoxicillin und Clavulansäure**	Augmentan® Trockensaft	Tabs	500 mg Amoxicillin und 125 mg Clavulansäure/Tabs	10 (N1); 20 (N2)	0–2 Jahre: Tropfen: Standard 37,5 mg pro kg KG in 3 Einzeldosen; 2–5 Jahre: Standarddosis 3mal täglich 6 ml Trockensaft;
		Trockensaft	25 mg Amoxicillin und 6,25 mg Clavulansäure/ml	100 ml (N1)	6–10 Jahre: Standarddosis 3mal täglich 8 ml Trockensaft; 10–12 Jahre: 3mal täglich 1/2–1 Tabs; Kinder und Jugendliche > 12 Jahre:
		forte Trockensaft	50 mg Amoxicillin und 12,5 mg Clavulansäure/ml	100 ml (N1)	3mal täglich 1 Tabs
		Tropfen	50 mg Amoxicillin und 12,5 mg Clavulansäure/ml	20 ml (N1)	
Bei Penicillinallergie					
■ **Clindamycin**	Sobelin®	Kapseln	75 mg 150 mg 300 mg	12 (N1); 24 (N2); 60 (N3); 12 (N1); 24 (N2); 60 (N3); 120 (N3); 12 (N1); 24 (N2); 60 (N3); 120 (N3);	Kinder: 10–20 mg/kg KG täglich in 3–4 Einzelgaben
		Granulat	15 mg/ml	32 g (N1; *80 ml); 2×32 g (N2; *160 ml)	

* = reicht zur Herstellung von

manifestierende allergische Reaktionen dar. Zwischen den einzelnen Präparaten kann es bei vorliegender Allergie zu Kreuzreaktionen kommen.

■ **Mögliche Komplikationen.** Bei Infektionen mit Streptokokken kann es zu gefürchteten Komplikationen innerer Organe kommen. Im Vordergrund stehen hierbei die Glomerulonephritis (M-Oberflächenantigen der Streptokokken), die streptogene Endokarditis (häufig *Streptococcus viridans*) und die Chorea minor. Patienten sollten auf diese möglichen Komplikationen hin untersucht werden und bei entsprechender Klinik entsprechende apparative und labortechnische Untersuchungen eingeleitet werden.

■ **Unterstützende Maßnahmen.** Die Hautreinigung sollte mit desinfizierenden Syndets durchgeführt werden, zur Körperpflege können Basistherapeutika mit antiseptischem Zusatz (z. B. Chlorhexidingluconat 1% oder Triclosan 2% in DAC-Basiscreme) verwendet werden.

Eine Befreiung von Kindergarten/Schule sollte für die akute Phase (bis zum Sistieren neu auftretender Läsionen) erfolgen.

Literatur

Abeck D., Mempel M., Seidl H.P., Schnopp C., Ring J., Heeg K.: Impetigo contagiosa – Erregerspektrum und therapeutische Konsequenzen. Deutsche Medizinische Wochenschrift 125:1257–1259 (2000)

Abeck D., Korting H.C., Mempel M.: Pyodermien. Hautarzt 49:243–252 (1998)

Epstein M.E., Amodio-Groton M., Sadick N.S.: Antimicrobial agents for the dermatologist. I. β-lactam antibiotics and related compounds. Journal of the American Academy of Dermatology 37:149–165 (1997)

Epstein M.E., Amodio-Groton M., Sadick N.S.: Antimicrobial agents for the dermatologist. II. Macrolides, fluoroquinolones, rifamycins, tetracyclines, trimethoprim-sulfamethoxazole, and clindamycin. Journal of the American Academy of Dermatology 37:365–381 (1997)

Gloor M, Ringelmann R.: Antibiotika in der Dermatologie. Zeitschrift für Haut- und Geschlechtskrankheiten 71:672–677 (1996)

Rote Liste®, Editio Cantor, Aulendorf (2001)

Simon C., Stille W.: Antibiotika-Therapie in Klinik und Praxis, 10. Auflage. Schattauer, Stuttgart, New York (2000)

Kapitel 7 Läuse

O. Brandt

Epidemiologie

Kopfläuse (Pediculi capitis) befallen Menschen aller Gesellschaftsschichten, unabhängig von deren Alter.

Eine Übertragung findet in den meisten Fällen durch direkten Kopf-zu-Kopf-Kontakt statt, weshalb Kinder im Alter zwischen 3–11 Jahren die höchste Prävalenz aufweisen. Geschlecht, Haarlänge und -farbe spielen dabei keine Rolle.

Für den Befall mit Kopfläusen bestehen jahreszeitliche Schwankungen, wobei während der Monate September bis Dezember die höchsten Erkrankungszahlen verzeichnet werden.

In Kindergärten und Schulen kommt es gelegentlich zum Auftreten von Endemien.

Der Befall von Kindern durch Kleiderläuse (Pediculi vestimentorum) kommt in Westeuropa nur sehr selten vor.

Hauptsächlich betroffen sind Personen, die unter schlechten hygienischen Bedingungen leben und denen eine regelmäßige Reinigung bzw. ein regelmäßiger Wechsel ihrer Kleidung nicht möglich ist.

Eine indirekte Übertragung der Läuse, etwa durch die gemeinsame Benutzung von Kleidungsstücken oder Aufbewahrung derselben in Massengarderoben, ist möglich.

Kleiderläuse sind potentielle Überträger von Rickettsiosen, Fleck- und Rückfallfieber.

Filzläuse (Pediculi pubis/Phthiri pubis) werden gelegentlich bei Kleinkindern im Wimpern- und Augenbrauenbereich angetroffen.

Nach Beginn der Pubertät ist auch ein Befall der Genitoanalregion möglich. Entgegen der weit verbreiteten Meinung, Filzläuse würden ausschließlich durch Intimkontakte übertragen, ist auch eine Infizierung durch kontaminierte Bettwäsche, Handtücher etc. möglich.

Pathogenese

Läuse stellen den Kontakt zur Haut aktiv her. Die typischen Hautläsionen entstehen infolge des Saugaktes durch eine mechanische Irritation der Haut sowie durch die Injektion von im Speichelsekret vorhandenen toxisch wirksamen Substanzen.

Erreger

Läuse sind flügellose, blutsaugende Insekten. Sie besitzen drei Beinpaare und gehören zur Unterordnung der Anoplura. Im Bereich des Ovars befindet sich eine Anhangsdrüse, die eine wasserunlösliche Kittsubstanz produziert. Mit dieser befestigt die Laus ihre Eier (Nissen) an den Haaren des Wirtes. Neben dem Kopfhaar sind bei Erwachsenen in seltenen Fällen auch Bart- und Schamhaare befallen.

Die weibliche Kopflaus ist 2–3,5 mm groß und mit bloßem Auge zu erkennen. Das befruchtete Weibchen legt im Laufe ihres geschlechtsreifen Lebens (ca. 20–40 Tage) täglich zwischen drei bis neun Eier. Alle 4–6 Stunden nehmen Kopfläuse eine Blutmahlzeit zu sich. In Abwesenheit des Wirtes können sie für maximal einen Tag überleben.

Die adulte Kleiderlaus ist bis zu 4,5 mm groß, legt täglich 5–14 Eier und hat eine Lebenserwartung von maximal 40 Tagen. Im Gegensatz zur Kopf- und Filzlaus lebt sie nicht auf dem Körper des Wirtes, sondern ausschließlich an dessen Kleidung. Die Nissen werden rosenkranzartig an den Säumen der Kleidungsstücke verklebt. Kleiderläuse können über eine Woche ohne Nahrungsaufnahme überleben.

Filzläuse werden maximal 1,7 mm groß und sind deshalb mit bloßem Auge kaum ausfindig zu machen. Besser zu erkennen sind hingegen die Nissen, von denen sich häufig mehrere an einem Haar befinden. Regionen mit spärlicher Behaarung werden bevorzugt befallen. Gelegentlich kommt es zur Übertragung der Läuse von Eltern auf ihre Kinder mit Befall von Wimpern und Augenbrauen (Phthiriasis palpebrarum).

Filzläuse haben nach Erreichen des adulten Stadiums noch eine Lebenserwartung von etwa 30 Tagen, während derer sie täglich 1–3 Eier produzieren. Die Überlebenszeit bei Nahrungskarenz beträgt bei Raumtemperatur bis zu 3 Tage.

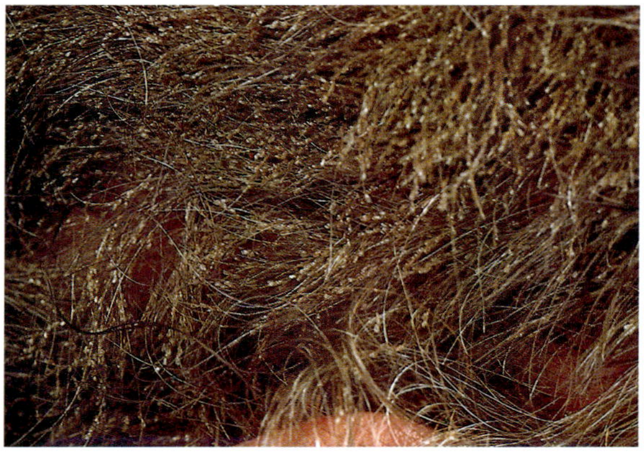

Abb. 20. Kopfläuse. Nissen.

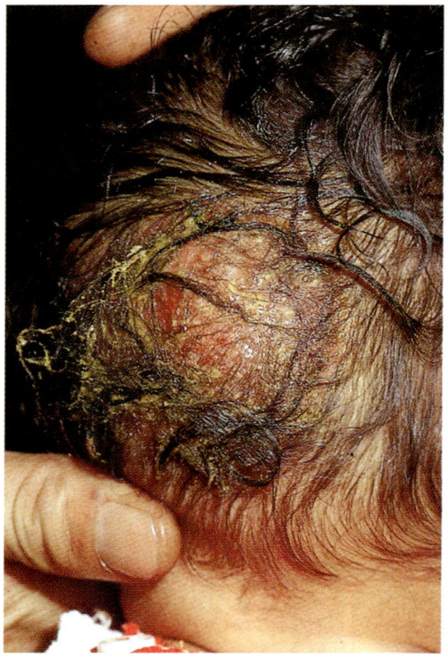

Abb. 21. Superinfiziertes Kopfläuseekzem. Zentrales nässendes Erythem mit gelblichen Krusten als Zeichen der Superinfektion sowie einzelnen Nissen.

Klinik

Die Kopflaus befällt bevorzugt die Okzipital- und Retroaurikulärregion des behaarten Kopfes. Andere behaarte Körperareale sind nur selten betroffen. Ihre Eier, die Nissen, sind knospenartig am Haarschaft angeklebt (Abbildung 20) und lassen sich im Gegensatz zu Schuppen nicht abstreifen.

An der Stichstelle entwickelt sich zunächst eine kleine petechiale Blutung, Stunden später dann eine erythematöse, urtikarielle Papel, die stark juckt. Durch Aufkratzen der Effloreszenzen kommt es besonders bei feuchtwarmer Witterung und längerem Bestehen häufig zur Ekzematisierung und nachfolgender bakterieller Superinfektion (Abbildung 21). Fieber, zervikale und okzipitale Lymphknotenschwellungen sowie ein ausgeprägtes Krankheitsgefühl sind gelegentlich vorkommende Begleiterscheinungen.

Besonders in Regionen, in denen die Kleidung der Haut eng anliegt, wie etwa am Nacken, an Schultern, in Gürtel- und Glutealbereich finden sich bei Kleiderlausbefall Hautveränderungen in Form von Rötungen, Quaddeln und Knötchen. Durch den heftigen Juckreiz verursachte Exkoriationen haben nicht selten Superinfektionen mit *Staphylococcus aureus* und *Streptococcus pyogenes* zur Folge.

In der Regel nur gering ausgeprägte Hautveränderungen werden bei Filzlausbefall vorgefunden. Hauptsächlich betroffen sind der Genitoanal- und Schamhaarbereich, wo 8–24 Stunden nach dem Läusestich linsen- bis pfenniggroße, unscharf begrenzte Flecken von graublauer Farbe (Maculae coeruleae oder tâches bleuâtres) entstehen. Kratzspuren kommen nur selten vor.

Besonders bei Kleinkindern können neben dem Kopfhaar auch die Augenbrauen und Wimpern von Filzläusen befallen sein. In Extremfällen können letztere so stark miteinander verkleben, daß ein Öffnen der Augenlider unmöglich wird.

Subjektive Beschwerden

Juckreiz tritt erst nach erfolgter Sensibilisierung des Wirtes auf im Läusespeichel vorhandene Proteine auf, was mehrere Wochen dauern kann. Kommt es zu einer Reinfektion, entwickelt er sich innerhalb weniger Stunden.

Bei Befall mit Filzläusen ist der Juckreiz mäßig, bei Kopf- und Kleiderlausbefall hingegen meist extrem stark ausgeprägt.

Diagnose

Die Verdachtsdiagnose Kopflausbefall wird durch den Nachweis von Nissen bestätigt, die in der Regel sehr viel leichter als die Läuse selbst aufzufinden sind. Besonders stark befallen sind meist die Haare hinter den Ohren und am Hinterkopf. Die Nissen sind fest mit dem Haarschaft verklebt und durch rein mechanische Maßnahmen nicht abstreifbar.

Bei Verdacht auf Kleiderlausbefall sucht man nach Nissen oder Läusen an den Säumen der Kleidungsstücke, wobei besonderes Augenmerk auf die Unterwäsche gelegt werden sollte.

Neben dem Nachweis von Nissen oder Läusen gelten auch Maculae coeruleae in typischer Lokalisation als beweisend für die Verdachtsdiagnose Filzlausbefall.

Tabelle 20. Differentialdiagnosen und wichtige Unterscheidungshilfen zum Befall mit Kopfläusen

Diagnose	Abgrenzung zum Kopflausbefall
Atopisches Nackenekzem	In der Regel zusätzlicher Befall typischer Prädilektionsstellen; positive Familien- bzw. Eigenanamnese; keine Nissen
Psoriasis capillitii	Juckreiz weniger stark; keine Nissen; Hautveränderungen im Bereich der Stirn-Haar-Grenze; anamnestische bzw. weitere klinische Hinweise für Psoriasis
Tinea capitis	In der Regel geringer ausgeprägte Hautveränderungen; geringerer Juckreiz; keine Nissen; positiver Pilznachweis in Direktpräparat und Kultur

Differentialdiagnose

Insbesondere bei Vorliegen einer Pediculosis capitis sind andere, bevorzugt die Kopfhaut betreffende, Erkrankungen abzuklären (Tabelle 20).

Therapie

Für die effektive Behandlung von Läuseerkrankungen stehen verschiedene antiparasitär wirksame Substanzen zur Verfügung, deren Einsatz v.a. bei Säuglingen besonderer Vorsichtsmaßnahmen bedarf (Tabelle 21). Bei allen Substanzen muß ein direkter Kontakt mit Schleimhäuten und Augen unbedingt vermieden werden.

Allethrin

Mit Allethrin Spray (Jacutin® N Spray) können alle drei Läusearten wirksam bekämpft werden. Beim Einsprühen der Haare muß darauf geachtet werden, daß Schläfen, Nacken und Haarboden miterfaßt werden. Säuglinge sollten mit Allethrin nicht behandelt werden.

Tabelle 21. Auswahl für die Behandlung des Läusebefalls wirksamer Substanzen

Substanz (Handelsname)	Dosierung/Tag	Therapiedauer
Allethrin (Jacutin N®)	In der Regel einmalige Anwendung	Einwirkzeit ca. 30 Minuten
Permethrin (Infecto-pedicul®)	In der Regel einmalige Anwendung	Einwirkzeit ca. 30–45 Minuten
Lindan (Jacutin® Gel)	In der Regel einmalige Anwendung; bei Kleinkindern zeitliche Zweiteilung	für 8–12 Stunden
Pyrethrum (Goldgeist®)	In der Regel einmalige Anwendung; bei Kleinkindern und Säuglingen maximal 1/3 des Flascheninhaltes bzw. 25 ml	Einwirkzeit ca. 30 Minuten

Das Waschen der Haare erfolgt 30 Minuten nach der Therapie mit einem gewöhnlichen Shampoo.

Die abgetöteten Läuse und deren Nissen werden anschließend mit einem Nissenkamm ausgekämmt.

Permethrin. Permethrin (InfectoPedicul®) ist das am zuverlässigsten wirksame Präparat zur Behandlung des Kopf- und Filzlausbefalls.

Die Lösung wird nach dem Waschen auf das noch feuchte Haar aufgetragen und nach 30 Minuten durch erneutes Waschen mit warmen Wasser wieder entfernt. Die Haare während der ersten drei Tage nach Anwendung von InfectoPedicul® nicht waschen!

Eine einmalige Anwendung ist in etwa 90% aller Fälle von Kopflausbefall ausreichend. Bei Pediculosis pubis muß die Behandlung in gleicher Weise nach einer Woche nochmals wiederholt werden.

Lindan. Lindan 0,3% (Jacutin® Gel) besitzt eine deutlich geringere ovozide Wirkung als Permethrin und erfordert deshalb stets zwei Behandlungszyklen im Abstand von einer Woche. Nach dem Waschen mit einem handelsüblichen Shampoo werden die feuchten Haare mit dem Gel eingerieben. Durch anschließendes Kämmen läßt sich das Gel gleichmäßig verteilen. Am 4. Tag wird es durch Waschen der Haare wieder entfernt.

Goldgeist. Goldgeist (Goldgeist® forte) enthält u.a. Pyrethrumextrakt und kann zur Therapie des Kopf-, Filz- und Kleiderlausbefalls eingesetzt werden. Hierzu wird das Haar der befallenen Areale mit der Netzmittel-Lösung eingerieben und nach einer Einwirkzeit von ca. 30 Minuten ausgespült. Bei Säuglingen und Kleinkindern darf nicht mehr als ein Drittel des Flascheninhaltes (entsprechend 25 ml) angewandt werden. Säuglinge sollten nur unter ärztlicher Aufsicht behandelt werden.

Vorgehen im Wimpern- und Augenbrauenbereich. Sind die Wimpern und/oder Augenbrauen von Filzläusen und Nissen befallen, so eignen sich Augensalben mit sympathomimetischer Wirkung, wie Pilocarpin (Syncarpin®-Augensalbe) oder Neostigmin (Prostigmin®-Augensalbe), hervorragend für deren Behandlung. Unbedingt vermieden werden sollte ein direkter Kontakt des Medikamentes mit den Augen, da eine dadurch ausgelöste Mydriasis und Myopie eine vorübergehende Verkehrsuntauglichkeit zur Folge haben.

Alternativ können Läuse und Nissen auch nach Vorbehandlung der Wimpern mit weißer Vaseline mittels einer Pinzette mechanisch entfernt werden. Um einem Übersiedeln der Filzläuse auf das Kopfhaar vorzubeugen, empfiehlt sich eine Mitbehandlung derselben mit Permethrin.

Weitere therapeutische Maßnahmen von nur begrenzter Wirksamkeit. Physikalische Maßnahmen bei Kopflausbefall, etwa durch Wärmeanwendungen, können versucht werden, sind aber nur sehr unzuverlässig wirksam. Hierzu muß der Patient für mindestens 30 Minuten einer Temperatur von 65° C oder mehr (z.B. durch Saunen) ausgesetzt werden.

Nissenentfernung. Zur Entfernung der am Haarschaft klebenden Nissen werden die Haare vor Anwendung eines antiparasitär wirksamen Präparates mit Essigwasser (1 Teil 6%iger Speiseessig auf 2 Teile Wasser) gründlich gespült. Nach einer Einwirkzeit von etwa 60 Minuten können sie dann mit einem in Apotheken erhältlichen Nissenkamm (Jacutin Nissenkamm®) entfernt werden.

Therapiekontrolle. 7–10 Tage nach Abschluß der Behandlung sollte der Patient nochmals gründlich auf Läuse und Nissen untersucht und ggf. erneut behandelt werden.

Unterstützende Maßnahmen. Eltern, Geschwister und alle anderen Kontaktpersonen von Patienten mit Läusebefall sollten auch bei fehlender Symptomatik bzw. nicht nachweisbaren Läusen und Nissen prophylaktisch mitbehandelt werden, um Reinfektionen auszuschließen.

Der häufig recht intensiv ausgeprägte Juckreiz läßt sich durch die systemische Gabe eines Antihistaminikums wirkungsvoll bekämpfen.

Doxylaminsuccinat (Mereprine® Sirup), Dimetindenmaleat (Fenistil® Sirup) oder Hydroxyzin (Atarax® liquidum) eignen sich für die Behandlung von Kindern besonders gut.

Die durch juckreizbedingte Exkoriationen und antiskabiöse Therapie häufig ekzematös veränderte Haut sollte bis zur vollständigen Regeneration zwei- bis dreimal täglich mit wirkstofffreien Externa (Excipial® Creme, Neribas® Creme, Dermatop® Basiscreme) behandelt werden.

Bei sehr ausgeprägten irritativen Hautveränderungen ist gelegentlich zusätzlich die kurzzeitige (wenige Tage) topische Anwendung eines schwach- bis mittelpotenten Glukokortikoids (Advantan® Creme, Alfason® Creme, Dermatop® Creme) notwendig.

Bakterielle Superinfektionen, die überwiegend staphylogener Natur sind, werden mit einem penicillinasefesten Penicillin oder einem Oralcephalosporin der ersten Generation (Oracef®) behandelt.

Wichtige Verhaltensmaßnahmen. Kleidungsstücke und Bettwäsche sollten bei mindestens 60°C maschinengewaschen oder aber chemisch gereinigt werden. Nicht waschbare Gegenstände, wie etwa Kuscheltiere oder Walkman-Ohrhörer, lassen sich durch Einfrieren (in einer Plastiktüte) im Tiefkühlschrank (–10 °C bis –15 °C) über 24 Stunden wirkungsvoll dekontaminieren. Matratzen und läuseverseuchte Polstermöbel sowie Teppiche können nach vorherigem Absaugen mit Allethrin-Spray behandelt werden.

Will man auf chemische Substanzen verzichten oder handelt es sich um Textilien, die nicht oder nur bei niedrigeren Temperaturen gewaschen werden dürfen, so kann eine Entwesung durch Aushungern der Läuse durchgeführt werden. Diese dauert bei Filzläusen bzw. deren Nissen mindestens zwei, bei Kopf- und Kleiderläusen mindestens sieben Tage.

Kämme und Bürsten können nach gründlicher Reinigung in einem heißen Seifenbad über 15 Minuten wieder benutzt werden, ohne daß die Gefahr einer Reinfektion besteht.

Zu Unrecht wurde jahrzehntelang auf einen Zusammenhang zwischen Haarlänge und einer erhöhten Inzidenz mit Kopfläusen hingewiesen.

Ein Abschneiden der Haare verhindert weder den Befall mit Läusen noch beschleunigt es deren Elimination und ist deshalb obsolet.

Kindergarten/Schulunterricht. Kinder sind solange vom Unterricht fernzuhalten, bis diese nachweislich frei von Läusen sind (§§ 45–47 BSeuchG). Nach einer durchgeführten Therapie mit einem der o.a. Läusemittel ist somit ein Schulbesuch nach Abtötung der Läuse, auch bei noch nachweisbaren Nissenresten, zulässig.

Literatur

Braun-Falco O., Plewig G., Wolff H.H. (Hrsg.) Epizoonosen, S. 319–334. In: Dermatologie und Venerologie, 4. Auflage, 1. Korrigierte Fassung. Springer, Berlin (1997)

Kalthoff H.: Skabies und Läuse heute. Behandlung von Filzläusen an den Augen. Deutsches Ärzteblatt 90:364 (1993)

Manske U.: Pediculosis – ein zunehmendes epidemiologisch-soziales Problem. Aktuelle Dermatologie 23:273–278 (1997)

Meinking T.L., Taplin D.: Infestations. In: Schachner L.A., Hansen R.C. (eds.) Pediatric Dermatology, 2nd ed., pp. 1347–1367. Churchill Livingstone, New York (1995)

Meinking T.L., Taplin D.: Infestations: Pediculosis. Current Problems in Dermatology 24:157–163 (1996)

Molinari F.: Update on the treatment of pediculosis and scabies. Pediatric Nursing 18:600–602 (1992)

KAPITEL 8 Lichen sclerosus et atrophicus

S. THOMSEN

Epidemiologie

Die Erkrankung zeigt eine deutliche Bevorzugung des weiblichen Geschlechts (10:1). Exakte Angaben zur Auftretungshäufigkeit im Kindesalter fehlen, wobei die Erkrankung auch vielfach nicht als solche diagnostiziert wird.

Pathogenese

Unbekannt. Es finden sich jeweils inkonstante Hinweise für eine bakterielle (*Borrelia burgdorferi*-Infektion) oder autoimmunologische (Beziehungen zum HLA-System, Nachweis von Autoantikörpern und assoziierten Autoimmunerkrankungen) Genese.

Klinik

Der anogenitale Lichen sclerosus et atrophicus ist weitaus häufiger als extragenitale Manifestationen. Extragenitale Manifestationen, die isoliert oder aber auch gleichzeitig mit anogenitalen Veränderungen auftreten können, werden lediglich in ca. 20% der Fälle beobachtet und zwar ausschließlich bei Mädchen, nicht bei Jungen.

Die extragenitalen Läsionen finden sich vor allen Dingen an mechanisch beanspruchten Stellen, wie Nacken oder Gürtellinie und sind auch als Hinweise für eine Manifestation eines Köbner-Phänomens zu werten. Die Veränderungen imponieren als kleine, weißlich-glänzende Papeln mit einer Zigarettenpapier-artigen Fältelung der Oberfläche sowie prominenten follikulären Öffnungen. Im weiteren Verlauf kommt es zur Ausbildung von 0,5–1 cm großen, porzellanweißen oder auch bläulichweißen, im Hautniveau liegenden, runden oder ovalen atrophischen Herden, die ein peripheres Erythem aufweisen können (Abbildung 22).

Bei anogenitalem Befall imponieren relativ scharf umschriebene weißliche Plaques, die zentral auch hyperkeratotische Anteile aufweisen können und im Randbereich häufig eine mehr oder weniger stark ausgeprägte Rötung aufweisen. Schwerere Fälle weisen zusätzlich Erosionen, Hämorrhagien sowie hämorrhagische Blasen auf (Abbildung 23).

Bei Jungen manifestiert sich der Lichen sclerosus et atrophicus in der Regel als vernarbende Phimose (Abbildung 24).

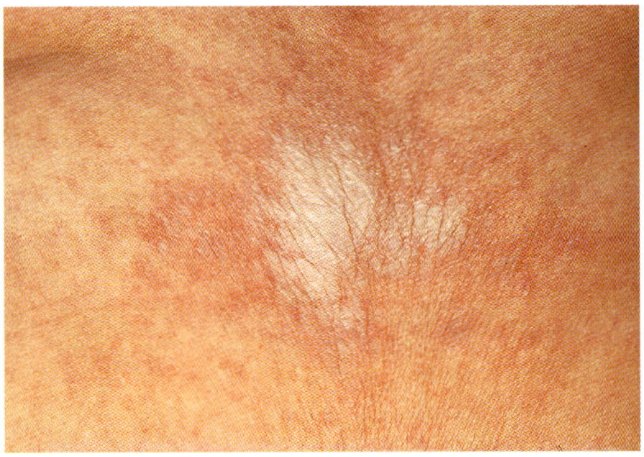

Abb. 22. Lichen sclerosus et atrophicus. Im Hautniveau gelegener, weißlich atrophischer Fleck mit im Randbereich diskretem Erythem.

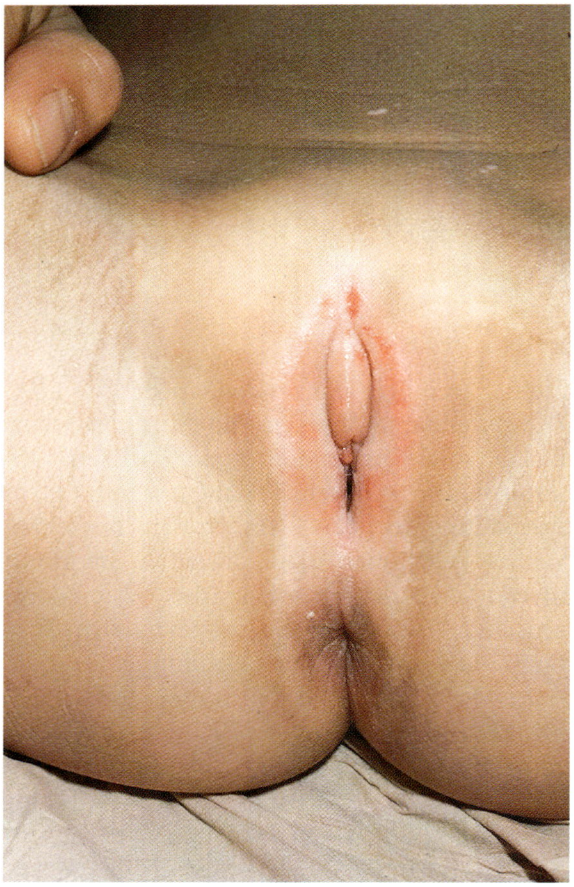

Abb. 23. Lichen sclerosus et atrophicus. Im Vulvabereich sowie perianal weißlich glänzendes, zu den Seiten relativ scharf begrenztes Areal mit im Vulvabereich zusätzlichem entzündlichem Erythem, das zahlreiche Exkoriationen aufweist.

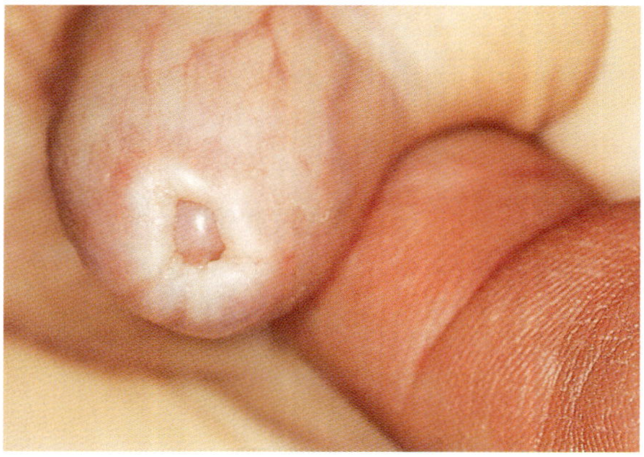

Abb. 24. Lichen sclerosus et atrophicus. Phimose aufgrund sklerotisch umgewandelter Haut.

Subjektive Beschwerden

Extragenitale Veränderungen sind in der Regel symptomlos. Bei genitalem Befall besteht häufig ein teilweise sehr heftiger Juckreiz sowie Brennen beim Wasserlassen. Bakterielle oder häufiger mykologische Superinfektionen werden häufig bei anogenitalem Befall beobachtet.

Diagnose

Die Diagnose wird klinisch gestellt. Eine bioptische Sicherung ist meist nicht notwendig.

Differentialdiagnose

Diese umfaßt bei anogenitalem Sitz insbesondere bei Kindern die Vitiligo sowie bei extragenitalem Sitz die Morphaea (Tabelle 22). Jedoch ist hierbei anzumerken, daß speziell die Morphaea auch zusammen mit einem Lichen sclerosus et atrophicus beobachtet werden kann.

Tabelle 22. Differentialdiagnosen und wichtige Unterscheidungshilfen zum Lichen sclerosus et atrophicus

Diagnose	Abgrenzung zum Lichen sclerosus et atrophicus
■ **Genitoanaler Befall**	
Genitalekzem	Erythematöse Veränderungen; keine Atrophie; stärkerer Juckreiz
Vitiligo	Keine Atrophie; keine epidermale Beteiligung; in der Regel Befall weiterer Körperareale; kein Juckreiz
■ **Extragenitaler Befall**	
Morphaea	Fehlen der follikulären Hyperkeratosen; Lilac-Ring bei initialen Veränderungen

Tabelle 23. Therapeutisches Stufenschema bei anogenitalem Lichen sclerosus et atrophicus

■ **Woche 1–4**	Dermatop® Salbe morgens und abends und zusätzlich mehrmals tägliches Auftragen von Basisexterna (z. B. Alfason® Basis CreSa, Excipial® Fettcreme) evtl. kombiniert mit feuchten (Tannosynt®- oder Schwarzteegetränken) Leinentüchern, die für 15–30 Minuten auf die befallenen Areale aufgelegt werden Nach Besserung der akuten Entzündungserscheinungen sowie des, falls vorhandenen, Juckreizes
■ **Woche 5–8**	Applikation der Steroidzubereitung 1×abends, 2×tgl. Applikation der Thymuszubereitung (1 Ampulle Thym-Uvocal® Injektionslösung in z.B. 100 g Excipial® Fettcreme oder Alfason® Basis CreSa) und mehrmals tgl. Applikation der Basisexterna
■ **Ab Woche 8**	Beibehaltung der Thymus- und Basisexternaapplikationen und in Abhängigkeit des klinischen Bildes sowie der subjektiven Beschwerden Glukokortikoide 1×wöchentl. bzw. 1×monatl. bis zur vollständigen klinischen Abheilung und subjektiven Beschwerdefreiheit

Therapie

Extragenitale Läsionen haben eine sehr hohe spontane Abheilungstendenz. Bei fehlenden subjektiven Beschwerden ist eine Behandlung nicht notwendig.

Bei anogenitalen Veränderungen im Kindesalter hat sich bei uns ein kombiniertes Vorgehen bewährt, das antientzündliche (Glukokortikosteroide), immunmodulatorische (Thymusextrakt) sowie Barriere-restaurierende (Basisexterna) Aspekte beinhaltet (Tabelle 23).

Prognose

Der Lichen sclerosus et atrophicus im Kindesalter heilt in mindestens der Hälfte der Fälle bis zur Pubertät ab. Bei der operativen Sanierung des Lichen sclerosus et atrophicus beim Jungen ist von einer vollständigen Heilung auszugehen.

Literatur

Dalziel K.L., Wojnarowska F.: Long-term control of vulval lichen sclerosus after treatment with a potent steroid cream. Journal of Reproductive Medicine 38:25–27 (1993)

Hagedorn M.: Lichen sclerosus et atrophicus: Behandlung mit Thym-Uvocal® Creme. Aktuelle Dermatologie 13:30–33 (1987)

Meuli M., Briner J., Hanimann B.: Lichen sclerosus et atrophicus causing phimosis in boys: a prospective study with 5-year follow-up after complete circumcision. Journal of Urology 152:987–989 (1994)

Turner M.L.C.: Management of lichen sclerosus. Current Opinion in Dermatology 3:3–9 (1996)

Kapitel 9 Lyme-Borreliose

M. Möhrenschlager

Epidemiologie

Die Lyme-Borreliose ist eine durch die Spirochäte *Borrelia burgdorferi* verursachte Multisysteminfektion. Hauptvektor der Übertragung von Borrelien in Europa ist die Schildzecke *Ixodes ricinus.* Zwischen 8 und 34% der Schildzecken in Europa sind mit *Borrelia burgdorferi* durchseucht. Endemische Infektionen finden sich ab dem späten Frühjahr bis in den Spätherbst hinein, gehäuft beispielsweise in Süddeutschland entlang von waldreichen Flußläufen.

Die Inzidenz der Lyme-Borreliose wird für die gesamte USA (1999) mit 6/100 000 Einwohnern angegeben, wobei Kinder und Jugendliche bis 15 Jahre das relativ höchste Erkrankungsrisiko aufweisen. Da von einer vollständigen Erfassung der an Lyme-Borreliose Erkrankten nicht ausgegangen werden kann, dürften die tatsächlichen Fallzahlen erheblich höher liegen. Exakte Zahlen zur Erkrankungshäufigkeit in Deutschland fehlen für diese nicht meldepflichtige Erkrankung.

Die Wahrscheinlichkeit, nach einem Zekkenstich in einem Endemiegebiet Europas, Zeichen einer kutanen Borrelieninfektion zu entwickeln, beträgt etwa 0,5 bis 1%.

Die Erkrankung ist nicht alters- oder geschlechtsgebunden.

Pathogenese

Pathogenetisch liegt der Lyme-Borreliose zunächst eine horizontale Ausbreitung der Spirochäten im dermalen Bindegewebe zugrunde. Eine lokale reaktive lymphoproliferative Reaktion an der Stichstelle kann erfolgen. In unbehandelten Fällen muß im weiteren Verlauf mit einer hämatogenen Streuung der Erreger gerechnet werden.

Klinik

Das klinische Bild der Lyme-Borreliose läßt sich in drei Stadien unterteilen, welche klinisch nicht immer klar voneinander abgegrenzt werden können.

Im Stadium I bildet sich gewöhnlich 3 bis 32 Tage nach Stich einer mit *Borrelia burgdorferi* infizierten Zecke – ausgehend von einer kleinen Papel oder polsterartigen blaurötlichen Schwellung an der Stichstelle – eine homogene Rötung aus, welche sich mit inkonstanter Wanderungsgeschwindigkeit („Erythema migrans") zentrifugal ausbreitet (Abbildung 25). Bei etwa 80% der Patienten kommt es zu einer zentralen Abblassung des Erythems, während der Randsaum peripherwärts voranschreitet. Hierbei können Durchmesser von über 60 cm beobachtet werden. Ein zeitgleiches Auftreten mehrerer Läsionen ist möglich (Abbildung 26). Epidermale Veränderungen fehlen meist. Prädilektionsorte sind die unteren Extremitäten, bei Kleinkindern auch der Kopf. Begleitend kann es zum Auftreten grippeähnlicher Allgemeinsymptome, wie Kopfschmerzen, Arthralgien, Myalgien, Gelenk- und Lymphknotenschwellungen, Fieber und Nackensteifigkeit kommen. Im allgemeinen kommt es zur vollständigen spontanen Rückbildung des Erythema mi-

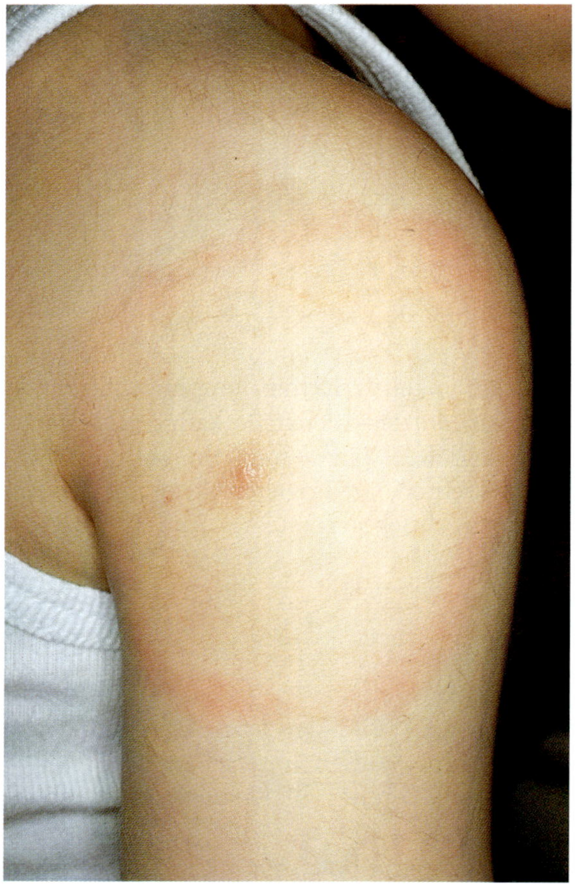

Abb. 25. Lyme-Borreliose. Erythema migrans. Randbetontes Erythem mit im nicht-befallenen Zentrum kleiner Papel als Ort des initialen Stichereignisses.

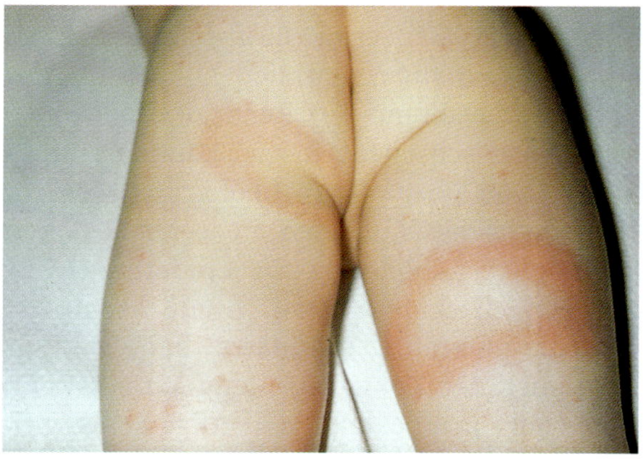

Abb. 26. Lyme-Borreliose. Erythemata migrantia. Im Bereich beider Oberschenkeldorsalseiten ein jeweils randbetontes Erythem mit zentraler Abheilung.

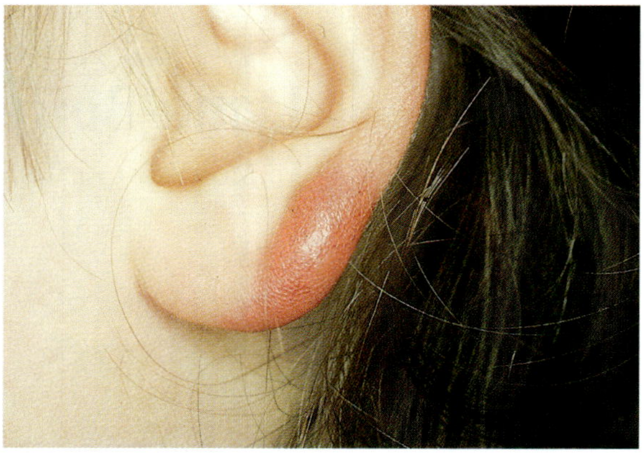

Abb. 27. Lyme-Borreliose. Einseitige, livid-rote Verfärbung im Bereich des Ohrläppchens.

grans innerhalb von 2 Monaten (Spanne 1 Tag bis 14 Monate).

Mehrere Wochen bis Monate nach der primären Infektion mit *Borrelia burgdorferi* kann es – gehäuft im Stadium II – zur Ausbildung eines meist solitären umschriebenen blau-roten Knotens kommen, welcher häufig am Ohr, Nacken, Mamille, Achselhöhle, Skrotum und Fußrücken lokalisiert ist (Abbildung 27). Das Borrelien-Lymphom, für das früher auch die Bezeichnung „Lymphadenosis cutis benigna" gebräuchlich war, kann sich spontan zurückbilden oder für mehr als ein Jahr bestehen bleiben. Eine begleitende regionäre Lymphadenopathie findet sich bei etwa 25% der Patienten.

An extrakutanen Manifestationen im Stadium II können sich neuronale, meningeale, enzephale, muskuläre, artikuläre, kardiale, okuläre, respiratorische, nephrologische und hepatische Komplikationen ergeben.

Ein einseitiges, häufig in seiner Intensität wechselndes Gesichtserythem im Kindesalter mit und ohne Begleitsymptome ist hochverdächtig auf ein Erythema migrans (zumeist Stadium II) und sollte unverzüglich entsprechend abgeklärt und behandelt (orale Antibiose in der Regel ausreichend) werden (Abbildung 28).

Während die chronische Infektion mit *Borrelia burgdorferi* (Stadium III) beim Erwachsenen durch dünne, haarlose, zigaret-

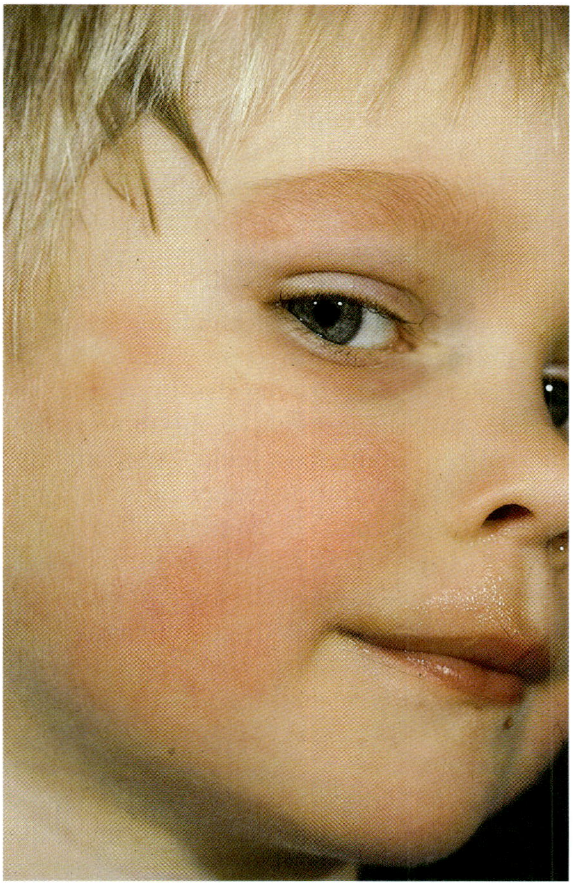

Abb. 28. Lyme-Borreliose. Einseitiges blasses Gesichtserythem.

tenpapierartige Fältelung der Haut mit Teleangiektasien, Phlebektasien und Pigmentverschiebungen charakterisiert sein kann (atrophisches Stadium einer „Acrodermatitis chronica atrophicans"), sind entsprechende Hautveränderungen bei Kindern eine Rarität. An extrakutanen Komplikationen können sich gleichfalls Störungen am Nervensystem, Bewegungsapparat und Auge entwikkeln.

Subjektive Beschwerden

Beim Erythema migrans klagen etwa 1/3 der Patienten über einen auf die Hautveränderung begrenzten milden Juckreiz. Seltener werden Überwärmung sowie stechende oder brennende Mißempfindungen im befallenen Areal angegeben.

Diagnose

Die Diagnose eines typischen Erythema migrans wird zunächst klinisch gestellt und durch den serologischen Nachweis von spezifischen Antikörpern gegenüber *Borrelia burgdorferi* bestätigt. Jedoch lassen sich IgM-Antikörper gegenüber *Borrelia burgdorferi* frühestens drei Wochen nach Beginn eines Erythema migrans im ELISA-Test finden, so daß eine frische Infektion mit Borrelien sich dem serologischen Nachweis entziehen kann. Ein direkter mikroskopischer Nachweis, der Versuch einer kulturellen Isolierung oder die Amplifikation spezifischer Borrelien-DNA (PCR-Technik) beispielsweise aus Hautbiopsaten ist wissenschaftlichen Fragestellungen vorbehalten und für die Diagnosestellung nicht erforderlich.

Auch das Borrelien-Lymphom wird klinisch diagnostiziert, und die Diagnose serologisch bestätigt.

Differentialdiagnose

Wichtige Differentialdiagnosen sowie die wesentlichen Unterscheidungsmerkmale zum Erythema migrans faßt Tabelle 24 zusammen. Das Borrelien-Lymphom muß abgegrenzt werden gegenüber der persistierenden Insektenstichreaktion, wobei letztere durch einen starken Juckreiz charakterisiert ist. Auch das B-Zell-Lymphom stellt eine mögliche Differentialdiagnose dar, wobei dies im Gegensatz zum Borrelien-Lymphom eher multipel auftritt. Sowohl die persistierende Insektenstichreaktion als auch das B-Zell-Lymphom weisen eine negative Borrelienserologie auf.

Therapie

Die akute Lyme-Borreliose (Stadium I) mit bestehendem Erythema migrans erfordert eine systemische antibiotische Behandlung, um eine kutane und extrakutane Progression

Tabelle 24. Differentialdiagnosen und wichtige Unterscheidungshilfen zum Erythema migrans

Diagnose	Abgrenzung zum Erythema migrans
Tinea corporis	Schuppung des Randsaums; häufig multiple Herde sowie weitere Erkrankungsfälle in der Familie; Juckreiz häufiger und stärker; mykologischer Direktnachweis und Kultur positiv; anamnestisch häufig Tierkontakt (Katze, Meerschweinchen u.a.) vorausgehend
Erythema anulare centrifugum	Schuppung des Randsaums; Juckreiz häufiger und stärker
Erysipel	Schmerzhafte, überwärmte Rötung; Temperaturen bis 40°C; Schüttelfrost, Lymphadenitis; BKS stark erhöht; neutrophile Leukozytose; positive Streptokokkenserologie
Erysipeloid	Macula mit schmerzhaftem Spannungsgefühl v.a. am Handrücken; anamnestisch Kontakt mit frischem Fleisch, Meeresfisch, Geflügel
Fixes Arzneiexanthem	Mißempfindung („brennende Hitze"); vorausgegangene Medikamenteneinnahme
Insektenstichreaktion	Anamnese; häufig multiple Hautveränderungen; ausgeprägter Juckreiz

der Erkrankung wirkungsvoll zu verhindern (Tabelle 25). Während sich bei Erwachsenen die orale Applikation von Tetrazyklinen als erfolgreich erwiesen hat, ist ihr Einsatz bei Kindern vor dem 9. Lebensjahr kontraindiziert (Zahnverfärbung sowie Schmelzhypoplasie). Bei Kindern dieser Altersgruppe sind Amoxicillin oder Cefuroximaxetil Therapeutika der ersten Wahl (Tabelle 25). Bei Allergie gegenüber Penizillinen stehen Erythromycin oder Azithromycin alternativ zur Verfügung. Die Therapiedauer sollte für alle genannten Antibiotika mit Ausnahme von Azithromycin mindestens 14 Tage betragen. Bei Persistenz der Symptomatik ist die Therapiedauer zu verlängern. Eine vollständige Übersicht der zur Verfügung stehenden Antibiotika gibt Tabelle 25.

Therapie der Wahl bei chronischer Lyme-Borreliose (Stadium II und III) ist die intravenöse Gabe von Ceftriaxon für 14 bis 21 Tage. Alternativ kann die intravenöse Gabe von Cefotaxim und Penicillin G erfolgen. Nur bei klinisch eindeutig mildem Verlauf sollte die orale Gabe von Amoxicillin oder Doxycyclin (Alter >9 Jahre) erwogen werden (Tabelle 25).

Die aus der Syphilis-Behandlung bekannte Jarisch-Herxheimer-Reaktion mit Fieber, Schüttelfrost, Verstärkung des Erythema migrans, Abgeschlagenheit, Kopfschmerz und radikulären Schmerzen kann innerhalb der ersten drei Therapietage einer *Borrelia burgdorferi*-spezifischen Behandlung beobachtet werden. Ihr Verlauf ist jedoch in der Regel sehr viel milder als bei der Syphilis und wird von der Mehrzahl der Patienten nicht bewußt wahrgenommen. Diese Reaktion, die häufiger bei Behandlung mit Penicillin, Amoxicillin oder Doxycyclin, weniger hingegen nach Gabe von Erythromycin auftritt, bildet sich für gewöhnlich nach wenigen Tagen vollständig zurück. Die antibiotische Therapie sollte während dieses Zeitraumes fortgesetzt werden.

Prävention. Bei Wanderungen durch dichtes Unterholz in Endemiegebieten während der Monate April bis Oktober empfiehlt sich das Tragen heller Kleidung, so daß Zecken rasch entdeckt werden können. Lange Hosen und langärmelige Hemden mit Schlupfkragen sowie das Tragen einer Baseballkappe schützen vor Zeckenstichen. Strümpfe sollten ausreichend lang gewählt werden, so daß sie über die Hosenbeine gezogen werden können. Geschlossenes Schuhwerk ist empfehlenswert. Der verschiedentlich angeratene Einsatz von Repellentien gegen Zecken vermag bei Aufbringung auf die kindliche Haut allergische und toxische Reaktionen zu induzieren und erscheint uns daher entbehrlich. Da eine Übertragung von *Borrelia burgdorferi* offenbar eine kutane Kontaktzeit der Zecken von mindestens 24 Stunden voraussetzt, kommt der täglichen sorgfältigen Inspektion des gesamten Integumentes (Kopf nicht vergessen!)

Tabelle 25. Behandlung der Lyme-Borreliose (Präparate in Auswahl)

Substanz/Handelsname	Tagesdosis	Gabe	Dauer (Tage)[1]	Verteilung Tagesdosis
Stadium I				
Amoxicillin (z. B. Amoxypen® 500 Saft)	50 mg/kg KG	p.o.	14	3 Gaben
Cefuroximaxetil (z. B. Elobact®-Trockensaft)	30 mg/kg KG	p.o.	14	2 Gaben
Erythromycin (z. B. Paediathrocin® Trockensaft)	40 mg/kg KG	p.o.	21	3 Gaben[2]
Azithromycin (z. B. Zithromax® Trockensaft)	10 mg/kg KG	p.o.	5–10	1 Gabe[3]
Doxycyclin[4] (z. B. Vibramycin® N Kapseln)	200 mg	p.o.	14	2 Gaben[5]
Penicillin V (z. B. Isocillin® Saft)	50000 IE/kg KG	p.o.	14	3 Gaben[6]
Stadium II				
Ceftriaxon (Rocephin®)	20–80 mg/kg KG	i.v.	14	1 Gabe
Cefotaxim (Claforan®)	50–100 mg/kg KG	i.v.	14	3 Gaben
Penicillin G (z. B. Penicillin Grünenthal®)	100–250000 IE/kg KG	i.v.	14	4 Gaben
Amoxicillin[7] (z. B. Amoxypen® 500 Saft)	50 mg/kg KG	p.o.	14	3 Gaben
Doxycyclin[4,7] (z. B. Vibramycin® N Kapseln)	200 mg	p.o.	30	2 Gaben[5]
Stadium III				
Ceftriaxon (Rocephin®)	20–80 mg/kg KG	i.v.	21	1 Gabe
Cefotaxim (Claforan®)	50–100 mg/kg KG	i.v.	21	3 Gaben
Penicillin G (z. B. Penicillin Grünenthal®)	100–250000 IE/kg KG	i.v.	21	3 Gaben
Amoxicillin[7] (z. B. Amoxypen® 500 Saft)	50 mg/kg KG	p.o.	21	3 Gaben
Doxycyclin[4,7] (z. B. Vibramycin® N Kapseln)	200 mg	p.o.	30	2 Gaben[5]

i.v. intravenös; p.o. per os

1 Erfahrungswert
2 Gabe zu den Mahlzeiten
3 Gabe 1 h vor oder 2 h nach der Mahlzeit
4 Kontraindikation bei Kindern <9 Jahre
5 Gabe mit ausreichend Flüssigkeit und/oder zu der Mahlzeit
6 Gabe 1 h vor der Mahlzeit
7 *nur* bei milder Symptomatik

nach Aufenthalt im Freien große Bedeutung zu. Bei Auffinden einer Zecke ist diese möglichst rasch zu entfernen. Mittels Pinzette wird der Kopf gefaßt und die Zecke anschließend herausgedreht. Die Stichstelle sollte danach desinfiziert werden. Das vorherige Betäuben bzw. Abtöten der Zecke z. B. durch Betupfen mit Öl gilt heute als obsolet.

Eine generelle prophylaktische Einnahme von Antibiotika bei Reisen bzw. nach Zeckenstich in einem Endemiegebiet ist z. Zt. nicht indiziert. Lediglich bei immunsupprimierten Kindern ist eine prophylaktische systemische Antibiose z. B. mit Amoxicillin zu erwägen.

Eine aktive Immunisierung von Kindern gegen *Borrelia burgdorferi* wurde in wenigen, relativ kleinen Studienkollektiven für die Altersgruppe 2–15 Jahre durchgeführt. Ab dem 15. Lebensjahr ist seit 1998 ein Impfstoff auf der Basis des rekombinanten Oberflächenproteins OspA in den USA zugelassen (Lymerix®, SmithKline Beecham, Collegeville, PA). Das Nebenwirkungsprofil umfaßt Schmerzen an der Injektionsstelle, Myalgie, Kopfschmerz, Fieber sowie Schüttelfrost, welche für gewöhnlich vollständig binnen einiger Tage reversibel sind. Bisherige Erfahrungen lassen auf einen sicheren und wirksamen Impfstoff für die nordamerikanische Region schließen. Aufgrund der Heterogenität des Oberflächenproteins OspA der europäischen Borrelien (*Borrelia burgdorferi sensu stricto, Borrelia garinii, Borrelia afzellii*) kann der vorliegende Impfstoff erfolgversprechend nur in den USA und Kanada eingesetzt werden. In der präklinischen Erprobung befinden sich derzeit weitere Impfstoffe (z.B. OspC).

Prognose

Im allgemeinen gut. Bei nicht oder unzureichend durchgeführter antibiotischer Therapie muß mit Persistenz und Dissemination der Spirochäten in weitere Organe gerechnet werden. Schwerwiegende Komplikationen an verschiedenen Organsystemen können hieraus resultieren.

Literatur

American Academy of Pediatrics. Committee on Infectious Diseases: Prevention of Lyme disease. Pediatrics 105:142–147 (2000)

Arnez M., Radsel-Medvescek A., Pleterski-Rigler D., Ruzic-Sabljic E., Strle F.: Comparison of cefuroxime axetil and phenoxymethyl penicillin for the treatment of children with solitary erythema migrans. Wiener Klinische Wochenschrift 111:916–922 (1999)

Beran J., de Clercq N., Dieussaert I., van Hoecke C.: Reactogenicity and immunogenicity of a Lyme disease vaccine in children 2–5 years old. Clinical Infectious Diseases 31:1504–1507 (2000)

Centers for Disease Control and Prevention: Lyme disease – United States, 1999. Journal of the American Medical Association 285:1698–1699 (2001)

Feder H.M.: Pitfalls in the diagnosis and treatment of Lyme disease in children. Journal of the American Medical Association 274:66–68 (1995)

Feder H.M., Beran J., van Hoecke C., Abraham B., de Clercq N., Buscarino C., Parenti D.L.: Immunogenicity of a recombinant *Borrelia burgdorferi* outer surface protein A vaccine against Lyme disease in children. Journal of Pediatrics 135: 575–579 (1999)

Klein J.O.: History of macrolide use in pediatrics. Pediatric Infectious Diseases Journal 16:427–431 (1997)

Mrowietz U.: Erythema (chronicum) migrans. Klinische Variabilität der frühesten Manifestation der Lyme-Borreliose. Deutsche Medizinische Wochenschrift 121:988–993 (1996)

Neubert U.: *Borrelia-burgdorferi*-Infektionen, S. 162–172. In: Braun-Falco O., Plewig G., Wolff H.H. (Hrsg.) Dermatologie und Venerologie, 1. korrigierter Nachdruck der 4. Auflage. Springer, Berlin (1997)

Paul H., Gerth H.J., Ackermann R.: Infectiousness for humans of *Ixodes ricinus* containing *Borrelia burgdorferi*. Zentralblatt für Bakteriologie und Hygiene (A) 263:473–476 (1986)

Piesman J., Mather T.N., Sinsky R.J., Spielman A.: Duration of tick attachment and *Borrelia burgdorferi* transmission. Journal of Clinical Microbiology 25:557–558 (1987)

Prose N.S., Abson K.G., Berg D.: Lyme disease in children: diagnosis, treatment, and prevention. Seminars in Dermatology 11:31–36 (1992)

Salazaar J.C., Gerber M.A., Goff C.W.: Long-term outcome of Lyme disease in children given early treatment. The Journal of Pediatrics 122:591–593 (1993)

Shapiro E.D.: Lyme disease in children. American Journal of Medicine 98 (4A):69S–73S (1995)

Shapiro E.D., Gerber M.A., Holabird N.B., Berg A.T., Feder H.M., Bell G.L., Rys P.N., Persing D.H.: A controlled trial of antimicrobial prophylaxis for Lyme disease after deer-tick bites. New England Journal of Medicine 327:1769–1773 (1992)

Sigal L.H., Zahradnik J.M., Lavin P., Patella S.J., Bryant G., Haselby R., Hilton E., Kunkel M., Adler-Klein D., Doherty T., Evans J., Malawista S.E., and the recombinant outer surface protein A Lyme disease vaccine study consortium: A vaccine consisting of recombinant *Borrelia burgdorferi* outer-surface protein A to prevent Lyme disease. New England Journal of Medicine 339:216–222 (1998)

Steere A.C., Sikand V.K., Meurice F., Parenti D.L., Fikrig E., Schoen R.T., Nowakowski J., Schmid C.H., Laukamp S., Buscarino C., Krause D.C., and the Lyme disease vaccine study group: Vaccination against Lyme disease with recombinant *Borrelia burgdorferi* outer-surface lipoprotein A with adjuvant. New England Journal of Medicine 339:209–215 (1998)

Weber K., Wilske B., Matuschka F.-P., Pfister H.-W.: Lyme-Borreliose. Hautarzt 47:724–733 (1996)

Weber K., Pfister H.W.: Clinical management of Lyme borreliosis. Lancet 343:1017–1020 (1994)

Weber K., Burgdorfer W. (Hrsg.) Aspects of Lyme borreliosis. Springer, Berlin Heidelberg New York (1993)

KAPITEL 10

Molluscum contagiosum (Dellwarze)

K. BROCKOW

Epidemiologie

Mollusca contagiosa treten weltweit auf und befallen bevorzugt Kinder, Patienten mit atopischem Ekzem und immunsupprimierte Patienten. Tropische Klimazonen und schlechte Hygiene begünstigen die dermotrope Übertragung des Virus und damit das Auftreten von Mollusken.

Pathogenese

Das Molluscum contagiosum-Virus gehört zur Gruppe der unklassifizierten Pockenviren. Es ist streng epidermatotrop. Die Inkubationsperiode ist kurz (14–50 Tage). Die Übertragung erfolgt von Mensch zu Mensch durch Schmierinfektion, selten auch durch sexuelle Aktivität. Eine erhöhte Infektbereitschaft besteht bei Immunsuppression bzw. gestörter epidermaler Barrierefunktion, wie sie für das atopische Ekzem kennzeichnend ist.

Klinik

Die Hauterscheinungen sind gekennzeichnet durch eine Aussaat von meist multiplen hautfarbenen bis weißen, derben, halbkugeligen, symptomlosen Papeln von 3 bis 5 mm Durchmesser und glatter Oberfläche (Abbildung 29). Besonders bei immunsupprimierten Patienten können sich bis 15 mm durchmessende Knoten im Sinne von Riesenmollusken (Mollusca contagiosa gigantea) bilden. Solitäre oder gestielte Mollusken kommen vor, gelegentlich findet sich durch Irritation eine erythematöse Verfärbung. Das charakteristische Kriterium ist eine zentrale Eindellung. Es finden sich zumeist mehrere Mollusken in disseminierter Verteilung an Extremitäten oder Stamm. Komplikationen sind Ekzematisierung der Mollusken, sekundäre Impetiginisierung und intraorbitaler Befall.

Subjektive Beschwerden

Diese fehlen in der Mehrzahl der Fälle. Jedoch besteht bei einigen Kindern, insbesondere bei an atopischem Ekzem erkrankten, starker Juckreiz in den mit Mollusken befallenen Arealen.

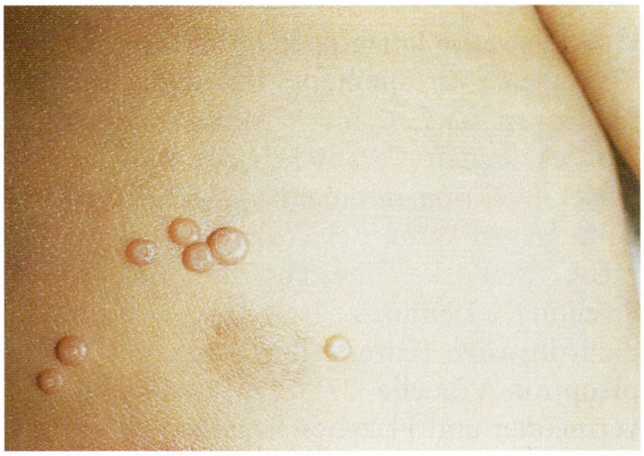

Abb. 29. Molluscum contagiosum. Mehrere, teilweise eine zentrale Eindellung aufweisende hautfarbene Papeln perimamillär.

Verlauf

Der Verlauf ist individuell nicht vorhersehbar. Beim Auftreten von wenigen Mollusken können diese auf andere Körperregionen streuen. Eine Spontanremission innerhalb von 6–9 Monaten ist häufig, bei Kindern mit eingeschränkter epidermaler Barrierefunktion, z. B. atopischem Ekzem oder starker Sebostase sowie mit gestörter zellulärer Immunabwehr, finden sich jedoch prolongierte Verläufe und ein ausgedehnter Befall.

Diagnose

Wenngleich das histopathologische Bild durch das Auftreten von Molluskum-Körperchen im zentralen Krater eine eindeutige Diagnose erlaubt, wird die histologische Untersuchung für die Diagnosestellung selten benötigt. Das klinische Bild mit zentral gedellten, prallen, hautfarbenen Papeln ist bei Kindern normalerweise ausreichend.

Differentialdiagnose

Wichtige Differentialdiagnosen sind in Tabelle 26 aufgelistet.

Tabelle 26. Differentialdiagnosen und wichtige Unterscheidungshilfen zum Befall mit Mollusca contagiosa

Diagnose	Abgrenzung zu Mollusca contagiosa
Juvenile papulöse Dermatitis	Seltene Erkrankung mit flachen hautfarbenen, teilweise konfluierenden Papeln bei atopischem Ekzem; fehlende zentrale Pore; kein Molluskum-Körperchen
Verrucae planae juveniles	Flach erhabene Papeln mit stumpfer Oberfläche, besonders im Gesicht; teilweise lineär; zumeist kleiner als Mollusken
Fibroma molle	Zumeist gestielte Knötchen von weicher Konsistenz
Histiozytom	Derbes solitäres Knötchen mit glatter Oberfläche und hautfarbener bis rötlichbrauner Farbe
Adenoma sebaceum	Zahlreiche erhabene rötlich-gelbe Papeln zentrofazial; Teilsymptom beim M. Pringle

Therapie

Nicht-invasive Intervention/Nichtintervention. Wenngleich die spontane Abheilungsrate von Mollusken nach 6 bis 9 Monaten hoch ist, gibt es keinen Parameter, der den Verlauf dieser Infektion in einem individuellen Kind voraussagen kann. Bei Vorliegen von nur wenigen Mollusken besteht die Gefahr der Streuung. Dennoch ist eine abwartende, nicht-invasive Haltung durchaus eine Therapieoption (Tabelle 27). Um Frustration zu vermeiden und Plazebowirkungen zu nutzen, sollte jedoch immer ein Therapiekonzept angewendet werden. Die Röntgen-Scheinbestrahlung (Plazebobehandlung ohne Strahlung), die Licht-Scheintherapie (Lichttherapie mit geringsten Dosen UVA) und die Okklusion mit einem Pflaster oder mit Nagellack sind Alternativen. Das Betupfen der Mollusken mit antiseptischen Wirkstoffen, z. B. Gentianaviolett 0,25%, ist ein weiterer Ansatzpunkt. Zudem sollte bei jedem Kind mit trockener Haut eine Hautpflege erfolgen, die über eine Normalisierung der Hautbarriere einer Verbreitung der Mollusken entgegenwirkt.

Kürettage. Kürettage ist die klassische Therapie für Mollusca contagiosa. Schmerzen sind der wichtigste limitierende Faktor für die Therapie bei Kindern. Deshalb ist eine Schmerzkontrolle mit einem topischen Anästhetikum (EMLA® Creme, enthält 2,5% Lidocain und 2,5% Prilocain), aufgetragen 1–2 Stunden vor dem Eingriff, von herausragender Wichtigkeit (Tabelle 27). Zudem kann durch eine entspannte Atmosphäre, Ablenkung der Kinder und schnelle Kürettage die Akzeptanz deutlich erhöht werden. Aufgrund des erhöhten Risikos der systemischen Resorption sollte die Maximaldosis

Tabelle 27. Therapieoptionen bei Mollusca contagiosa

- **Aktive Nicht-Intervention**
  - Okklusion
  - Röntgen-Scheinbestrahlung
  - Licht-Scheinbestrahlung
  - Gentianaviolett 0,25%
  - Hautpflege
- **Kürettage nach vorausgegangener topischer Anästhesierung (EMLA® Creme)**
- **Kryotherapie**
- **Sonstige Behandlungsversuche**
  - Salicylpflaster
  - Tretinoin
  - Laser
  - 5% KOH

bei kleineren Kindern nach dem Körpergewicht festgelegt werden. EMLA® enthält 25 mg/g Lidocain. Das ergibt bei einer empfohlenen Maximaldosis von 3 mg/kg Lidocain bei einem Säugling mit 4 kg KG eine Dosis von 2 g (etwa eine halbe Tube).

Bei disseminierter Aussaat von Mollusken (>50), bei ungünstiger Lokalisation (Genitalbereich, Augenumgebung, Gesicht) bzw. bei aufgrund frustraner und eventuell auch schmerzhafter Vorbehandlungen sehr ängstlichen Kindern ist sogar im Einzelfall eine Abtragung der Hautveränderungen im Rahmen einer Allgemeinanästhesie erforderlich.

Die Kürettage wird vorzugsweise mit Hilfe eines scharfen Löffels oder einer Stahlschlinge durchgeführt. Das Molluskum-Körperchen wird aus der Läsion extrahiert und diese anschließend mit einem Farbstoff (z. B. Gentianaviolett 0,1–0,25%) betupft.

■ **Kryotherapie.** Auch bei der Kryotherapie ist die Schmerzhaftigkeit limitierend für ihren Einsatz (Tabelle 27). Das Aufsprühen von flüssigem Stickstoff direkt auf die Läsion unter Verwendung einer Schablone oder die Anwendung eines Stempelaufsatzes führen zur Gewebezerstörung. Die Reaktion reicht von einem milden Erythem mit Krusten bis zu hämorrhagischen Blasen, eine Narbenbildung resultiert jedoch nicht. Gegebenenfalls müssen mehrere Zyklen angewendet werden. Die Anwendung der Kryotherapie ist i. allg. zeitaufwendiger als die Kürettage und wird vorwiegend bei Entfernung von Mollusken im Gesichtsbereich durchgeführt.

■ **Sonstige Behandlungsmöglichkeiten.** Als alternative Methoden zur Kürettage wurden auch gepulste CO_2- und Farbstofflaser sowie die Elektrokausterung versucht, wobei wir in diesen Verfahren hinsichtlich Praktikabilität und subjektiver Verträglichkeit keinen Vorteil sehen.

Salicylsäure ist keratolytisch wirksam und kann als Pflaster (Guttaplast®) zur Therapie von Mollusken versucht werden. Auch die topische Applikation von Vitamin-A-Säure (Tretinoin 0,05%, z. B. Airol® Creme) wurde bereits mit Erfolg eingesetzt, sie kann jedoch auch zu einer erheblichen Irritation führen. Auch die topische Applikation des Immunmodulators Imiquimod (Aldara®) scheint wirksam zu sein, wobei bislang keine Zulassung für die Behandlung von Kindern vorliegt, der Therapiezeitraum nicht hinreichend untersucht wurde und die Behandlungskosten sehr hoch sind. Nachdem zunächst über die erfolgreiche Behandlung von Mollusca contagiosa durch Applikation einer 10%igen wässrigen KOH-Lösung berichtet wurde, konnte durch Halbierung der Konzentration bei zweimal täglicher Anwendung innerhalb von 6 Wochen eine vollständige Abheilung bei 20 Kindern erreicht werden, ohne daß es zu Hautirritationen oder postinflammatorischen Hypo- bzw. Hyperpigmentierungen kam. Unter Aussparung periokulärer Läsionen sprachen selbst perivaginale und perianale Läsionen auf diese Behandlung an. Unsere eigenen Erfahrungen zeigten auch bei Verwendung der 5% KOH-Lösung sehr starke Irritationen, die wiederholt zum Therapieabbruch führten.

Literatur

Braun-Falco O., Plewig G., Wolff H.H. (Hrsg.): Dermatologie und Venerologie, 4. Auflage, 1. korrigierter Nachdruck. Springer, Berlin (1997)

Gottlieb S.L., Myskowski P.L.: Molluscum contagiosum. International Journal of Dermatology 33: 453–461 (1994)

Romiti R., Ribeiro A.P., Grimblat B.M., Rivitti E.A., Romiti N.: Treatment of molluscum contagiosum with potassium hydroxide: a clinical approach in 35 children. Pediatric Dermatology 16:228–231 (1999)

Romiti R., Ribeiro A.P., Romiti N.: Evaluation of the effectiveness of 5% potassium hydroxide for the treatment of molluscum contagiosum. Pediatric Dermatology 17:495 (2000)

Siegfried E.C.: Warts and molluscum on children – an approach to therapy. Dermatological Therapy 2:51–67 (1997)

KAPITEL 11

Periorale Dermatitis

K. STROM

Epidemiologie

Die periorale Dermatitis, die zunächst vorwiegend bei jungen Frauen beschrieben wurde, ist auch im Kindesalter eine regelmäßig zu beobachtende, häufig chronisch verlaufende Hauterkrankung. Wie bei Erwachsenen zeigt sich auch im Kindesalter eine Bevorzugung des weiblichen Geschlechts. Assoziationen mit Erkrankungen aus dem atopischen Formenkreis scheinen nicht zu bestehen.

Pathogenese

Die wichtigste Rolle in der Pathogenese scheint die topische Anwendung potenter Glukokortikoide meist über einen längeren Zeitraum zu spielen. Die ursächliche Rolle sehr schwacher Kortikosteroide, wie z.B. Hydrokortison, ist umstritten, da sie von einzelnen Autoren bereits erfolgreich zur Behandlung der perioralen Dermatitis eingesetzt wurden. Infektiöse Erreger scheinen keinen Stellenwert in der Pathogenese zu haben. Diskutiert wird außerdem die Anwendung zu stark fettender Externa sowie fluorierter Zahnpasta und Mundwasser.

Klinik

Klinisch sind für die periorale Dermatitis gruppiert stehende erythematöse Papeln und Papulovesikel typisch, die sich v.a. perioral finden und charakteristischerweise nicht vollständig an das Lippenrot heranreichen (Abbildung 30). Neben der typischen perioralen Lokalisation der Effloreszenzen finden sich die Hautläsionen im Kindesalter auch häufig periokulär und perinasal angeordnet (Abbildung 31). Vorwiegend bei Kindern schwarzer Hautfarbe wurde außerdem eine granulomatöse Form der perioralen Dermatitis beschrieben.

Subjektive Beschwerden

Subjektiv bereiten die Hautveränderungen in der Regel keine Probleme. Gelegentlich wird ein allenfalls leichter Juckreiz angegeben.

Diagnose

Die Diagnosestellung erfolgt aufgrund der typischen klinischen Verteilung und Art der Hautveränderungen. Eine spezielle Diagnostik ist bei der perioralen Dermatitis nicht erforderlich.

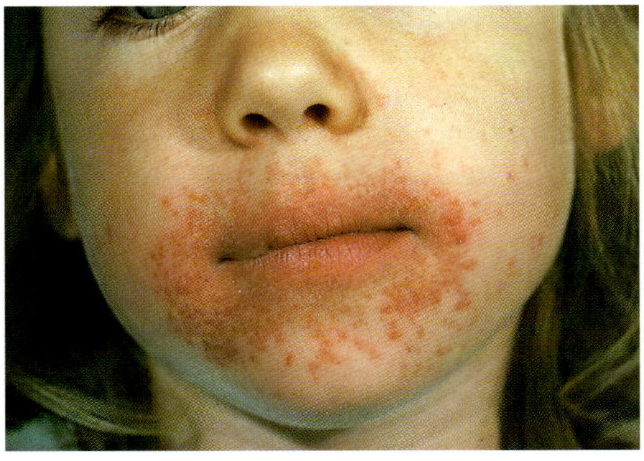

Abb. 30. Periorale Dermatitis. Perioral disseminierte Aussaat zahlreicher rötlicher Papeln sowie Papulovesikel.

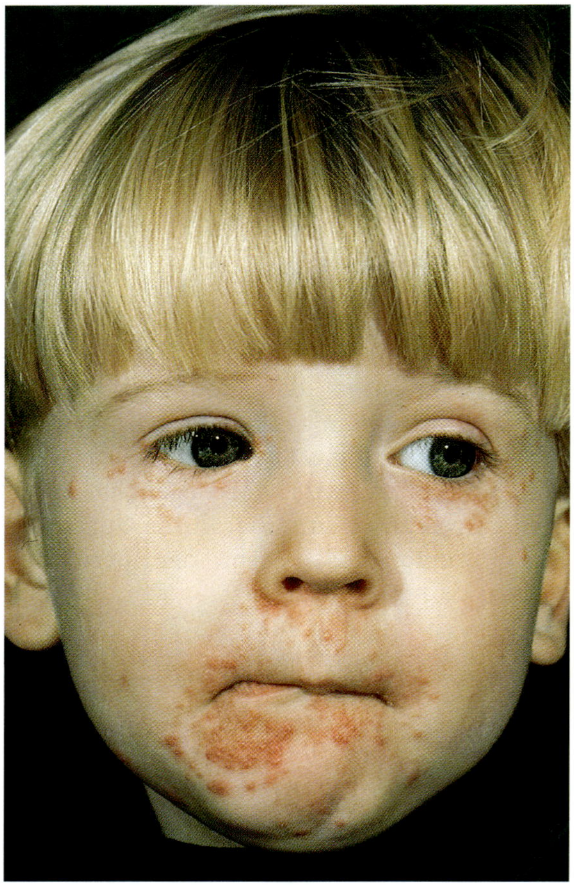

Abb. 31. Periorale Dermatitis. Perioral, -nasal sowie -okulär zahlreiche Papeln sowie Papulovesikel auf diffus entzündlich geröteter Haut.

Differentialdiagnose

Eine Reihe von Differentialdiagnosen sind möglich (Tabelle 28). Der perioralen Dermatitis sehr ähnlich ist die Rosacea papulopustulosa, die jedoch im Kindesalter sehr selten vorkommt und therapeutisch ebenfalls erfolgreich mit topischem Metronidazol behandelt werden kann. Das seborrhoische Ekzem imponiert durch fettig-glänzende Schuppung und betrifft typischerweise die seborrhoischen Areale. Auch das atopische Ekzem betrifft neben dem Gesicht andere Körperareale. Häufig findet sich außerdem eine ausgeprägte Sebostase und eine positive Familienanamnese. Auch an die Acne infantum bzw. bei älteren Kindern an die Acne vulgaris sollte gedacht werden. Bei der seltenen granulomatösen Form der perioralen Dermatitis sollte eine Sarkoidose ausgeschlossen werden.

Tabelle 28. Differentialdiagnosen und wichtige Unterscheidungshilfen zur perioralen Dermatitis

Diagnose	Abgrenzung zur perioralen Dermatitis
Rosacea papulopustulosa	Teleangiektasien; mögliche Augenbeteiligung
Seborrhoisches Ekzem	Fettig-glänzende Schuppung; Befall der seborrhoischen Areale; Fehlen von Papeln und Papulovesikeln
Atopisches Ekzem	Positive Familienanamnese; meist auch Ekzemherde am Körper; Sebostase; intensiver Juckreiz
Acne infantum bzw. vulgaris	Obligat Komedonen

Therapie

Die Therapie umfaßt kausale und symptomatische Maßnahmen (Tabelle 29). Der wichtigste Schritt des therapeutischen Vorgehens beinhaltet das sofortige Absetzen sämtlicher topischer Glukokortikoide. In der Folge kommt es gewöhnlich zu einer deutlichen Verschlechterung des Hautzustands. Kinder und ihre Eltern sollten vom behandelnden Arzt hierauf ausdrücklich hingewiesen werden, damit die Compliance erhalten bleibt.

Während sich bei Erwachsenen die Behandlung mit oralen Tetrazyklinen insbesondere gegen die poststeroidale Verschlechterung des Hautzustands als wirksam erwiesen hat, ist diese Behandlungsform bei Kindern bis zum 9. Lebensjahr kontraindiziert. Bewährt hat sich bei der Behandlung der kindlichen perioralen Dermatitis die topische Anwendung von Erythromycin und Metronidazol. Wir bevorzugen die topische Behandlung mit Metronidazol und bewerten die Substanz als effektiv und sicher. Die Wirkung von Metronidazol bei der perioralen

Tabelle 29. Therapie der perioralen Dermatitis im Kindesalter

Kausale Therapie	Absetzen topischer Glukokortikoide; Absetzen stark fettender Externa, ggf. fluorierter Zahnpasta oder Mundwasser
Symptomatische Therapie	1–2% Metronidazol in z.B. Linola® Emulsion, Sébium Creme Physiane® Roche Posay oder Unguentum emulsificans aquosum; initial 1×tgl., bei guter Verträglichkeit nach 1 Woche 2×tgl.; initial bei stärkerer Entzündung feuchte Umschläge, ggf. mit adstringierenden Zusätzen (z.B. Schwarzteeumschläge, Tannosynt® flüssig wäßriges Konzentrat, Tannolact® Pulver)

Dermatitis scheint eher auf einen antiinflammatorischen und immunsuppressiven als auf einen direkten antimikrobiellen Effekt zurückzuführen zu sein. Metronidazol wird in ein- oder zweiprozentiger Konzentration in eine Öl-in-Wasser-Emulsion (z.B. Linola® Emulsion, Wolff® Basis Creme halbfett, Physiane® Roche Posay oder Unguentum emulsificans aquosum) eingearbeitet. Ein Fertigarzneimittel (Metrogel®; 0,75% Metronidazol) steht seit kurzem zur Verfügung. Die Applikation sollte in der ersten Woche einmal abends und bei guter Verträglichkeit ab der 2. Woche zweimal täglich erfolgen. Bei stark entzündlichen Hautveränderungen können initial in den ersten Tagen zusätzlich feuchte Umschläge mit Schwarztee oder Wasser erfolgen. Diese Behandlung mit stark austrocknendem Effekt macht eventuell eine zusätzliche Pflege der Haut, jedoch ebenfalls nur mit Öl-in-Wasser-Emulsionen (am besten mit den entsprechenden Grundlagen) notwendig. Stärker fettende Externa sind nicht zu empfehlen. Eine wesentliche Besserung des Hautzustands ist unserer Erfahrung erst nach 4 bis 6 Wochen zu erwarten, und komplette Remissionen werden in Einzelfällen sogar erst nach 3–6 Monaten beobachtet. Hierauf sollten die Eltern vor Therapiebeginn unbedingt hingewiesen werden, um eine optimale Compliance zu erzielen.

Literatur

Boeck K., Abeck D., Werfel S., Ring J.: Perioral dermatitis in children – clinical presentation, pathogenesis-related factors and response to topical metronidazole. Dermatology 195:235–238 (1997)

Cotterill J.A.: Perioral dermatitis. British Journal of Dermatology 101:259–262 (1979)

Frieden I.J., Prose N.S., Fletcher V., Turner M.L.: Granulomatous perioral dermatitis in children. Archives of Dermatology 125:369–373 (1989)

Manders S.M., Lucky A.W.: Perioral dermatitis in childhood. Journal of the American Academy of Dermatology 27:688–692 (1992)

Miller S.R., Shalita A.R.: Topical metronidazole gel (0.75%) for the treatment of perioral dermatitis in children. Journal of the American Academy of Dermatology 31:847–848 (1994)

Savin J.A., Alexander S., Marks R.: A rosacea-like eruption of children. British Journal of Dermatology 87:425 (1972)

Wilkinson D.S., Kirton V., Wilkinson J.D.: Perioral dermatitis: a 12-year review. British Journal of Dermatology 101:245–257 (1979)

KAPITEL 12

Physikalisch bedingte Hautschäden

B. HEIDTMANN, O. BRANDT

Verbrennungen/Verbrühungen

Epidemiologie

Nach Straßenverkehrs- und Ertrinkungsunfällen stehen Brandverletzungen im Kindesalter in der Unfallstatistik an dritter Stelle.

Bei Verbrühungen und Verbrennungen finden sich neben Beziehungen zum Lebensalter auch Korrelationen zum Geschlecht sowie zum sozioökonomischen Status.

In der Altersgruppe von 0–3 Jahren dominieren Verbrühungen im Haushalt mit heißem Wasser. Meist sind Gesicht, Hals, Brust und Arme betroffen.

Verbrennungen werden überwiegend bei Schulkindern und Jugendlichen durch das Spielen und Experimentieren mit offenem Feuer verursacht. Auch hier sind am häufigsten Gesicht, Arme und Oberkörper betroffen.

Saisonal gehäuft treten Verbrennungen im Rahmen von Grillunfällen während der warmen Jahreszeit auf.

Pathogenese

Durch die akuten physikalischen Schädigungen der Epidermis und Cutis werden Mediatoren freigesetzt, welche die typischen Entzündungszeichen wie Rötung, Überwärmung, Schwellung, Schmerz und Einschränkung der Funktionsfähigkeit hervorrufen.

Bei einer direkt auf die Haut einwirkenden Temperatur kommt es bereits bei 45°C zur Entwicklung eines Erythems, bei 55°C zur Blasenbildung und bei über 60°C zu Nekrosen durch Proteindenaturierung und -koagulation.

Gewebsschwellung und Wundödem entstehen durch Übertritt von Proteinen, Elektrolyten und Wasser durch Kapillarlecks in den Extravasalraum.

Klinik

Je nach Ausmaß der Schädigung werden vier Schweregrade unterschieden, die ineinander übergehen können:

- Grad I: durch Hyperämie bedingtes Erythem, eventuell Schwellung; betroffen sind oberflächliche Epidermisschichten; schmerzhaft; narbenfreie Heilung

- Grad IIa: subepidermale Blasenbildung auf geröteter Haut; gesamte Epidermis betroffen; schmerzhaft; narbenfreie Heilung (Abbildung 32)

- Grad IIb: subepidermale Blasenbildung auf geröteter Haut, die Areale am Blasengrund erscheinen weißlich; betroffen sind Epidermis und Dermis sowie gelegentlich die Hautanhangsgebilde; sehr schmerzhaft; narbige Abheilung

- Grad III: grau-weißliche Hautveränderungen, meist trocken, teilweise mit schmierigen Belägen und schwarzem Schorf bedeckt; Zerstörung der gesamten Haut bis in die Subkutis einschließlich der Nervenendigungen; je nach Tiefenausdehnung sind auch die darunterliegenden Strukturen wie Unter-

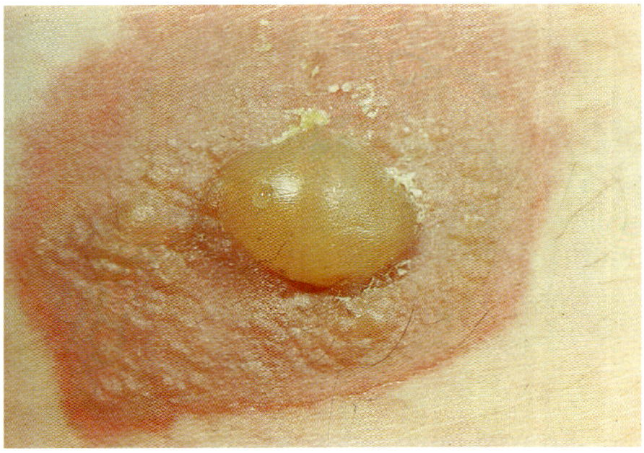

Abb. 32. Verbrühung 2. Grades. Große Blase mit wasserklarer Flüssigkeit sowie beginnende blasige Abhebung im entzündlich geröteten Areal.

hautfettgewebe, Sehnen, Muskulatur und Knochen betroffen; kein Schmerz; Defektheilung mit Narbenbildung, häufig unter Entwicklung von Keloiden und Narbenkontrakturen.

Durch ein Tiefertreten der Hitze, insbesondere bei nicht ausreichender Kühlung, kommt es zu einem sog. Nachbrennen. Bei ausgeprägten Verbrennungen und Verbrühungen kann deren Schweregrad deshalb oftmals erst mehrere Stunden nach dem Ereignis bestimmt werden.

Die Abschätzung des Verbrennungsausmaßes erfolgt bei Kindern aufgrund anderer Körperproportionen als bei Erwachsenen nicht nach der „Neuner-Regel" nach Wallace. Eine zuverlässige Methode stellt die Zuhilfenahme der Hände des Patienten dar. Hierbei entspricht die Handinnenfläche einschließlich der Finger ca. 1% der Körperoberfläche.

Subjektive Beschwerden

Ein unangenehmes Spannungsgefühl entwickelt sich häufig durch das sich in den Brandblasen ansammelnde Wundsekret.

Diagnose

Die Diagnose ergibt sich durch klinisches Bild und Anamnese und bereitet in der Regel keine Schwierigkeiten.

Therapie

Unabhängig von Ausmaß und Schwere der thermischen Hautschädigung steht nach Entfernung der Kleidung die kontinuierliche Kühlung des betroffenen Areals im Vordergrund. Diese sollte über mindestens 30 Minuten mit Wasser oder physiologischer Kochsalzlösung durchgeführt werden.

Ist vor einer definitiven ärztlichen Behandlung oder bei einem notwendigen Transport in die Klinik eine Weiterführung der Kühlung nicht möglich, so sollten die Wunden steril (nach Möglichkeit mit Metalline®-Folie) abgedeckt werden.

Die weitere Therapie richtet sich nach Ausdehnung und Grad der Verbrennung bzw. Verbrühung.

Wie bei allen offenen Wunden sollte auch bei Brandverletzungen Grad II und III auf einen ausreichenden Tetanus-Impfschutz geachtet werden.

Bei gering ausgeprägten thermischen Hautschädigungen (Grad I) beginnt man die Behandlung mit feuchten Umschlägen, an die sich eine Lokaltherapie mit z. B. Lotio alba aquosa mit 5% Polidocanol (Thesit®) oder einem mittelpotenten Glukokortikoid wie etwa Prednicarbat (Dermatop® Creme) oder Hydrokortison-17-butyrat (Alfason® Creme) über 2 Tage anschließt.

Zur Schmerztherapie verwendet man bei Kindern Paracetamol Suppositorien oder Saft (Paracetamol Lichtenstein®, ben-u-ron®). Kinder bis zum vollendeten ersten Lebensjahr oder einem Körpergewicht unter 10 kg erhalten 125 mg. Patienten bis zum 8. Lebensjahr bzw. bis 25 kg KG werden mit 250 mg Paracetamol behandelt, alle anderen erhalten 500 mg. Die o.a. Dosen können bei Bedarf alle 6 Stunden gegeben werden.

Acetylsalicylsäure-haltige Präparate (ASS-ratiopharm®, ASS 500 Stada®) eignen sich für die Behandlung von Verbrennungen Grad I besonders gut. Neben der ausgeprägten analgetischen Wirkung wird bei frühzeitiger Gabe durch die Hemmung der Prostaglandinsynthese auch die Ausbildung eines Erythems und Ödems weitestgehend verhindert. Allerdings sollten ASS-Präparate bei Kindern unter 15 Jahren nur zurückhaltend eingesetzt werden, da bei bestehender Virusinfektion die Gefahr der Ausbildung eines Reye-Syndroms (degenerative Hepato-Enzephalopathie) gegeben ist. Absolut kontraindiziert ist Acetylsalicylsäure bei Kindern mit bekanntem Glukose-6-Phosphat-Dehydrogenase-Mangel.

Bei Verbrennungen bzw. Verbrühungen Grad II entwickelt sich durch Blasenbildung häufig ein unangenehmes Spannungsgefühl. Nach Möglichkeit sollte nur eine sterile Punktion unter Erhalt des Blasendaches zur Druckentlastung durchgeführt werden, da dieses einen natürlichen Schutz gegen mögliche Sekundärinfektionen bietet. Zudem ist die Wundfläche nach Abtragen der Blasendecke deutlich schmerzhafter.

Die lokale Therapie erfolgt in Abhängigkeit des Wundzustandes. Nässende Wundflächen werden mit einer saugenden Folie (Metalline®-Folie) steril abgedeckt und diese dann mit einem Verband fixiert. Ein täglicher Verbandswechsel erfolgt bis zum Eintrocknen des Sekrets. Alternativ und bei infektionsgefährdeten Wunden können auch antibiotikahaltige Gazeverbände (Sofra-Tüll®) oder Sulfadiazin-Silber (Flammazine® Creme) einmal täglich über 5 Tage eingesetzt werden. Mit den Wunden verklebte Verbände lassen sich durch vorheriges Befeuchten mit steriler Kochsalz-Lösung schonend und für den Patienten relativ schmerzarm loslösen. Bei noch feuchten Wundverhältnissen wird die Therapie anschließend mit einer enzymhaltigen Salbe (Fibrolan® Salbe) bis zum Beginn der Reepithelisierung fortgeführt.

In den angrenzenden Arealen mit Hautschäden Grad I wird die Lokaltherapie wie oben beschrieben durchgeführt.

Die Schmerztherapie richtet sich nach Verbrennungsausmaß, -grad sowie den betroffenen Körperregionen und muß dem Zustand des Kindes angepaßt werden. Paracetamol reicht in der Regel bei kleinflächigen Verbrennungen bzw. Grad IIa aus. Bei großflächigen Hautschäden bzw. Grad IIb ist meist eine Analgesierung mit Ketamin oder Opiaten notwendig (Tabelle 30).

Daher steht bei Versorgung von Patienten mit diesem Verbrennungstyp neben der intensiven Kühlung die adäquate Analgesierung an erster Stelle. Bei Verbrennungen Grad III sind stets auch sehr schmerzhafte Läsionen geringeren Grades (IIa, IIb) vorhanden.

Nach Legen eines möglichst großlumigen, intravenösen Zuganges wird nach Gabe von 0,1 mg/kg KG Midazolam (Dormicum®) S-Ketamin (Ketanest S®) in einer Dosierung von 0,5–0,7 mg/kg KG appliziert.

Bei sehr unruhigen Kindern ist das Legen einer Braunüle oftmals erst nach intramuskulärer Injektion von 0,5 mg/kg KG S-Ketamin möglich. Die anschließende intravenöse Ketamingabe ist entsprechend zu reduzieren und der Wirkung anzupassen.

Steht S-Ketamin für die Erstversorgung nicht zur Verfügung, so kann alternativ auf Morphin 0,1 mg/kg KG (MSI 10 Mundipharma®) oder Tramadol 0,5–1,0 mg/kg KG (Tramal®) ausgewichen werden.

Tabelle 30. Bei der Behandlung von Verbrennungen und Verbrühungen eingesetzte Analgetika und Hypnotika

Substanz (Handelsname)	Dosierung	Bemerkungen
■ **S-Ketamin** (Ketanest®S)	0,5–1,0 mg/kg KG	nach vorheriger Gabe eines Benzodiazepins (z. B. Midazolam)
■ **Midazolam** (Dormicum®)	0,1 mg/kg KG	
■ **Morphin** (MSI 10 Mundipharma®)	0,1 mg/kg KG	
■ **Tramadol** (Tramal®)	0,5–1,0 mg/kg KG	

Bei drohender oder manifester Schocksymptomatik muß eine adäquate Volumenersatztherapie mit Ringer- oder Ringer-Lactat-Lösung eingeleitet werden. Hierzu werden pro Stunde 20–40 ml/kg KG der Elektrolytlösung infundiert. Plasmaexpander sollten nach Möglichkeit nicht eingesetzt werden, da diese zu einer Verstärkung des Wundödems und damit zur Verschlechterung der Durchblutung führen.

Die ambulante topische Behandlung beschränkt sich auf ein steriles Abdecken der betroffenen Areale unter Fortführung der Kühlung.

Eine sofortige Krankenhauseinweisung nach Erstversorgung – möglichst in ein Zentrum für Schwerbrandverletzte – muß erfolgen bei

- Säuglingen unter 12 Monaten unabhängig vom Ausmaß der Verbrennung, da bei ihnen Analgesierung und Flüssigkeitsbilanzierung sehr schwierig sind
- Kindern, bei denen der Verdacht auf ein Inhalationstrauma besteht
- Verbrennungen Grad II bis III von über 10% der Körperoberfläche
- Verbrennungen des Gesichtes, der Hände, Füße oder Anogenitalregion
- Stromunfällen, wegen der Gefahr von Herzrhythmusstörungen innerhalb der ersten 24 bis 48 Stunden nach dem Ereignis.

Bundesweiter Bettennachweis für Schwerbrandverletzte unter den Telefonnummern 040–24 82 88-37 und -38.

Komplikationen

Die häufigste Komplikation bei Verbrennungen bzw. Verbrühungen ist die sekundäre Wundinfektion.

Das Keimspektrum umfaßt neben der physiologischen, grampositiven Standortflora (Staphylokokken, Streptokokken) auch gramnegative Bakterien.

Bei geringer Ausdehnung der geschädigten Hautareale und fehlenden Allgemeinsymptomen ist nach vorherigem Wundabstrich zur Keimbestimmung eine ambulante Behandlung mit einem oralen Breitbandantibiotikum wie Cefuroximaxetil (Elobact®) vertretbar. Nach Erhalt des Antibiogramms erfolgt die Weiterbehandlung dann keimspezifisch.

Insbesondere bei Hausbränden muß an die Möglichkeit einer Rauchgasinhalation gedacht werden. Hierbei kommt es oft erst nach mehreren Stunden zur Schwellung der Schleimhäute des oberen und unteren Respirationstraktes. Im Extremfall kann sich ein Lungenödem mit einer daraus resultierenden Ateminsuffizienz entwickeln.

Bei großflächigen oder tiefen Verbrennungen (über 10% der Körperoberfläche bzw. Grad II bis III) kann durch den extravasalen Flüssigkeitsverlust und den Wundschmerz ein Verbrennungsschock entstehen.

Besonders bei zirkulären Verbrennungen an den Extremitäten kommt es durch das entstehende Wundödem oft zu einer Kompression der das Hautareal versorgenden Gefäße und dadurch zu Durchblutungsstörungen. Dieser Vorgang läßt sich durch rechtzeitig durchgeführte Entlastungsschnitte verhindern.

Besonders häufige Spätkomplikationen sind hypertrophe Narbenbildungen und Keloide. Bei ausgedehnten Verbrennungen und Verbrühungen besteht die Gefahr der Entwicklung dermatogener Kontrakturen.

Unterstützende Maßnahmen

Bei gelenkübergreifenden Verbrennungen Grad IIb und III muß so früh wie möglich mit einer krankengymnastischen Behandlung begonnen werden. Bestehen noch starke Schmerzen, muß diese in Ketamin-Kurznarkose erfolgen, um eine ausreichende Analgesie sicherzustellen.

Zur Prophylaxe hypertropher Narbenbildung bei schweren Verbrennungen werden Kompressionsverbände individuell durch Ergotherapeuten und Orthopädietechniker angepaßt. Der Sitz dieser Bandagen muß regelmäßig kontrolliert und bei Wachstum des

Kindes entsprechend korrigiert werden. Das Tragen dieser Spezialverbände ist in der Regel für mindestens zwölf Monate notwendig. Bei beginnenden Kontrakturen oder Funktionseinschränkungen muß eine ergotherapeutische Behandlung eingeleitet werden.

Bei kleinflächigen Verbrennungen Grad IIb kann der Entwicklung von hypertrophen Narben und Keloiden auch durch den Einsatz von Silikon-Gel-Folie (Epi-Derm™ Silikonfolie, ACANTE Gel-Folie) vorgebeugt werden. Hierzu wird die selbsthaftende Folie nach erfolgter Epithelisierung der Wunde auf das betroffene Areal geklebt. Idealerweise behandelt man die Narbe 24 Stunden täglich mit dieser Methode, wobei die Folie etwa alle 12 Stunden ausgewechselt und eine Reinigung der Narbe mit einer milden Seifenlösung durchgeführt wird. Auch die Folie kann gereinigt und dann mehrmals wieder verwendet werden (i.d.R. über 10–15 Tage).

Die Therapie wird über zirka drei Monate durchgeführt.

Für die Behandlung mit Silikon-Gel-Folie bestehen keine Altersbeschränkungen.

In seltenen Fällen kommt es in Folge einer Irritation zu einer leichten Rötung der Haut.

Therapiekontrolle

Bei ambulant versorgten Verbrennungen geringen Ausmaßes Grad IIb erfolgen Kontrolluntersuchung und Verbandswechsel während der ersten 24 bis 48 Stunden. Eventuelle weitere Kontrolluntersuchungen werden entsprechend dem klinischen Bild vorgenommen.

Sonnenbrand

Synonym: Dermatitis solaris;
Erythema solaris.

Epidemiologie

Auch in unseren Breiten gehören Sonnenbrände mit Abstand zu den häufigsten akuten Lichtschäden aller Altersgruppen. Menschen mit gering ausgeprägter Pigmentierung der Haut (Hauttyp I und II) sowie Säuglinge und Kleinkinder sind besonders gefährdet. Neben einer saisonalen Häufung im Sommer werden diese Veränderungen durch den zunehmenden Ferntourismus sowie Winterurlaube im Hochgebirge seit längerem aber auch während der bei uns kälteren Jahreszeit gehäuft gesehen.

Unterschiede hinsichtlich der Geschlechtsverteilung sind nicht bekannt.

Die betroffenen Körperregionen variieren in Abhängigkeit vom Lebensalter der Kinder und von der Jahreszeit. Meist handelt es sich um Verbrennungen vom Grad I.

Zu über 90 Prozent ereignen sich Sonnenbrände bei Kindern in Gegenwart der Eltern bzw. einer Aufsichtsperson.

Pathogenese

Eine Dermatitis solaris wird durch den ultravioletten Anteil des Sonnenlichtes verursacht. Strahlung mit Wellenlängen von 290 bis 320 nm (UVB) führt bei übermäßiger Exposition zu phototoxischen Veränderungen an den epidermalen Keratinozyten und zu einer prostaglandinvermittelten Entzündungsreaktion. Die dadurch entstehende scharf begrenzte Rötung ist Folge einer Dilatation subepidermal gelegener Blutgefäße.

Auch durch die sehr viel energieärmere UVA-Strahlung (320–400 nm) kann eine Sonnenbrandreaktion provoziert werden. Allerdings sind hierzu so hohe Dosen notwendig, daß diese in der Regel nur durch künstliche Lichtquellen (z.B. Sonnenbänke) erreicht werden, die überwiegend längerwellige Strahlung emittieren.

Klinik

Intensität und zeitlicher Verlauf einer Dermatitis solaris sind u.a. direkt von der Strahlendosis abhängig.

Bei einem leichten Sonnenbrand entwikkelt sich 4–6 Stunden nach der Exposition ausschließlich in den exponierten Arealen eine scharf begrenzte Rötung der Haut, die nach 12–24 Stunden ihr Maximum erreicht und nach 72–120 Stunden wieder abklingt (Abbildung 33). Stärkere Sonnenbrände gehen mit einer früher einsetzenden, intensiveren Entzündungsreaktion einher und erreichen ihr Maximum oft erst nach 24–48 Stunden. Die Rötung der Haut wird von einem mehr oder weniger stark ausgeprägten Ödem und eventuell einer Bläschen- oder Blasenbildung begleitet.

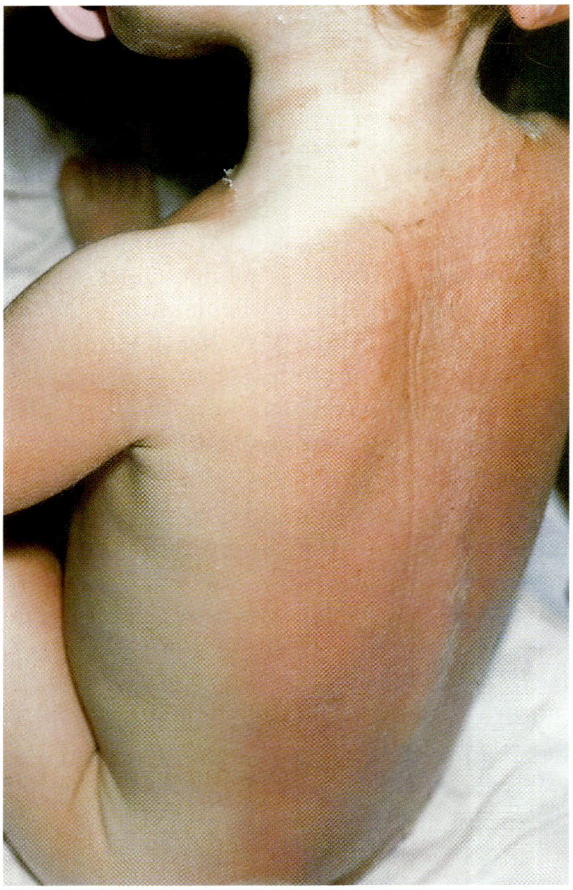

Abb. 33. Sonnenbrand 1. Grades. Scharf begrenztes, flächenhaftes Erythem am Rücken sowie den Oberarmen.

Je nach Schwere der Schädigung kommt es während der Abheilungsphase in den betroffenen Arealen entweder zu einer Pigmentierung der Haut oder zunächst zu einer Schuppung und einer damit verbundenen Abstoßung der sonnengeschädigten Epidermiszellen.

Bei schwereren Verbrennungen mit Blasenbildung geht das Entzündungsstadium vorerst in eine nässende Phase über, bevor die Schuppung einsetzt.

Komplikationen

Bei sehr hohen Expositionsdosen und/oder Kindern mit gering pigmentierter Haut (Typ I und II in Tabelle 31) kann es, wie auch bei thermischen Verbrennungen, zu narbig abheilenden Blasenbildungen kommen (Grad IIb).

Bei direkter intensiver Sonnenbestrahlung des ungeschützten Kopfes (Sonnenstich) treten gelegentlich Allgemeinsymptome wie Fieber, Schüttelfrost, Übelkeit, Kopfschmerzen und Nackensteifigkeit sowie Unruhe auf. In Extremfällen kann es zu einer Dekompensation der Wärmeregulation mit Bewußtseinseintrübung bis hin zu zerebralen Krämpfen und zum Kreislaufschock kommen.

Bei Säuglingen und Kleinkindern treten die Symptome oft mit einer zeitlichen Verzögerung auf, weshalb bei ihnen nach exzessiver Sonnenexposition eine intensive Überwachung auch während der Nacht gewährleistet sein muß.

Als Ausdruck der systemischen Beteiligung sind auch einige Laborparameter pathologisch verändert. Unter anderem finden sich oftmals eine Leukozytose und ein CRP-Anstieg. Bei ausgedehnter Dehydratation ist der Hämatokrit erhöht.

Subjektive Beschwerden

Die subjektiven Beschwerden sind vom Grad der Verbrennung abhängig und reichen von einer leichten Berührungsempfindlichkeit

Tabelle 31. UV-Empfindlichkeit der verschiedenen Hauttypen und Empfehlungen hinsichtlich des zu verwendenden Lichtschutzfaktors

Typ I	Sehr helle Haut, rötliche oder blonde Haare, oft blaue Augen und Sommersprossen, bräunt nie, verbrennt immer	Keltischer Typ	LSF 15–30
Typ II	Helle Haut, blonde Haare, blaue oder grüne Augen, gelegentlich Sommersprossen, geringe Bräunung, verbrennt leicht	Hellhäutiger Europäer	LSF 12–30
Typ III	Hellbraune Haut, dunkelblonde oder braune Haare, graue oder braune Augen, schnelle Bräunung, verbrennt gelegentlich	Dunkelhäutiger Europäer	LSF 8–15
Typ IV	Bräunliche Haut, dunkelbraunes bis schwarzes Haar, braune Augen, bräunt leicht, verbrennt selten	Mediteraner Typ	LSF 8–12
Typ V	Braune Haut, schwarzes Haar, dunkelbraune Augen, bräunt sehr leicht, verbrennt sehr selten	Asiaten, Nordafrikaner	LSF 6–8
Typ VI	Dunkelbraune Haut, schwarzes Haar, dunkelbraune Augen, bräunt extrem schnell, verbrennt fast nie	Schwarzafrikaner	LSF 2–4

und Juckreiz über ein Brennen bis hin zu starken Schmerzen. Sind größere Hautareale betroffen, klagen einige Patienten über ein generalisiertes Hitzegefühl.

Bei einem Sonnenstich können die oben beschriebenen Symptome auftreten.

Diagnose

Die Diagnose ergibt sich durch klinisches Bild und Anamnese und bereitet in der Regel keine Schwierigkeiten.

Therapie

In der Frühphase des Sonnenbrandes verschaffen feuchte Umschläge durch ihre kühlende Wirkung Erleichterung. Bei großflächigen Verbrennungen kann der Patient in nasse Tücher eingehüllt werden.

Wie auch bei thermischen Verbrennungen sollte die Kühlung, wenn nötig, über mehrere Stunden fortgeführt werden.

Anschließend wird die Therapie mit kühlenden Schüttelmixturen, wie etwa Lotio zinci oder Lotio alba aquosa, eventuell mit Zusatz von 5% Polidocanol oder mit einem mittelpotenten Glukokortikoid wie Prednicarbat (Dermatop® Creme) fortgeführt.

Zur Behandlung der Schmerzen empfiehlt sich die Verwendung von Paracetamol Suppositorien oder Saft (Paracetamol Lichtenstein®, ben-u-ron®). Kinder bis zum vollendeten ersten Lebensjahr oder einem Körpergewicht unter 10 kg erhalten 125 mg. Patienten bis zum 8. Lebensjahr bzw. bis 25 kg KG werden mit 250 mg Paracetamol behandelt, alle anderen erhalten 500 mg. Die Applikation der o.a. Dosen kann bei Bedarf alle 6 Stunden wiederholt werden.

Bereits vor dem Einsetzen der Schmerzen oral verabreichte Acetylsalicylsäure (ASS-ratiopharm®, ASS 500 Stada®) in einer Dosierung von 250 bis 500 mg bzw. topisch applizierte leichte bis mittelpotente Kortisonpräparate (z.B. Dermatop® Creme, Alfason® Creme) können die Entwicklung eines Sonnenbrandes durch Hemmung der Prostaglandinsynthese verhindern.

Sonnenbrände vom Grad II erfordern ein therapeutisches Vorgehen wie bei thermischen Verbrennungen gleichen Grades (siehe Verbrennungen). Auch hier sollte bei Befall größerer Körperareale an einen ausreichenden Tetanus-Impfschutz und an eine rechtzeitige antibiotische Behandlung beim Auftreten von Sekundärinfektionen gedacht werden.

Mögliche Nebenwirkungen und Kontraindikationen

Bei längerer Anwendung von Schüttelmixturen wie z.B. Lotio zinci kann die Haut in den behandelten Arealen stark austrocknen. In solchen Fällen empfiehlt es sich, die Behandlung durch eine rückfettende Therapie mit wirkstofffreien Externa (Excipial® Creme, Dermatop® Basiscreme, Wolff® Basiscreme halbfett) zu ergänzen.

Für die Anwendung von Acetylsalicylsäurepräparaten bestehen einige wichtige Kontraindikationen (siehe Verbrennungen), die unbedingt beachtet werden sollten.

Wichtige Verhaltensmaßnahmen

Einer Dermatitis solaris kann durch einen vernünftigen Umgang mit der Sonne und einigen einfachen Schutzmaßnahmen effektiv vorgebeugt werden.

Besonders zur Sommerzeit, und in subtropischen und tropischen Regionen generell, sollte darauf geachtet werden, daß sich Kinder während der Mittags- und frühen Nachmittagsstunden nicht direkt der Sonne aussetzen.

Bei der Säuglingshaut sind die natürlichen Schutzmechanismen noch nicht voll entwikkelt. Deshalb dürfen Kinder in diesem Alter nie der direkten Sonne exponiert werden. Kleinkinder sollten nur kurze Zeit in der Sonne bleiben und die an erythemwirksamer Strahlung reiche Mittagssonne grundsätzlich meiden.

Durch Textilien kann der Anteil an schädlichem ultraviolettem Licht deutlich minimiert werden. Allerdings ist deren Lichtschutzwirkung stark von Farbe und Webart abhängig. Als Faustregel gilt, daß weiße Stoffe und solche, die für sichtbares Licht durchlässig sind, nur wenig vor ultravioletter Strahlung schützen.

Da die Kopfbehaarung bei Säuglingen und Kleinkindern noch sehr spärlich ist, sollten sich Kinder dieser Altersgruppen nicht ohne Kopfbedeckung im Freien aufhalten.

Unverzichtbar für eine effektive Sonnenbrand-Prophylaxe sind Sonnenschutzmittel. Eine optimale Sonnencreme schützt vor UVA- und UVB-Strahlen, ist wasserfest, hat einen möglichst hohen Lichtschutzfaktor (LSF 15–30), der dem Pigmentierungstyp des Kindes angepaßt ist und ist frei von Parfümzusätzen und Konservierungsstoffen.

Sonnenschutzmittel enthalten entweder chemische, physikalische oder aber eine Kombination dieser beiden Filtersubstanzen. Chemische Filter haben den Nachteil, daß sie bei Kindern gelegentlich zu phototoxischen, photoallergischen oder kontaktallergischen Reaktionen führen. Deshalb eignen sich Sonnenschutzmittel mit physikalischen Filtern (Zinkoxyd, Titandioxyd), die auf sog. Mikropigmenten basieren (MicroSun®, Neutrogena® Sonne, Ilrido® Sonnenmilch für Kinder, Eucerin® Sun Sensitive), sehr viel besser.

Sonne, Wasser und Wind trocknen die Haut stark aus. Deshalb sollten besonders Kinder mit Neigung zur Sebostase am Abend mit einer rückfettenden Creme behandelt werden.

Nicht vergessen werden darf ein Lichtschutz der Lippen. Da das Lippenrot je nach Pigmentierungstyp keine oder nur sehr wenige Pigmente enthält, ist es durch die ultraviolette Strahlung besonders gefährdet. Lippenstifte mit Lichtschutzfaktoren bieten einen verläßlichen Schutz (Photoderm RPS Stick).

Einige Medikamente wie Tetrazykline oder Retinoide senken die Erythemschwelle und erhöhen dadurch das Risiko, einen Sonnenbrand zu erleiden. Deshalb sollten Eltern bei Verordnung derartiger Arzneimittel über diesen Sachverhalt aufgeklärt werden, um entsprechende Vorsichtsmaßnahmen treffen zu können.

Da ultraviolette Strahlung immunsupprimierend wirkt, kann es bei Patienten mit Virusinfekten (Herpes labialis, virale Kinderkrankheiten) zu einer Verschlechterung des Krankheitsbildes kommen. Dementsprechend ist auch in diesen Fällen ein vorsichtiger Umgang mit der Sonne notwendig.

Literatur

Baker G.E., Driscoll M.S., Wagner R.F.: Emergency department management of sunburn reactions. Cutis 61:209–211 (1998)

Böhm I.: Dermatitis solaris. Therapeutische Trends und Richtlinien. Der Deutsche Dermatologe 45:1116 (1997)

Braun-Falco O., Plewig G., Wolff H.H. (Hrsg.): Dermatologie und Venerologie. Physikalisch und chemisch bedingte Hauterkrankungen, 4. Auflage, 1. korrigierter Nachdruck. Springer, Berlin (1997)

Hoffmann K., Hoffmann A., Hanke D., Böhringer B., Schindling G., Schön U., Klotz M.L., Altmeyer P.: Sonnenschutz durch optimierte Stoffe. Der Hautarzt 49:10–16 (1998)

Hurwitz S.: Clinical Pediatric Dermatology. Photosensitivity and Photoreactions, 2nd ed. W.B. Saunders, Philadelphia (1993)

Isselbacher K.J., Podolsky D.K.: Infiltrative and metabolic diseases affecting the liver. In: Wilson JD, Braunwald E, Isselbacher KL, Petersdorf RG, Martin JB, Fauci AS, Root RK (eds.) Harrison's Principles of Internal Medicine, pp. 1352–1355, 12th ed. McGraw-Hill, New York (1991)

Kind und Sonne. TW Dermatologie Kompakt. Sonderheft Mai 1997. G. Braun Fachverlage (1997)

Kapitel 13 Pityriasis lichenoides

C. Schnopp, T. Schmidt

Epidemiologie

Angaben zur Häufigkeit der Pityriasis lichenoides-Erkrankungen fehlen. Es erkranken v.a. Kinder ohne Geschlechtspräferenz im Alter von 5 bis 12 Jahren. Daneben wird die Erkrankung auch bei jungen Erwachsenen beobachtet.

Pathogenese

Die Ätiologie der Erkrankung ist bislang ungeklärt. Es wird eine infektallergisch bedingte kutane Vaskulitis diskutiert, wobei zumeist Virusinfektionen als Auslöser verantwortlich zeichnen.

Klinik

Zwei unterschiedliche Stadien bestimmen das Bild. Die das akute Stadium kennzeichnenden Veränderungen sind rötliche Papeln, die eine zentrale Nekrose aufweisen können (Abbildung 34). Die Abheilung erfolgt häufig unter Hinterlassung varioliformer Närbchen. Überwiegen diese Hautveränderungen, wird das Krankheitsbild als *Pityriasis lichenoides et varioliformis acuta (PLEVA)* bezeichnet. Bei der *Pityriasis lichenoides chronica (PLC)* sind die Hautveränderungen weniger prominent. Es überwiegen kleine, wenig entzündliche Papeln, die charakteristischerweise von einer zentralen Schuppe (Oblatenschuppe) bedeckt sind, die häufig abgezogen werden kann und dann an der entsprechenden Stelle lediglich eine Hypo-, manchmal auch eine Hyperpigmentierung hinterläßt (Abbildung 35).

Häufig finden sich bei den erkrankten Kindern gleichzeitig sowohl die charakteristischen Hautveränderungen einer PLEVA als auch PLC, so daß diese beiden Krankheitsbilder heute als polare Enden eines klinischen Spektrums aufgefaßt werden (Abbildung 36). Die Hautveränderungen können bei der PLC vielfach über Jahre hinweg persistieren und bevorzugen Stamm und proximale Extremitätenabschnitte.

Subjektive Beschwerden

Obwohl die Hautveränderungen teilweise sehr ausgeprägt imponieren können, fehlen subjektive Symptome oft vollständig. Gelegentlich werden v.a. beim initialen Auftreten von Hautveränderungen im Sinne einer PLEVA Fieber und Lymphknotenschwellungen beobachtet.

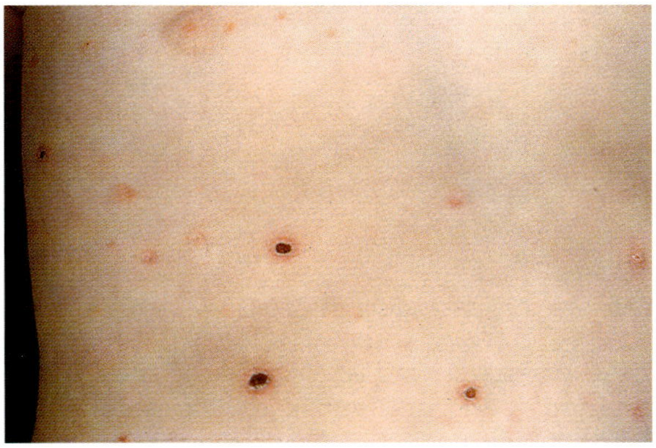

Abb. 34. Pityriasis lichenoides acuta et varioliformis. Disseminierte Aussaat von kleinen rötlichen Papeln sowie leicht infiltrierter Erytheme mit diskreter Schuppung und z.T. zentraler Nekrose.

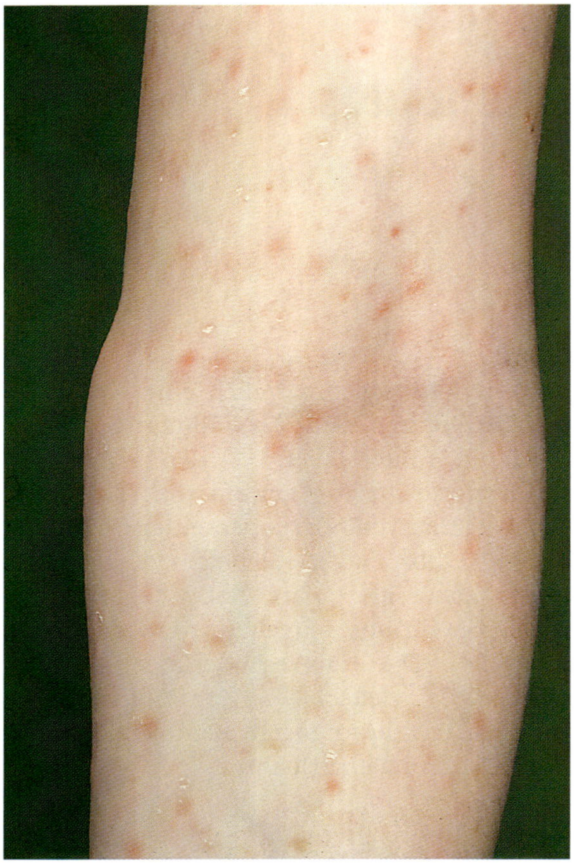

Abb. 35. Pityriasis lichenoides chronica. Disseminierte Aussaat blasser unscharf begrenzter Erytheme, die teilweise von einer mittellamellösen Schuppung bedeckt sind.

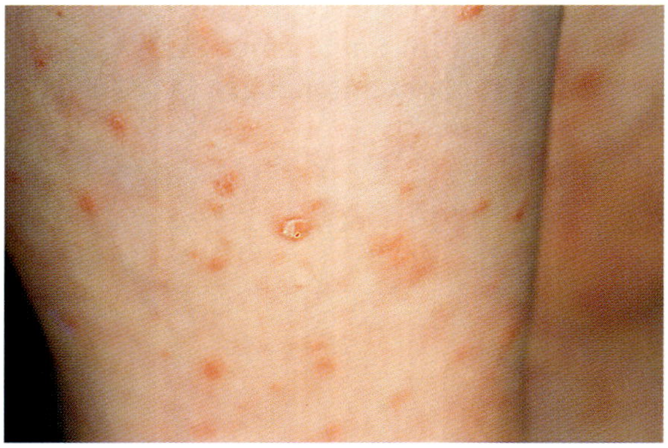

Abb. 36. Pityriasis lichenoides acuta et varioliformis mit Übergang in Pityriasis lichenoides chronica. Neben noch stärker entzündlichen und infiltrierten auch blasse Erytheme, die vereinzelt die charakteristische oblatenartige Schuppung aufweisen.

Diagnose

Die Diagnose wird klinisch gestellt und berücksichtigt das Vorliegen typischer Hauterscheinungen bei ansonsten gesunder Kinder. Spezifische, die Diagnose erhärtende Laboruntersuchungen gibt es nicht. Auf die Entnahme einer Hautprobe zur histopathologischen Untersuchung kann in der Regel verzichtet werden.

Differentialdiagnose

Neben den in Tabelle 32 aufgeführten Differentialdiagnosen stellt die lymphomatoide Papulose eine weitere differentialdiagnostisch abzugrenzende Erkrankung dar. Die Erkrankung ist viel seltener und stellt eine Rarität bei Kindern unter 10 Jahren dar. Die ebenfalls bei ungestörtem Allgemeinbefinden auftretenden rotbraunen, nekrotischen Papeln bleiben bis zu 8 Wochen bestehen, bevor sie sich spontan zurückbilden. Insgesamt ist die Zahl der Hautveränderungen geringer als bei der PLEVA. Der Verlauf ist hochchro-

Tabelle 32. Differentialdiagnosen und wichtige Unterscheidungshilfen zu Pityriasis lichenoides-Erkrankungen

Diagnose	Abgrenzung zu Pityriasis lichenoides-Erkrankungen
■ **Lichen ruber**	Papeln in der Regel ohne epidermale Beteiligung und ohne nekrotisches Zentrum; Hautveränderungen gewöhnlich mit starkem Juckreiz einhergehend
■ **Pityriasis rosea**	Hautveränderungen durch randständige, colleretteartige Schuppenkrause gekennzeichnet; typischer Verlauf in den Hautspaltlinien; häufig initial Auftreten eines Primärmedaillons
■ **Psoriasis vulgaris vom exanthematischen Typ**	Häufig positive Familienanamnese; Infektionen des oberen Respirationstraktes oft vorausgehend; Juckreiz in der Regel ausgeprägt; Befall auch des Gesichtes und der Kopfhaut häufig; Fehlen der zentralen Nekrosen bei den Einzelläsionen

Tabelle 33. Therapie der Pityriasis lichenoides-Erkrankungen

■ **Abwartendes Vorgehen**	Bei fehlender Allgemeinsymptomatik Verzicht auf eine Behandlung nach entsprechender Aufklärung der Eltern über Erkrankungsursachen und Prognose
■ **Topische Glukokortikosteroide**	Einzelne, stärker entzündliche Läsionen sprechen auf eine topische Behandlung mit Glukokortikosteroiden (Dermatop® Creme, Alfason® Creme, Ecural® Fettcreme) an, die täglich einmal, am besten abends appliziert werden
■ **UV-Behandlung**	Bei entsprechendem Leidensdruck führt ein 3-wöchiger Aufenthalt in einer sonnenreichen Gegend, z.B. der Mittelmeerraum, häufig zur Abheilung. Alternativ ist eine photodermatologische Behandlung mittels 311 nm-Schmal- oder UVB-Breitspektrum für 4–6 Wochen möglich.
■ **Makrolidgabe**	Erythromycin (Paediathrocin®) für 4–8 Wochen oder Roxithromycin (Rulid®) für 14 Tage, insbesondere falls eine Verschlechterung der Hautveränderungen im Rahmen von Infekten beobachtet wird

nisch. In Zweifelsfällen ist eine Biopsie mit nachfolgender immunhistochemischer Aufarbeitung indiziert, die bei der lymphomatoiden Papulose ein feingeweblich malignes Bild mit dichten, scharf abgegrenzten T-Helfer-Zell-Infiltraten mit atypischen, monozytoiden Lymphozyten zeigt.

Therapie

Nach erfolgter Aufklärung der häufig sehr beunruhigten Eltern über Ursache und Prognose der Erkrankung wird in vielen Fällen auf eine aktive Behandlung verzichtet (Tabelle 33). Wiedervorstellungen in halbjährlichen Abständen sind sinnvoll. Einzelne juckende Hautveränderungen sprechen gut auf eine topische Behandlung mit Glukokortikoiden (Dermatop® Creme, Alfason® Creme, Ecural® Fettcreme) an (Tabelle 33).

Bei disseminiertem Befall und Leidensdruck, der seine Ursachen häufig in der Reaktion der Schul- und Spielkameraden hat, ist die Empfehlung eines Urlaubes in einer sonnenreichen Gegend (z.B. im Mittelmeerraum) sinnvoll und vielfach erfolgreich. Steht eine solche Möglichkeit innerhalb eines überschaubaren Zeitraumes nicht zur Verfügung, kann auch eine photodermatologische Behandlung zur Anwendung kommen. Die Bestrahlung mit dem UVB-311nm-Schmalspektrum bzw. UVB-Breitspektrum führt innerhalb von 4 bis 6 Wochen häufig zur Abheilung der Hautveränderungen. Insbesondere bei Auftreten oder Verschlechterung der Hautveränderungen im Rahmen von Infektionen ist eine orale Behandlung mit Erythromycin oder einem neueren Makrolidantibiotikum indiziert, wobei neben der direkt antibiotischen Wirkung wahrscheinlich auch der anti-inflammatorische Effekt der Makrolide für den Therapieerfolg verantwortlich ist.

Literatur

Fölster-Holst R.: Parapsoriasisgruppe, S. 479–483. In: Traupe H., Hamm H. (Hrsg.) Pädiatrische Dermatologie. Springer, Berlin (1999)

Gelmetti C., Rigoni C., Alessi E., Ermacora E., Berti E., Caputo R.: Pityriasis lichenoides in children: a long-term follow-up of eighty-nine cases. Journal of the American Academy of Dermatology 23:473–478 (1990)

Romani J., Puig L., Fernandez-Figueras M., de Moragas J.M.: Pityriasis lichenoides in children: clinicopathologic review of 22 patients. Pediatric Dermatology 15:1–6 (1998)

Truhan A.P., Herbert A.A., Esterly N.B.: Pityriasis lichenoides in children: therapeutic response to erythromycin. Journal of the American Academy of Dermatology 15:66–70 (1986)

KAPITEL 14

Pityriasis rosea

M. MÖHRENSCHLAGER

Epidemiologie

Die Pityriasis rosea ist eine benigne, ubiquitäre, akute, selbstlimitierte papulosquamöse Hauterkrankung, welche etwa bei 2% der Patienten einer dermatologischen Poliklinik beobachtet werden kann. Obwohl die Erkrankung in jedem Lebensalter auftreten kann, finden sich die Inzidenzmaxima bei Teenagern und Erwachsenen bis 35 Jahre. Etwas bevorzugt scheint das weibliche Geschlecht betroffen zu sein. Im Frühjahr, Herbst und Winter läßt sich eine Häufung der Krankheitsfälle beobachten.

Pathogenese

Diese ist bis heute unklar. Diskutiert wird ein virales (z.B. Humanes Herpes Virus 7) oder anderes infektiöses Agens, Autoimmunphänomene, eine Induzierung durch Medikamenteneinnahme oder psychogene Faktoren.

Klinik

Das klinische Bild ist in der Mehrzahl der Fälle charakteristisch, kann jedoch bei atypischen Verläufen auch große differentialdiagnostische Probleme bereiten.

Typischerweise findet sich in über 50% der Fälle zunächst eine singuläre, scharf begrenzte hellrote Macula oder Papel am Nacken oder Stamm. An den nachfolgenden Tagen kommt es infolge Größenzunahme zur Ausbildung eines lachsfarbenen ovalen Flecks oder Plaques von 2 bis 10 cm Durchmesser, der als „Primärplaque", „Primärmedaillon" oder „herald patch" bezeichnet wird (Abbildung 37). Dieser weist ein gering eingesunkenes Zentrum mit pityriasiformer Schuppung auf. Die häufig gering erhöhte Randzone zeigt nicht selten eine dem Zentrum zugekehrte Schuppenkrause („Collerette"). Selten kommt es zur Ausbildung mehrerer Primärplaques.

Sieben bis vierzehn Tage nach Auftreten des Primärplaque (Zeitspanne einige Stunden bis zu drei Monaten) entstehen multiple, ovaläre, 0,5 bis 1,5 cm durchmessende Maculae, Papeln und Plaques in bilateraler symmetrischer Anordnung unter Betonung des Stamms und der proximalen Extremitäten (Abbildung 38). Die unterschiedlich großen, scharf begrenzten hellroten Herde weisen ebenso wie das Primärmedaillon eine zentrale pityriasiforme Schuppung, z.T. auch eine Zigarettenpapierartige pseudoatrophische Fältelung sowie eine randständige Colleretteschuppung auf.

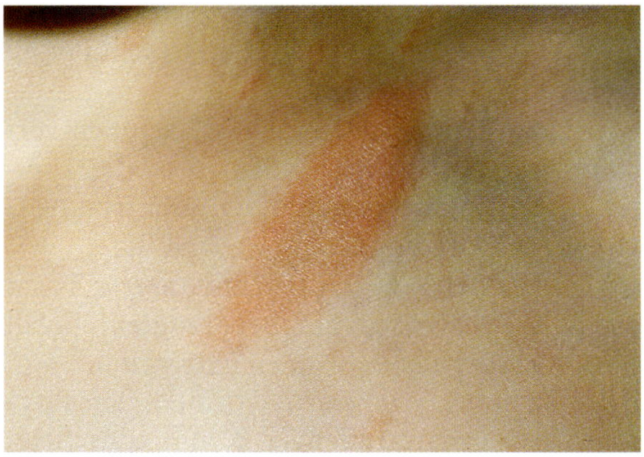

Abb. 37. Pityriasis rosea. Primärplaque. In den Hautspaltlinien angeordnetes, gering infiltriertes, schuppendes Erythem.

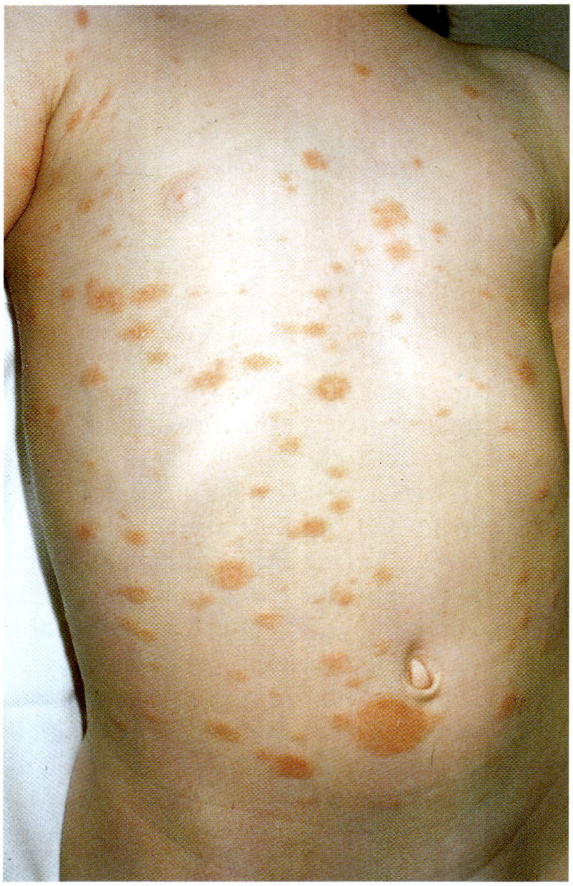

Abb. 38. Pityriasis rosea. Disseminierte Aussaat ein- bis zweimarkstückgroßer blasser Erytheme mit nach außen gerichteter halskrausenartiger Schuppung.

Im Rahmen seltener atypischer Verläufe können – insbesondere bei kleinen Kindern – Papeln, Vesikel, Pusteln, Urticae, Purpura-ähnliche Veränderungen, Bullae und lichenoide Läsionen das klinische Bild beherrschen, wobei die charakteristische Colleretteschuppung fehlen kann.

Die Längsachse der ovalären Läsionen verläuft in den Hautspaltlinien, was die typische „Tannenbaumanordnung" der Hautveränderungen bedingt.

Gehäuft bei Kindern tritt die inverse Form der Pityriasis rosea mit bevorzugtem Befall des Gesichts und der distalen Extremitäten auf.

Selten sind lokalisierte Formen der Pityriasis rosea anzutreffen (z.B. mit umschriebenem Befall der unteren Abdomenhälfte, des Kopfes oder von Palmae und Plantae).

Abortivformen mit Limitierung der Hautveränderungen auf das Auftreten des Primärmedaillons werden berichtet ebenso wie eine unilaterale Verteilung der Eruptionen.

Bei der Pityriasis gigantea finden sich wenige großflächige Herde. Die Konfluenz der großflächigen Herde kennzeichnet die seltene Pityriasis circinata et marginata.

Etwa zwei Wochen nach Beginn des Auftretens der ersten Hautveränderungen an Stamm und Extremitäten können neue Herde aufschießen. Die vollständige Abheilung erfolgt meist in weiteren zwei bis vier Wochen. Verläufe über mehrere Monate sind dennoch möglich. Eine erneute Erkrankung des gleichen Individuums ist selten, jedoch nicht ausgeschlossen. Postinflammatorische Hyper- und Hypopigmentierungen können zurückbleiben.

Eine Beteiligung der Mundschleimhaut, insbesondere bei Kindern mit ausgedehntem Hautbefall wird gesehen. Punktförmige Hämorrhagien, Ulzerationen, erythematöse Maculae und Plaques, Vesikel sowie Bullae können hierbei auftreten.

Subjektive Beschwerden

Auch bei ausgedehnten Hautveränderungen können subjektive Beschwerden fehlen. In diesen Fällen erfolgt die Vorstellung beim Arzt lediglich aus einem Gefühl der Beunruhigung über die bislang nicht gekannten Hautveränderungen.

Jeder 4. Patient klagt über Pruritus, der teilweise sehr intensiv sein kann. In etwa 5% der Fälle gehen den Hautveränderungen Zephalgien, gastrointestinale Beschwerden, Fieber, Unwohlsein und Arthralgien voraus. Die Mundschleimhautveränderungen sind in der Regel symptomlos.

Diagnose

Die Diagnose kann aufgrund von Anamnese und klinischem Bild gestellt werden. Insbesondere das Auftreten eines Primärmedaillons ist diagnoseweisend.

Differentialdiagnose

In typischen Fällen bereitet das Erkennen der Erkrankung kein Problem. Jedoch wird die Pityriasis rosea wie die Lyme-Borreliose und die früher sehr häufige Syphilis als dermatologisches „Chamäleon" bezeichnet, wodurch die Vielgestaltigkeit des klinischen Bildes zum Ausdruck gebracht wird. Tabelle 34 nennt die wichtigsten Differentialdiagnosen. Laborchemische Untersuchungen können zur Abgrenzung gegenüber bakteriellen oder viralen Erkrankungen in Einzelfällen sinnvoll sein (z. B. TPHA-Test bei Verdacht auf *Treponema pallidum*-Infektion).

Therapie

Die Behandlung der Pityriasis rosea hat dem selbstlimitierten Charakter der Erkrankung Rechnung zu tragen. Patient und Eltern sollten über den gutartigen Verlauf der Krankheit informiert werden. Auch ein großflächiger Befall kann bei fehlenden subjektiven Beschwerden eine zuwartende Haltung rechtfertigen (Tabelle 35).

Da die Pityriasis rosea eine irritierbare Dermatose darstellt, sollten äußere Einflüsse wie der Gebrauch von parfümierten Seifen oder das Tragen beengender Kleidung aus synthetischen Materialien vermieden werden. Auch das übermäßige Duschen kann irritierend wirken und sollte auf 2- bis 3mal die

Tabelle 34. Differentialdiagnosen und wichtige Unterscheidungshilfen zur Pityriasis rosea

Diagnose	Abgrenzung zur Pityriasis rosea
■ **Tinea corporis**	Erythematöse, schuppende Herde mit zentraler Abheilung und peripherem Fortschreiten; keine Beziehung zum Verlauf der Hautspaltlinien; anamnestisch häufig vorausgehender Tierkontakt (z. B. Katze, Meerschweinchen); positiver nativer und kultureller Pilznachweis; keine Beziehung zum Verlauf der Hautspaltlinien
■ **Psoriasis punctata/guttata**	Anamnestisch häufig nach Streptokokkeninfektion der oberen Luftwege, nach Influenza- oder Masernvirusinfekt; relativ uniforme silbrig-weiße Schuppung; positives Kerzenfleckphänomen, Phänomen des letzten Häutchens und Phänomen der punktförmigen Blutung; keine Beziehung zum Verlauf der Hautspaltlinien
■ **Nummuläres Ekzem**	Initial eher rundlicher Herd mit Papulovesikeln, welcher nach deren Zerplatzen nässt; Ausbildung von gelblichen Krusten und Schuppenkrusten; Prädilektionsstellen der Herde sind u.a. die Unterschenkel; Beginn häufig an Handrücken und Unterarmen; keine Schleimhautbeteiligung; keine Beziehung zum Verlauf der Hautspaltlinien
■ **Sekundäre Syphilis**	Anamnestischer Hinweis auf Primäraffekt und nicht schmerzhaften Bubo; makulöses Syphilid der Lues II mit monomorphen, meist rundlichen, linsengroßen, eher unscharf begrenzten, rostbraunen Maculae; häufiger Befall von Palmae und Plantae; meist generalisierte Lymphadenopathie; positiver Nachweis von *Treponema pallidum* (z. B. FTA-ABS-Test)
■ **Lichen ruber planus**	Rötlich-bläuliche, bis reiskorngroße polygonale Papeln mit typischem Wickham-Phänomen; Prädilektionsstellen u.a. Beugeflächen der Handgelenke, Unterarme und seitliche Halsregion; oft ausgeprägter Juckreiz; keine Beziehung zum Verlauf der Hautspaltlinien
■ **Seborrhoisches Ekzem**	Umschriebene Herde mit entzündlicher Rötung und fettiger, gelblicher pityriasiformer Schuppung oder Schuppenkrustenauflagerungen, bevorzugt am Capillitium, zentrofazial, retroaurikulär, vordere und hintere Schweißrinne; fehlende Beteiligung der Mundschleimhaut; keine Beziehung zum Verlauf der Hautspaltlinien
■ **Virusexantheme**	Meist fehlende Schuppung; häufig Fieber und Lymphadenopathie; spezifischer serologischer Antikörpernachweis (z. B. ELISA); keine Beziehung zum Verlauf der Hautspaltlinien
■ **Pityriasis rosea – ähnliches Arzneimittelexanthem**	Häufig zahlreiche, kleine Herde meist ohne epidermale Beteiligung; anamnestisch Medikamenteneinnahme; Abgrenzung meist schwierig

Tabelle 35. Die Behandlung der Pityriasis rosea im Kindesalter

Krankheitsausprägung	Therapie*
■ **Fehlende subjektive Beschwerden**	KEINE, falls nach eingehender Aufklärung des Kindes bzw. seiner Eltern über Krankheitsursachen und -verlauf ein solches Vorgehen akzeptiert wird
■ **Wenige juckende Herde**	Prednicarbat (Dermatop® Creme)- bzw. Mometasonfuroat (Ecural® Fettcreme)-haltige Externa 1×tgl. +Lotio alba aquosa
■ **Zahlreiche juckende Herde**	Prednicarbat (Dermatop® Creme)- bzw. Mometasonfuroat (Ecural® Fettcreme)-haltige Externa 1×tgl. +Lotio alba aquosa; zusätzlich Dimetindenmaleat-(Fenistil® Sirup)- oder Doxylaminsuccinat-(Mereprine® Sirup)-haltiges Antihistaminikum
■ **Generalisiert, sehr starker Juckreiz**	Methylprednisolon (z.B. Urbason® Tabletten), initial 0,5 mg/kg KG für 3 Tage, anschließend 0,25 mg/kg KG für weitere 3 Tage; zusätzlich Dimetindenmaleat (Fenistil® Sirup) oder Doxylaminsuccinat (Mereprine® Sirup)-haltiges Antihistaminikum

* In allen Fällen von Pityriasis rosea empfehlen sich als sinnvolle unterstützende Maßnahmen:
Gehäuftes Baden/Duschen vermeiden
Regelmäßige Hautpflege mit Basisexterna (z.B. Excipial® Creme, Wolff® Basis Creme halbfett, Neribas® Creme, Alfason® Basis CreSa, Excipial® Fettcreme, Sebexol® Creme-Lotio, Unguentum emulsificans aquosum).

Woche beschränkt werden. Da die Haut der Patienten häufig sebostatisch ist, ist eine unterstützende adjuvante Basistherapie, beispielsweise mit Excipial® Creme, Wolff® Basis Creme halbfett, Sebexol® Creme-Lotio oder Unguentum emulsificans aquosum sinnvoll.

Juckende, ekzematisierte Hautveränderungen bedürfen dagegen einer Behandlung. Mittel der ersten Wahl sind hierbei die topische Applikation von Glukokortikoiden (Tabelle 35). Zur Anwendung kommt die stadiengerechte Auftragung von Steroiden der Klasse II bis III (nach Niedner) wie beispielsweise Hydrocortison 17-butyrat (Alfason® Creme) oder Mometasonfuroat- (Ecural® Fettcreme)-haltige Externa. Juckreizlindernd kann zusätzlich auf die Herde eine Zinkschüttelmixtur (Lotio alba aquosa) aufgetragen werden. Zum Abduschen empfehlen wir ein Polidocanol-haltiges Duschbad mit rückfettender Komponente (z.B. Eucerin® Lipid-Duschöl mit 2% Polidocanol), das 2- bis 3mal wöchentlich eingesetzt werden kann.

Bei ausgeprägtem Juckreiz empfiehlt sich zusätzlich die systemische Gabe von Antihistaminika mit sedierender Wirkung, wobei sich bei Kindern Dimetindenmaleat (Fenistil® Sirup) oder Doxylaminsuccinat (Mereprine® Sirup) bewährt haben.

Ausgeprägte Läsionen des Mundraumes therapieren wir mit topischer Applikation von z.B. Triamcinolonacetonid-haltiger Haftsalbe (Volon®-A Haftsalbe) bis zur beginnenden Rückbildung der Schleimhautveränderungen.

Bei generalisiert verlaufenden, mit starkem Juckreiz einhergehenden Hautveränderungen kann auch eine orale Glukokortikoidbehandlung indiziert sein. Die Dosierung von 0,5 mg/kg KG Methylprednisolon (z.B. Urbason® Tabletten) täglich für 3 Tage und weiterer Gabe von 0,25 mg/kg KG täglich für weitere 3 Tage führt in der Regel zu einer dramatischen Besserung des Krankheitsbildes und fehlendem Rebound nach Beendigung der Steroidbehandlung.

Bei Patienten mit unmittelbar vorausgehender Infektion der oberen Atemwege sowie erhöhtem Akute-Phase-Protein im Serum konnte in einer Plazebo-kontrollierten, doppelblinden, randomisierten Studie unter Erythromycin 25–40 mg/kg KG/d, aufgeteilt in 4 Tagesdosen, über 14 Tage eine gegenüber der unbehandelten Kontrollgruppe signifikant erhöhte Anzahl vollständiger Abheilungen innerhalb von 6 Wochen bei Kindern gesehen werden. Weitere Studien müssen diesen interessanten Therapieansatz bestätigen, ehe generell ein derartiges Therapieregime empfohlen werden kann.

Eine UVB-Phototherapie im Kindesalter erachten wir als nicht indiziert.

Literatur

Allen R.A., Janniger C.K., Schwartz R.A.: Pityriasis rosea. Cutis 56:198–202 (1995)

Arndt K.A., Paul B.S., Stern R.S., Parrish J.A.: Treatment of pityriasis rosea with UV radiation. Archives of Dermatology 119:381–382 (1983)

Björnberg A.: Pityriasis rosea, pp. 1117–1128. In: Fitzpatrick T.B., Eisen A.Z., Wolff K. et al. (eds.) Dermatology in General Medicine. McGraw-Hill, New York (1993)

Björnberg A., Hellgren L.: Pityriasis rosea. A statistical, clinical and laboratory investigation of 826 patients and matched healthy controls. Acta Dermato-Venereologica 42 (Suppl 50):1–68 (1962)

Karzon D.T., Hayner N.S., Winkelstein W. Jr., Barron A.L.: An epidemic of aseptic meningitis syndrome due to Echo virus type 6: a clinical study of Echo 6 infection. Pediatrics 29:418–431 (1962)

Korting H.C.: Dermatotherapie. Springer, Berlin (1995)

Leenutaphong V., Jiamton S.: UVB phototherapy for pityriasis rosea: a bilateral comparison study. Journal of the American Academy of Dermatology 33:996–999 (1995)

Leonforte J.F.: Pityriasis rosea: exacerbation with corticosteroid treatment. Dermatology 163:480–481 (1980)

Niedner R.: Glukokortikosteroide in der Dermatologie. Deutsches Ärzteblatt 93:A-2868–2872 (1996)

Parsons J.M.: Pityriasis rosea update 1986. Journal of the American Academy of Dermatology 15:159–167 (1986)

Prinz J.: Pityriasis rosea, S. 540–541. In: Braun-Falco O., Plewig G., Wolff H.H. (Hrsg.) Dermatologie und Venerologie, 4. Auflage, 1. korrigierter Nachdruck. Springer, Berlin (1997)

Rubins S., Janniger C.K., Schwartz R.A.: Congenital and early acquired syphilis. Cutis 56:132–136 (1995)

Sherma P.K., Yadav T.P., Gautam R.K., Taneja N., Satyanarayana L.: Erythromycin in pityriasis rosea: a double blind, placebo-controlled clinical trial. Journal of the American Academy of Dermatology 42:241–244 (2000)

KAPITEL 15

Psoriasis vulgaris

K. Brockow

Epidemiologie

Die Psoriasis vulgaris gehört mit einer Prävalenz von 1–2% zu den häufigsten Hautkrankheiten. Auch die kindliche Psoriasis ist keine seltene Erkrankung. Die Erstmanifestation liegt bei Kindern im Mittel bei etwa acht Jahren; ein Auftreten vor dem zweiten Lebensjahr ist selten. Mädchen sind im Gegensatz zu den Erwachsenen im Kindesalter häufiger betroffen als Jungen, wobei bei etwa 25% der Betroffenen die Psoriasis bis zum 15. Lebensjahr erstmalig auftritt. Eine positive Familienanamnese findet man in über der Hälfte aller Fälle. Kinder mit einem frühen Beginn der Erkrankung und initialem Befall von Stamm und Gesicht weisen zumeist einen schwereren Krankheitsverlauf auf.

Pathogenese

Obwohl in den letzten Jahren große Fortschritte, v.a. auf dem Gebiet der Immunologie gemacht wurden, ist die Pathogenese der Erkrankung bis heute nicht vollständig geklärt. Die die Erkrankung charakterisierende epidermale Hyperproliferation und Differenzierungsstörung ist Folge einer komplexen, durch die TH1-Zelle dominierten Entzündungsreaktion.

Klinik

Die Hauterscheinungen sind gekennzeichnet durch scharf begrenzte, gerötete Plaques unterschiedlicher Konfiguration mit charakteristischer silbrig-grauer Schuppung. Die klinische Variabilität der Erkrankung ist sehr groß. In vielen Fällen finden sich lediglich einige wenige charakteristische erythematosquamöse Läsionen bevorzugt an den Prädilektionsstellen, zu denen die Ellenbogen, Knie, Lendenregion, der behaarte Kopf (Abbildung 39) sowie der retroaurikuläre Bereich gehören. Daneben können jedoch auch disseminierte, tropfenförmige Herde (Psoriasis guttata, oft bei der akut-exanthematischen Psoriasis), die zu großen Arealen konfluieren können (Abbildung 40) oder sich auf das gesamte Integument ausbreiten (psoriatische Erythrodermie), das klinische Bild bestimmen. Der Verlauf ist chronisch. Im Kindesalter finden sich zumeist nummuläre Herde, aber auch oft eine Psoriasis guttata, die häufig in Assoziation mit einer Streptokokkeninfektion auftritt. Die häufigsten Lokalisationen sind der behaarte Kopf und das Gesicht. Nagelbeteiligung und Befall der Hand- und Fußsohlen sowie pustulöse, erythrodermatische Formen oder eine psoriatische Arthropathie treten dagegen im Kindesalter selten auf.

Subjektive Beschwerden

Die Hautveränderungen sind in 20–40% der Fälle mit Juckreiz verbunden, wobei die Stärke individuell sehr unterschiedlich sein kann.

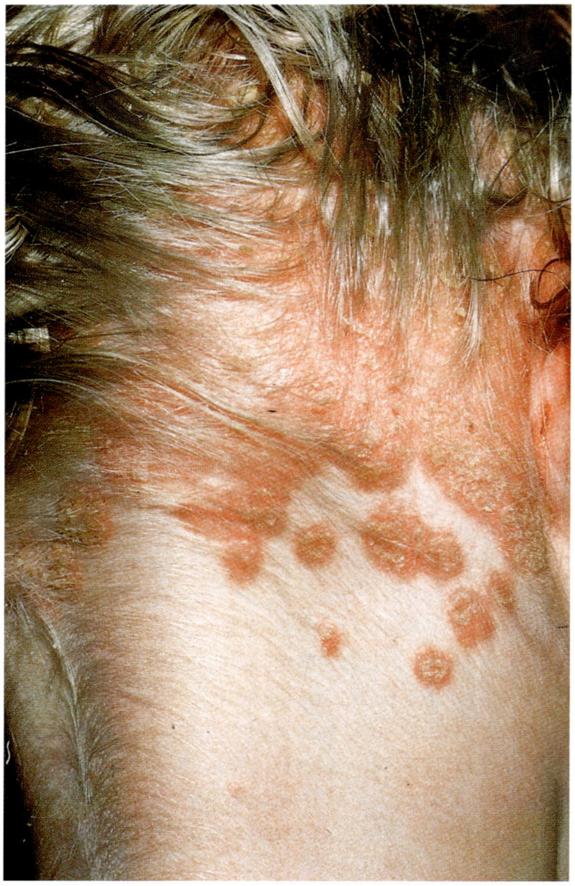

Abb. 39. Psoriasis vulgaris. Im Bereich der Kopfhaut mit Übergang auf den Nacken teils flächenhafte, teils disseminierte Erytheme, die teilweise eine weißliche Schuppung zeigen, teilweise seröse Krustenauflagerungen aufweisen.

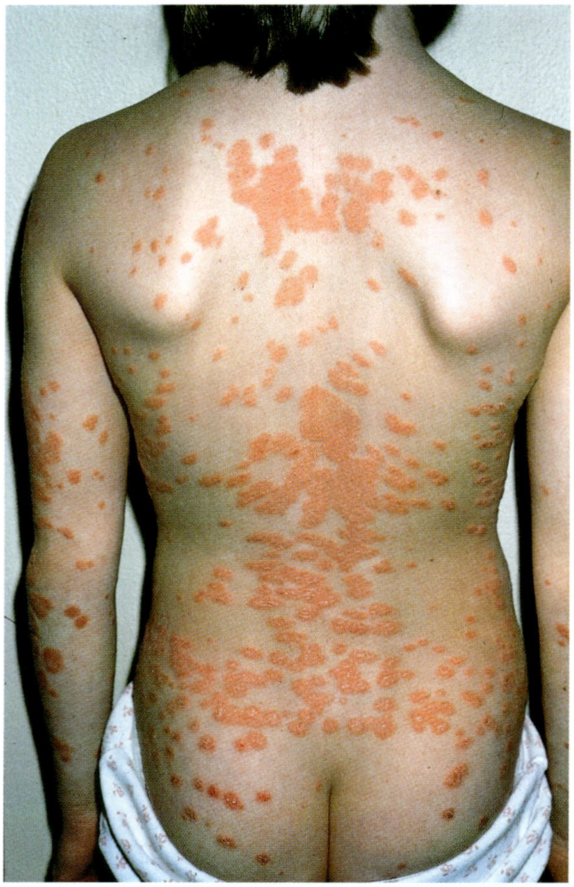

Abb. 40. Psoriasis vulgaris. Disseminiert am Stamm sowie den Armstreckseiten, teilweise zu größeren Arealen konfluierende, scharf begrenzte, gering infiltrierte Erytheme, die vereinzelt von einer silbrigen Schuppung bedeckt sind.

Diagnose

Die Diagnose ist in typischen Fällen einfach und erfolgt klinisch. Eine histopathologische Diagnosesicherung ist nur in Ausnahmefällen indiziert.

In der Anamnese ist nach schuppenden Hautveränderungen bei Verwandten zu fragen. Bei Psoriasisverdacht sollten der behaarte Kopf, Gehörgänge, Ellenbogen, Lendenregion, Nabel- und Perianalregion, Penis, Knie und Nägel nach spezifischen Veränderungen untersucht werden. In einer typischen Plaque lassen sich die Psoriasisphänomene auslösen: Nach dem Kratzen mit einer Kürette erscheint zunächst das Kerzentropfphänomen (wachsartige Schuppen), dann das Phänomen des letzten Häutchens (letzte Epidermisschicht vor den Papillenspitzen) und schließlich kleine Blutstropfen, das Phänomen des blutigen Taus.

Differentialdiagnose

Bei vorwiegendem Befall des Rumpfes ist differentialdiagnostisch besonders an ein psoriasiformes Ekzem, eine Pityriasis lichenoides chronica, Pityriasis rosea oder eine Pityriasis rubra pilaris zu denken. Auch eine sekundäre Syphilis oder Tinea corporis können erythematosquamöse Hautveränderungen hervorrufen (Tabelle 36).

Tabelle 36. Differentialdiagnosen und wichtige Unterscheidungshilfen zur Psoriasis vulgaris im Kindesalter

Diagnose	Abgrenzung zur Psoriasis vulgaris
■ **Lichen ruber planus**	Livide polygonale Papeln; oft Mundschleimhautbeteiligung; keine Schuppung; starker Juckreiz
■ **Pityriasis rosea**	Feine randständige Schuppenkrause; größere Primärplaque geht Eruption häufig voraus
■ **Seborrhoisches Ekzem**	Fettige Schuppung am behaarten Kopf; oft Befall der Augenbrauen und Nasenwinkel
■ **Pityriasis lichenoides chronica**	Kleinfleckige Erytheme am Stamm mit nach dem Kratzen sichtbarer feiner oblatenartiger Schuppung
■ **Pityriasis rubra pilaris**	Perifollikuläre Erytheme mit keratotischen Papeln; gelegentlich flächenhafte, gelblich-rote Erytheme mit Inseln unbefallener Haut; feine Schuppung
■ **Syphilis (Sekundärstadium)**	Disseminierte kleine symmetrische, schuppende Papeln; gelegentlich mit bestehendem Primäraffekt; Schleimhautbefall; Haarausfall oder Allgemeinveränderungen; Psoriasisphänomene negativ; kein Juckreiz; Serologie positiv
■ **Tinea corporis**	Juckende anuläre oder nummuläre Erytheme mit randständiger feiner Schuppung; positiver nativer und kultureller Pilznachweis

Therapie

Eine Heilung der Psoriasis ist nicht möglich, wobei aktiven Krankheitsphasen jahre- oder sogar jahrzehntelange erscheinungsfreie Intervalle folgen können. Die Behandlung ist darauf ausgerichtet, einen aktiven Schub zurückzudrängen. Neben der Elimination von möglichen Auslösefaktoren sind die intensive topische Therapie, allein bzw. in Kombination mit einer Phototherapie oder einer systemischen Therapie, mögliche prinzipielle Therapieoptionen. Im Kindesalter ist die alleinige topische Behandlung die Behandlungsform der Wahl. Sie ist der systemischen in der Wirkung vielfach gleichwertig sowie hinsichtlich des Nebenwirkungsspektrums deutlich überlegen. Die Phototherapie sollte aufgrund der Gefahr von Langzeitschäden bei Kindern nur mit Zurückhaltung angewendet werden und erfolgt immer in Kombination mit einer adäquaten topischen Behandlung. Eine systemische Therapie ist nur in Einzelfällen mit sehr schwer verlaufender Psoriasis indiziert.

Die Compliance ist bei Kindern häufig ein Problem und erfordert ein gutes Zusammenwirken von Patient, Eltern und Arzt.

■ **Elimination von möglichen Auslösefaktoren.** Bei der Guttata-Form der Psoriasis zentrieren sich die Untersuchungen auf eine Infektion mit β-hämolysierenden Streptokokken. Als Laboruntersuchungen sind ein Rachenabstrich, eine serologische Bestimmung des Antistreptolysin (ASL)-Titer und Urinuntersuchungen notwendig. Bei Nachweis einer akuten Streptokokkeninfektion wird mit oralem Penizillin (Phenoxymethylpenizillin, z. B. Megacillin® oral (Säuglinge: 150 000 I.E., 1.–6. Lebensjahr: 300 000 I.E., >6 Jahre: 500 000 I.E., jeweils 3mal täglich) oder Erythromycin (z. B. Paediathrocin®; Säuglinge, Klein- und Schulkinder: oral 30–50 mg/kg KG täglich, aufgeteilt in 2 bis 4 Einzelgaben) über 10 Tage behandelt. Sollten rezidivierende Schübe in Assoziation mit Streptokokken-Infektionen auftreten, ist bei Halsschmerzen und Rachenmandelvergrößerung die Tonsillektomie indiziert und kann eine deutliche Verbesserung des klinischen Verlaufes bewirken, obwohl gut dokumentierte Daten hierzu fehlen. Auch eine Sanierung kariöser Zähne ist sinnvoll. Nach weiteren möglichen Auslösern ist zu fragen: exogene Traumen physikalischer, chemischer oder entzündlicher Art können ebenso wie andere akute infektiöse Erkrankungen eine Psoriasis provozieren. Häufig findet sich jedoch auch ein Auslösefaktor im emotional-psychogenen Bereich, auf den ggf. behutsam eingegangen werden sollte.

Topische Therapie

Die Behandlung der Schuppenflechte beinhaltet unabhängig vom klinischen Erscheinungsbild eine konsequente Hautpflege im Sinne einer adjuvanten Basispflege. Daneben erfolgt eine spezifische Behandlung der psoriatischen Läsionen. Neben keratolytischen Maßnahmen unter Verwendung salizylsäure- und harnstoffhaltiger Externa erfolgt bei Vorliegen einer Psoriasis vom chronisch-stationären Typ eine Behandlung der befallenen Areale mit Cignolin (in Form der Minuten- bzw. wirksamen Über-Nacht-Behandlung) oder Vitamin-D_3-Analoga bzw. im Bereich des Kapillitiums häufig auch mit topischen Glukokortikoiden. Bei exanthematischen Verläufen der Psoriasis vulgaris sind bei Streptokokken-getriggerten Erkrankungen eine entsprechende orale Antibiose indiziert. Zusätzliche therapeutische Maßnahmen bei dieser Form sind der kurzfristige Einsatz topischer Glukokortikoide oder Vitamin D_3-Analoga. Auch eine Phototherapie kann bei ungenügendem Ansprechen erwogen werden.

Hautpflege. Da es durch den isomorphen Reizeffekt durch eine mechanische Reizung schnell zu einer Verschlechterung der Psoriasis kommen kann, ist eine regelmäßige Hautpflege mit rückfettenden Externa (z.B. Wolff® Basis Creme halbfett, Excipial® U Lipolotio, Sebexol® Lotio cum urea 5%, Basis Creme DAC, Alfason® Basis Creme 2–3×tgl.) und Ölbädern (z.B. Balmandol®, Balneum Hermal® F) zwei- bis dreimal wöchentlich von außerordentlicher Wichtigkeit.

Abschuppung. Bevor eine spezifische dermatologische Therapie erfolgen kann, müssen die Schuppenauflagerungen entfernt werden, die einen Kontakt der Haut mit den Therapeutika verhindern. (3–) 5 (–10)% Salizylsäure in einer W/O-Emulsion (z.B. Excipial® Fettcreme, Onguent® Roche-Posay) oder Vaseline, aufgetragen 1- bis 2mal täglich an drei aufeinanderfolgenden Tagen, ist auch heute noch therapeutisch am wirkungsvollsten (Tabelle 37). Bei hartnäckigen Schuppen empfiehlt sich die Okklusion der Salizylsäure mit Frischhaltefolie bzw. Plastikhandschuhen über Nacht. Die großflächige Applikation von Salizylsäure bei Kindern birgt das Risiko einer Salizylatvergiftung; darum sollte in diesem Fall zunächst eine halbseitige Behandlung erfolgen. Bei Kindern bis zum 3. Lebensjahr verzichten wir vollständig auf die Verwendung von auf Salizylsäurebasis arbeitender Keratolytika. Harnstoffhaltige Externa (z.B. Nubral® Creme oder Nubral®

Tabelle 37. Häufig eingesetzte Externa bei der Behandlung der kindlichen Psoriasis vulgaris

1. Keratolytika

- Abschuppungssalbe
  Rp.
  Acid. salicyl. DAB 9 (3,0–) 5,0 (–10,0)
  Excipial® Fettcreme ad 100,0
- Salizyl-Öl
  Rp.
  Acid. salicyl. DAB 9 3,0
  Ol. Olivarum ad 100,0
- Salizyl-Lygal-Salbe
  Rp.
  Acid. salicyl. DAB 9 (3,0–) 5,0
  Lygal® Kopfsalbe ad 100,0

2. Dithranoltherapie

- Dithranol-Salbe
  Rp.
  Dithranol 1/16%–2,0%
  Acid. salicyl. DAB 9 3,0
  Excipial® Fettcreme ad. 100,0
- Dithranol-Minutentherapie
  Micanol® Creme 1%, 3%
  oder
  Psoralon® MT Salbe 0,5%, 1%, 2%, 3%
  oder
  Dithranol 1/2%–2,0%
  Acid. salicyl. DAB 9 3,0
  Excipial® Fettcreme ad 100,0

3. Ersatzlösung für Solutio Castellani für die Behandlung der Psoriasis in intertriginösen Arealen
Rp.
Chlorhexidinglucorat 5,0
Aceton 5,0
Ethanolische Fuchsinlösung 4% 10,0
Wasser, ger. ad 100,0

forte Creme mit 10 bzw. 12% Urea-Anteil, Basodexan® S Salbe) können alternativ zur abschuppenden Behandlung eingesetzt werden. Tägliche Bäder mit Zusatz von Kochsalz (5–10%) oder Badeöl (z. B. Balmandol®, Balneum Hermal® F) unterstützen die entschuppende Wirkung.

Dithranol. Die Behandlung mit Dithranol (Cignolin) ist eine sehr wirksame und überdies bei richtiger Anwendung auch äußerst nebenwirkungsarme topische Therapieform der Psoriasis, die jedoch große dermatologische Erfahrung verlangt. Sie führt über einen zytostatischen Effekt zu einer entzündlichen Reizung der Haut („Die Psoriasis verbrennt im Feuer des Cignolin"). Die Abheilung wird rascher erreicht und initiiert längere Remissionszeiten als bei anderen Therapeutika. Als wesentlicher Nachteil führt Dithranol über Oxidationsprodukte zu einer Verfärbung der umgebenden Haut (mehrere Tage) und der Kleidung (permanent). Aus diesem Grund führen wir die Therapie über Nacht durch. Die Patienten werden angeleitet, Dithranol genau auf die Einzelherde zu applizieren und eine alte Schlafgarnitur (Schlafanzug und Bettwäsche werden verfärbt!) für die Behandlung bereitzustellen. Am nächsten Morgen wird der Wirkstoff unter der Dusche oder im Bad mit einem Syndet abgewaschen; ein Badeöl kann zur Hautpflege auf die nasse Haut eingerieben oder in das Badewasser eingebracht werden. Eine leichte Hautreizung durch die Therapie ist erwünscht, nicht aber massive Hautreizungen im Sinne einer toxischen Kontaktdermatitis. Bei einer stärkeren Hautreizung muß man 1–3 Tage pausieren und/oder die gereizten Areale mit topischen Glukokortikosteroiden (z. B. Dermatop® Creme, Ecural® Fettcreme, Alfason® Creme) behandeln. Zur Einleitung der Therapie empfiehlt sich eine genaue gründliche Aufklärung der Patienten und ggf. deren Eltern mit schriftlichen Anwendungsanleitungen; idealerweise sogar eine kurze stationäre Aufnahme und Anleitung durch erfahrenes Pflegepersonal. Dithranol wird in ansteigender Konzentration, beginnend mit 1/64%, zusammen mit 3% Salizylsäure in einer W/O-Emulsion rezeptiert (Tabelle 37). Nach je 3–4 Tagen wird in Abhängigkeit von der Verträglichkeit die Konzentration verdoppelt, bis sie eine maximale Konzentration von 2% erreicht oder die Herde abgeheilt sind. Gesicht und Beugen sind oft empfindlicher und werden mit geringeren Konzentrationen behandelt. Nach einigen Steigerungen erkennt man die Wirkung am Rückgang des entzündlichen Infiltrats. Nach Beendigung der Therapie findet sich häufig in den ehemaligen Effloreszenzen eine Weißfärbung, das psoriatische Pseudoleukoderm. Zur Weiterführung der Therapie ist im weiteren Verlauf nur noch die regelmäßige Hautpflege mit rückfettenden Emulsionen notwendig.

Als Alternative kann Dithranol auch als Minutentherapie in höheren Konzentrationen bei kürzerer Einwirkzeit angewendet werden (z. B. als Micanol® (1%, 3%) Creme oder Psoralon® MT (0,5%, 1%, 2%, 3%) Salbe). Dithranol wird hierbei einmal täglich unter kontinuierlicher Steigerung der Applikationsdauer (z. B. alle 3 Tage Steigerung um jeweils 5 Minuten) auf die Psoriasis-Herde aufgetragen, anschließend abgewaschen oder abgeduscht und im weiteren die adjuvante Basistherapie appliziert. Bei einer Einwirkzeit von 30–45 Minuten wird in der Regel auf die nächst höhere Dithranol-Konzentration gewechselt.

Vitamin-D_3-Analoga. Vitamin D3 fördert die Differenzierung und hemmt die Proliferation von Keratinozyten. Calcipotriol (Psorcutan®, Daivonex®) und Tacalcitol (Curatoderm®) sind synthetische Vitamin D-Derivate, die zur Behandlung der Psoriasis, insbesondere der wenig infiltrierten akut-exanthematischen Formen, geeignet sind. Als wesentlicher Vorteil zum Dithranol ist die problemlose, Patienten-freundliche Handhabung (keine Verfärbung der Haut oder Kleidung) anzuführen. In der empfohlenen Maximaldosis von 100 mg/Woche wurden bei Erwachsenen keine systemischen Nebenwirkungen berichtet, jedoch sind Hyperkalzämien bei

Überdosierungen beschrieben. Für Kinder ist die sichere Maximaldosis noch nicht evaluiert. Während Tacalcitol ab dem 12. Lebensjahr zugelassen ist, dürfen mit Calcipotriol in Form der Salbengrundlage bereits Kinder ab dem 6. Lebensjahr behandelt werden. Die Substanzen können Hautirritationen, insbesondere in den Beugen und im Gesicht hervorrufen und sind dort nur mit Vorsicht zu verwenden. Sie sollten nicht zusammen mit Salizylsäure gegeben oder direkt vor der UV-Lichttherapie appliziert werden, da ansonsten eine Inaktivierung eintritt. Obwohl einzelne klinische Studien eine Überlegenheit von Calcipotriol gegenüber Betamethason-valerat und Dithranol aufzeigten, sind die klinischen Effekte unserer Meinung nach doch schwächer und decken sich mit den Ergebnissen einer kontrollierten Studie bei Kindern, in der unter der Behandlung mit Calcipotriol lediglich eine leichte Verbesserung im Vergleich zur Pflegetherapie nachgewiesen werden konnte. Wir verwenden Calcipotriol bei nur gering infiltrierten Plaques, die im Rahmen akuter Schübe und häufig bei der Guttata-Form gesehen werden. Calcitriol (Silkis® Salbe) ist die physiologisch aktive Form von Vitamin D_3, wobei für die Anwendung bei Kindern keine Erfahrungen vorliegen. Auch für diese Substanz dürfen nicht mehr als 35% der Körperoberfläche täglich behandelt werden.

Teere. Früher wurden Teere aufgrund ihrer mäßigen antipsoriatischen Wirkung häufig als Monotherapie oder in Kombination mit Teerbädern und Phototherapie nach Göckermann angewendet. Heute werden Teerprodukte aufgrund ihres unangenehmen Geruchs, der Verfärbung der Kleidung und nicht zuletzt aufgrund ihrer kanzerogenen Potenz nur noch selten topisch eingesetzt. Wir verwenden derzeit keine teerhaltigen Produkte zur Behandlung der kindlichen Psoriasis.

Glukokortikosteroide. In den USA sind topische Glukokortikosteroide die am häufigsten verschriebenen Psoriasistherapeutika. Die Wirksamkeit stärkerer Präparate, insbesondere bei Anwendung unter Okklusion (Abdeckung durch Plastikfolie) ist beeindruckend. Ihre Anwendbarkeit wird jedoch durch einen ausgeprägten Rebound nach dem Absetzen und lokale Nebenwirkungen (Hautatrophie, Teleangiektasien) so stark eingeschränkt, daß sie als Dauertherapie nur noch in besonderen Lokalisationen (behaarter Kopf, kleine Areale an Gesicht und Ohren, Nagelpsoriasis) angewendet werden. In Hinblick auf die Nebenwirkungen ist zu beachten, daß es Körperareale mit hoher Empfindlichkeit gegenüber Glukokortikosteroiden (z. B. Gesicht, Genitalien, Intertrigines) gibt, während Handflächen und Fußsohlen sowie der behaarte Kopf sehr steroidunempfindlich sind. Neuere Steroide mit einem geringeren Atrophierisiko bei ausgeprägter antientzündlicher Aktivität sind in den letzten Jahren entwickelt worden (z. B. Mometasonfuroat (Ecural®), Methylprednisolon-Aceponat (Advantan®), Prednicarbat (Dermatop®)), die auch einen kurzfristigen, sicheren Einsatz bei Kindern erlauben.

Phytotherapeutika. Eine entzündungshemmende, antipsoriatische Wirkung von Mahonia aquifolium konnte in klinischen Studien belegt werden. Unseren eigenen Erfahrungen zufolge erachten wir die Wirksamkeit der Substanz (Rubisan® Creme) als gering, wobei für großflächige, wenig infiltrierte Herde ein Therapieversuch (Behandlung der befallenen Areale morgens und abends), insbesondere in Kombination mit der Cignolin-Minutentherapie (durchzuführen vorzugsweise am späten Nachmittag bzw. abends) sinnvoll erscheint.

Besonderheiten der topischen Therapie bestimmter Lokalisationen. Am behaarten Kopf verwenden wir zum Abschuppen bei Kindern 3% Salizylsäure, welche in Olivenöl, Mandelöl oder Adeps suius eingemischt und über Nacht unter Abdeckung mit einer Duschhaube aufgetragen wird (Tabelle 37). Als 3%-ige Fertigzubereitung steht Lygal® Kopfsalbe N zur Verfügung. Alternativ eignet sich auch eine 10%ige Harnstoff-Zubereitung

(z. B. Nubral® Creme). Am nächsten Morgen werden die Schuppen mit einem schuppenlösenden Shampoo (z. B. Kertyol® oder Sélégel® Shampoo) ausgewaschen. Nach einigen Tagen können dann in abgeschupptem Zustand differente Therapeutika eingesetzt werden. Aufgrund der allenfalls geringen atrophisierenden Wirkungen im Bereich des Kapillitiums erfolgt die Weiterbehandlung zumeist mit topischen Glukokortikoiden wie z. B. Alfason® CreLo bzw. Mometasonfuroat (Ecural®)- oder Prednicarbat (Dermatop®)-Lösung. Die Substanzen werden in den Haarboden eingerieben, wobei eventuell zusätzlich das Auftragen einer steroidhaltigen Emulsion (z. B. Alfason® CreLo oder Creme, Dermatop® Creme) initial die antientzündliche Wirksamkeit verstärken kann. Nach einigen Tagen mit abwechselnd durchgeführter abschuppender und antientzündlicher Therapie ist eine Reduktion oder Aussetzung der Therapie zumeist möglich.

Bewährt hat sich auch die Kombination mit topischen Vitamin-D_3-Analoga, die für die Behandlung des Kapillitiums auch in Form der Lösung (Daivonex®- bzw. Psorcutan®-Lösung) zur Verfügung stehen. Eine vollständige Abheilung der Läsionen verlangt jedoch in der Regel eine mehrmonatige, kontinuierliche Behandlung.

Bei Befall der Ohrmuschel und des Gehörganges werden auch überwiegend Glukokortikoide angewendet, z. B. 1–2,5%ige Prednisolon-haltige Augensalben. Zur Behandlung der Stirn-Haargrenze hat sich im stationären Bereich die Eichhoff'sche Lösung bewährt, die jedoch als Nachteil eine bräunliche Verfärbung der Haut aufweist (Tabelle 37).

Das Gesicht reagiert auf topische Therapien häufig sehr empfindlich. Die Psoriasisbehandlung erfolgt in diesem Bereich in erster Linie durch wirkstofffreie Basisexterna, die sehr regelmäßig, mehrmals täglich aufgetragen werden.

In den Intertrigines helfen Farbstoffe, insbesondere Solutio Castellani, das heute in einer auf Resorcin und Chlorokresol verzichtenden modifizierten Zubereitung zur Verfügung steht (Tabelle 37).

■ **Phototherapie.** Bei unbefriedigendem Ansprechen der alleinigen topischen Therapie ist in Kombination mit einer Behandlung mit Dithranol oder Vitamin D-Präparaten eine UVB-Lichttherapie wirksam. Kürzlich wurden Schmalspektrumbestrahlungsgeräte mit Emission von UV-Strahlung einer Wellenlänge von 311 nm entwickelt (z. B. Phillips TL01), die den für die Behandlung der Psoriasis idealen Wellenlängenbereich emittieren. Dennoch sollte eine Phototherapie bei Kindern nur mit Zurückhaltung angewendet werden. Durch die lange prospektive Lebenszeit von Kindern ist das Risiko der Induktion eines malignen Melanoms oder Entwicklung von Plattenepithelzellkarzinomen deutlich höher als bei älteren Patienten. Aus dem gleichen Grund wenden wir PUVA, das Zusammenwirken von langwelliger UVA-Strahlung mit einer photosensibilisierenden Substanz, trotz hervorragender Wirksamkeit im Kindesalter nicht an.

■ **Systemische Therapie.** Eine innerliche Therapie ist bei der kindlichen Psoriasis nur in wenigen Einzelfällen nötig. Auf die Anwendung von Antibiotika bei der exanthematischen Form wurde bereits eingegangen. Systemische Glukokortikosteroide sind aufgrund der Gefahr der Entwicklung eines psoriatischen Erythroderms nach Absetzen kontraindiziert. Methotrexat wurde bereits bei Kindern mit Erfolg eingesetzt, ist jedoch aufgrund seiner Hepatotoxizität und anderer Nebenwirkungen nur bei den schwersten Formen (z. B. schwerer Psoriasisarthropathie) indiziert. Entsprechendes gilt auch für andere Zytostatika (Hydroxyurea, Azathioprin) und Ciclosporin. Orale Retinoide (Acitretin (Neotigason®) 0,5 mg/kg KG/d) sind wirksam bei pustulösen Psoriasisformen und der psoriatischen Erythrodermie. Wenngleich ihre Auswirkungen auf das Skelettsystem (vorzeitiger Schluß der Epiphysenfugen bei hochdosierter Langzeittherapie) zu beachten sind, bestehen genügend Erfahrungen bei Kindern mit Verhornungsstörungen, so daß in schweren Fällen die Anwendung der niedrigsten effektiven Dosis unter ständiger Kontrolle der Nebenwirkungen als sinnvolle Therapiemaßnahme anzusehen ist.

Literatur

Braun-Falco O., Plewig G., Wolff H.H. (Hrsg.): Dermatologie und Venerologie, 4. Auflage, 1. korrigierter Nachdruck. Springer, Berlin (1997)

Hurwitz S.: Clinical Pediatric Dermatology, pp. 105–117, 2nd ed. Saunders, Philadelphia (1993)

Nyfors A.: Psoriasis in children. Acta Dermato-Venereologica (Suppl) 95:47–53 (1981)

Oranje A.P., Marcoux D., Svensson A., Prendiville J., Krafchik B., Toole J., Rosenthal D., de Ward-van der Spek F.B., Molin L., Axelsen M.: Topical calcipotriol in childhood psoriasis. Journal of the American Academy of Dermatology 36:203–208 (1997)

Owen C.M., Chalmers R.J., O'Sullivan T., Griffiths C.E.: Antistreptococcal interventions for guttate and chronic plaque psoriasis. Cochrane Database Systematical Reviews 2000:CD001976

Simpson K.R., Lowe N.J.: Trends in topical psoriasis therapy. International Journal of Dermatology 33:333–336 (1994)

Zvulunov A., Anisfeld A., Metzker A.: Efficacy of short-contact therapy with dithranol in childhood psoriasis. International Journal of Dermatology 33:808–810 (1994)

KAPITEL 16 Seborrhoisches Säuglingsekzem

T. SCHMIDT

Epidemiologie

Das seborrhoische Säuglingsekzem (Synonym: seborrhoische Säuglingsdermatitis) weist einen charakteristischen Altersgipfel in den ersten drei Lebensmonaten (2.–12. Woche) auf. Spätmanifestationen bis zum Alter von 1 1/2 Jahren wurden beschrieben. Obwohl eine familiäre Häufung und eine Assoziation zum atopischen Ekzem und der Psoriasis vulgaris immer wieder diskutiert werden, konnte ein gesicherter Erbgang bislang nicht herausgearbeitet werden. Unserer Meinung nach handelt es sich beim seborrhoischen Ekzem um ein eigenständiges Krankheitsbild mit einer sehr guten Prognose, da mit einer spontanen Abheilung innerhalb weniger (durchschnittlich 6 bis 8) Wochen zu rechnen ist. Rezidive treten mit Ausnahme im Windelbereich selten auf. Während das atopische Ekzem an Häufigkeit in den letzten Jahren stark zugenommen hat, wird das seborrhoische Säuglingsekzem heute seltener beobachtet.

Pathogenese

Die Pathogenese der Erkrankung ist bislang ungeklärt. Verschiedene Einflußfaktoren werden diskutiert, u. a. eine vermehrte Stimulation der Talgdrüsenproduktion durch mütterliche Hormone bzw. ein temporärer Androgenschub der Nebennierenrinde im Säuglingsalter, ein gestörter Metabolismus essentieller Fettsäuren im Sinne eines Delta-6-Desaturasemangels aufgrund unreifer Enzymaktivität sowie ernährungsabhängige und klimatische Faktoren (Verbesserung der Hautveränderungen im Sommer, an der See und im Hochgebirge). Die lange Zeit als pathogeneserelevant vermutete verstärkte Kolonisation mit *Malassezia furfur* (*Pityrosporum ovale, Pityrosporum orbiculare*) konnte in einer rezenten Arbeit nicht bestätigt werden.

Klinik

Bevorzugt betroffen sind das Kapillitium und die Windelregion (Abbildungen 41 und 42). Im Bereich des Kapillitiums zeigt sich, überwiegend in der Scheitelregion über der vorderen Fontanelle, der sog. Gneis in Form kappenförmiger Auflagerungen fettiger, festhaftender, gelblicher, durch Einrisse gefelderte Schuppen ohne umgebende entzündliche Rötung. Der Gneis kann einziges Zeichen der Erkrankung bleiben und sich spontan zurückbilden. Auch bei intensivem Befall des Kapillitiums droht kein bleibender Haarverlust. Ansonsten findet sich auf rötlichen, entzündlich-ekzematoiden Plaques eine gelbliche, fettig glänzende Schuppen- und Schuppenkrustenbildung (Abbildung 41). Die Hautveränderungen können vielgestaltig imponieren, teils nummuläre, polyzyklische oder anuläre Formen aufweisen. Im Bereich der Intertrigines finden sich oft nässende Areale sowie schmerzhafte Einrisse. Nicht selten finden sich auch kleinfleckige, nummuläre Streuherde am Rumpf, die später großflächig konfluieren.

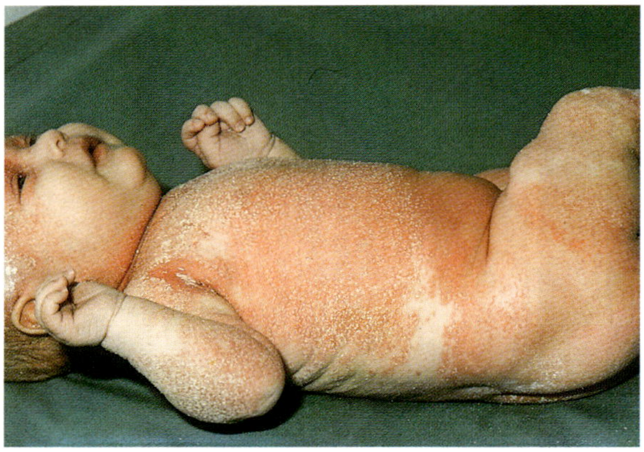

Abb. 41. Seborrhoisches Säuglingsekzem. Disseminiert unter Mitbefall des Gesichtes und der Windelregion flächenhaftes, blasses Erythem mit feuchter, mittel- bis groblamellöser Schuppung.

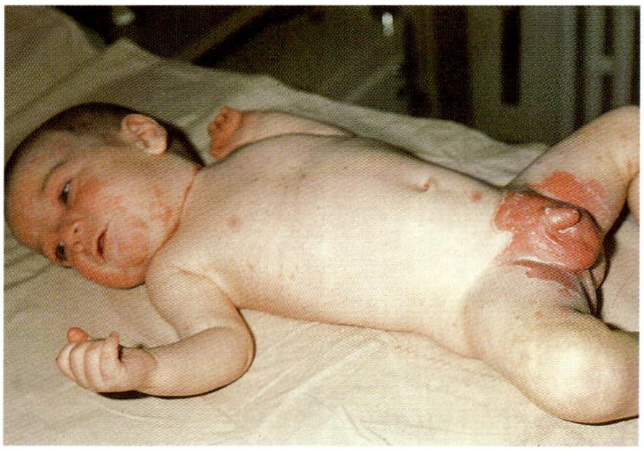

Abb. 42. Seborrhoisches Säuglingsekzem. Betont im Gesicht sowie im Windelbereich und wenigen befallenen Stellen am Stamm imponieren im Gesicht hell-, im Windelbereich dunkelrote Erytheme mit mittellamellöser feuchter Schuppung.

Subjektive Symptome

Subjektive Symptome fehlen, auch bei sehr ausgedehnten Hautveränderungen, häufig. Lediglich initial oder bei schweren Verläufen kann gelegentlich ein leichter bis mäßiger Juckreiz bestehen.

Diagnose

Die Diagnose erfolgt aufgrund des typischen zeitlichen Auftretens sowie des klinischen Bildes. Mikrobiologische, biochemische sowie histopathologische Untersuchungen sind in der Regel nicht erforderlich.

Differentialdiagnose

Die wichtigsten Differentialdiagnosen und Abgrenzungsmöglichkeiten zum seborrhoischen Säuglingsekzem nennt Tabelle 38.

Eine erythrodermatisch verlaufende Form des seborrhoischen Ekzems in Verbindung mit Allgemeinsymptomen (Gedeihstörungen, Fieber, Anämie, Diarrhoen, Erbrechen, Lymphadenopathie) ist ebenfalls differentialdiagnostisch abzugrenzen. Diese als Morbus Leiner (Synonym: Erythrodermia desquamativa) bezeichnete Erkrankung führt bei betroffenen Kindern aufgrund bakterieller oder mykotischer Superinfektionen auch heute noch in schweren Fällen zum Tode. Der Erkrankung liegt eventuell eine gestörte Che-

Tabelle 38. Differentialdiagnosen und wichtige Unterscheidungshilfen zum seborrhoischen Säuglingsekzem

Diagnose	Abgrenzung zum seborrhoischen Säuglingsekzem
■ **Atopisches Ekzem**	Auftreten der Hautveränderungen häufig erst ab dem 2. und 3. Lebensmonat; in der Regel starker Juckreiz; Hautveränderungen überwiegend im Gesichtsbereich unter Aussparung des Windelbereiches; positive Familienanamnese
■ **Psoriasis vulgaris**	Psoriasiforme, überwiegend trockene Schuppung; teilweise Auslösung der Psoriasisphänomene möglich
■ **Skabies**	Starker, überwiegend nächtlicher Pruritus; Ausbildung typischer Papeln bzw. Papulovesikel; Milbennachweis positiv
■ **Nummuläres Ekzem**	Windelbereich in der Regel ausgespart; scharf begrenzte, nummuläre Herde mit typischerweise gelblichen Schuppenkrusten und vereinzelten Seropapeln
■ **Tinea**	Relativ scharf begrenzte, randbetonte, schuppende Herde mit typischerweise zentraler Abblassung; mykologischer Erregernachweis durch Nativpräparat und Kultur

motaxis der Leukozyten, evtl. auch eine funktionell insuffiziente fünfte Komplementkomponente (C5-Inhibitor oder C4a-Mangel) zugrunde. Diese Erkrankung bedarf einer intensivpflichtigen Betreuung.

Therapie

Tabelle 39 faßt das therapeutische Vorgehen beim seborrhoischen Säuglingsekzem zusammen. Jede therapeutische Maßnahme muß immer vor dem Hintergrund der in der Mehrzahl der Fälle spontanen Rückbildung der Hautveränderungen eingeordnet werden.

■ **Allgemeine Behandlungsempfehlungen.** Aufenthalte an der frischen Luft sowie das Tragen von nicht okkludierender, am besten aus Baumwolle bzw. Leinen gefertigter, leichter Kleidung, die häufiger gewechselt werden sollte, sind ratsam. Darüber hinaus ist auf reichliche Flüssigkeitszufuhr zu achten. Die Hautreinigung sollte unter Verwendung neu-

Tabelle 39. Therapie des seborrhoischen Säuglingsekzems

■ **Allgemeine Richtlinien**	– Aufenthalte	Frische Luft
	– Kleidung	leichte Kleidung, Liegen ohne Windeln, keine Woll-, Nylon- oder Perlonfasern
	– Diät	reichl. Trinken, evtl. Unter-/Überernährung ausgleichen
	– Körperpflege:	mind. 1–2×tgl.
	Reinigung	neutrale/saure Detergentien z. B. Dermowas N Flüssiges Konz.®
	Bäder	Haferstroh-/Weizenkleieextrakt, Milcheiweiß z. B. Lactoderm®,
	Ölbäder	Balmandol®, Balneum-Hermal®, Linola Fett N®, oder Oleatum®
■ **Topische Therapie** – Kopfherde	– Abweichen der Kopfschuppen	Auftragen von Mandel- oder Olivenöl; bei stärker ausgeprägten Schuppenkrusten auch fett-feuchte Behandlung unter Verwendung von Excipial®-Fettcreme oder Onguent® Roche Posay
	– antiphlogistische Behandlung	Hydrokortison 1% in Unguentum emulsificans aquosum DAB 9, Dermatop®/Pandel® Creme oder Alfason® CreLo
	– antimykotische Therapie	Ketokonazol 2%-haltige Creme, z. B. Terzolin® Creme, Ketokonazol-Shampoo z. B. Terzolin®-Lösung 2×/Woche für 2–4 Wochen, später intermittierende Therapie 1×/Woche
	Kopfwäsche	Dermowas N Flüssiges Konz.®, Physiogel®
– Körperherde	– Glukokortikosteroide	Hydrokortison 1% z. B. in Unguentum emulsificans aquosum oder Hydrocortison®-Wolff 1,0 Creme; Dermatop®, Alfason®, Pandel® Creme;
	– Antimykotika (Imidazoltyp)	Ketokonazol 2%-Creme (z. B. Terzolin® Creme) 2×tgl.; Clotrimazol 1% in z. B. Unguentum emulsificans aquosum
– Intertrigines		Imazol Paste; Gentiana Violett 0,1% wässrige Lösung 1(–2)mal täglich
■ **Systemische Therapie**	– Antihistaminika	Fenistil-Sirup® oder Mereprine Sirup®
	– Antimykotika	bei enteraler Candidose z. B. Nystaderm®-Suspension 3×1 ml tgl.;
	– Antibiotika	bei ausgeprägter bakterieller Superinfektion nach Antibiogramm
	– Glukokortikosteroide	z. B. Prednisolon 1,0 mg/kg KG für wenige Tage nur bei schwersten Verläufen
■ **Alternativ:** Borretschsamenöl		zweimal täglich Applikation von 0,5 ml im Bereich der Windel; nach ca. 10 bis 12 Tagen Übergang auf Erhaltungsbehandlung in Form der 2- bis 3mal pro Woche erfolgenden Anwendung über einen Zeitraum von ca. 6 Monaten

traler oder saurer Detergentien (z.B. Dermowas N Flüssiges Konzentrat®) erfolgen. Handwarme Bäder mit antiphlogistischer Wirkung (z.B. Haferstroh-/Weizenkleieextrakt, Milcheiweiß wie z.B. Lactomederm®) in Verbindung mit Ölbädern (z.B. Balmandol®, Balneum Hermal®) sind hilfreich, wobei initial 1 Bad jeden Tag erfolgen kann.

Spezifische topische Behandlung. Ein Abweichen der Kopfschuppen kann unter Verwendung von Mandel- bzw. Olivenöl erfolgen, wobei die Einwirkzeit der Öle einige Stunden, häufig auch über Nacht erfolgt, mit anschließendem morgendlichen Auswaschen. In hartnäckigen Fällen kann auch eine fettfeuchte Behandlung mit Auftragen einer Fettcreme (z.B. Excipial® Fettcreme oder Onguent® Roche Posay) und Auflage eines feuchten Läppchens bei lokalisierten bzw. einer feuchten Kopfkappe bei generalisierten Hautveränderungen erfolgen, wobei die Einwirkzeit 3 bis 5 Stunden beträgt. Nach dem Abweichen der Kopfschuppen schließt sich bei Vorliegen einer stärker entzündlich veränderten Kopfhaut die antiinflammatorische Behandlung unter Verwendung nicht-halogenierter Glukokortikosteroide in einer Cremegrundlage (z.B. Hydrokortison 1–2% in Unguentum emulsificans aquosum bzw. Hydrocortison-Wolff® 0,5 bzw. 1,0, Prednicarbat (Dermatop®) bzw. Hydrocortisonbuteprat (Pandel®) an. Eine äquivalente Wirkung hat vielfach die Behandlung mit einer 2%igen Ketokonazol-enthaltenden Creme (Terzolin®), was v.a. auf der antiinflammatorischen Wirkung der Azole beruhen dürfte. Der Einsatz von Haarshampoos, die 2% Ketokonazol enthalten, erwies sich mit Ansprechraten von 88% als äußerst effektiv (z.B. Terzolin®-Lösung, 2×wöchentlich über 2 bis 4 Wochen, später intermittierende Therapie 1×wöchentlich).

Körperherde. Clotrimazol (z.B. Clotrimazol 1,0 in Unguentum emulsificans aquosum ad. 100,0) oder Ketokonazol (z.B. Terzolin® Creme), 2×tgl. auf die befallenen Stellen aufgetragen, führen v.a. bedingt durch ihre antiinflammatorische Aktivität zu einer innerhalb weniger Tage sichtbaren Besserung der Hautveränderungen.

Falls die entzündliche Reaktion ausgeprägt ist, ist eine Behandlung des seborrhoischen Säuglingsekzems mit nicht-halogenierten Glukokortikosteroiden in Form der Cremezubereitung möglich (z.B. Dermatop®, Pandel®, Alfason® oder Hydrocortison-Wolff®) (Tabelle 39). Die Applikation erfolgt in der Regel einmal täglich und wird üblicherweise über einen Zeitraum von fünf bis zehn Tagen durchgeführt. Bei einer gleichzeitigen bakteriellen Superinfektion ist die Kombination mit antiseptischen Zusätzen (z.B. Triclosan 2% in einer geeigneten Grundlage) möglich.

Behandlung der Intertrigines. Zur Behandlung der intertriginösen Areale hat sich eine zweimal täglich durchgeführte Behandlung mit einer Clotrimazol-haltigen hydrophilen Cremepaste (Imazol Paste) bewährt (Tabelle 39). Nässende Herde sprechen gut auf die topische Applikation von Farbstoffen (z.B. ein- (bis zweimal) tägliche Anwendung von wässriger Kristallviolettlösung 0,1%) an.

Topische Behandlung mit Borretschsamenöl. Ein neuartiger Therapieansatz stellt auch die Anwendung von Borretschsamenöl dar, das bis zu 24% Gammalinolensäure enthält (Tabelle 39). Aufgrund Literaturangaben und eigener Beobachtungen ist das zweimal täglich ausschließlich im Windelbereich erfolgende Auftragen von jeweils 0,5 ml Borretschöl therapeutisch wirksam. Innerhalb von 10–12 Tagen kommt es, auch im Bereich unbehandelter, nicht im Windelbereich gelegener Körperareale zu einer vollständigen Abheilung der Hautveränderungen. Da Rezidive möglich sind, wird nach erfolgter Abheilung eine intermittierende Therapie mit Applikation des Öls 2- bis 3-mal wöchentlich empfohlen. Effektiv sollte die Behandlung bis zum 6. bzw. 7. Lebensmonat fortgeführt werden. Aufgrund der Effektivität, der Verträglichkeit und geringen Therapiekosten stellt diese Behandlungsform für uns derzeit die Behandlung der ersten Wahl dar.

■ **Systemische Therapie.** Bei ausgeprägtem Juckreiz ist die kurzfristige Gabe sedierender Antihistaminika (z. B. Dimetindenmaleat (Fenistil®-Sirup) bzw. Doxylaminsuccinat (Mereprine®-Sirup)) möglich. Antimykotika sollten nur bei nachgewiesener enteraler Kandidose eingesetzt werden (z. B. Nystatin bzw. Amphotericin B). Auch Antibiotika sind nur bei ausgeprägter bakterieller Superinfektion indiziert. Auf den systemischen Einsatz von Glukokortikosteroiden kann fast immer verzichtet werden (Tabelle 39).

Literatur

Menni S., Piccinno R., Baietta S., Ciuffreda A., Scotti L.: Infantile seborrhoeic dermatitis: seven-year follow-up and some prognostic criteria. Pediatric Dermatology 61:13–15 (1989)

Mimouni K., Mukamel M., Zeharia A., Mimouni M.: Prognosis of infantile seborrhoeic dermatitis. The Journal of Pediatrics 127:744–746 (1995)

Nenoff P., Haustein U.F.: Der Effekt anti-seborrhoischer Substanzen gegenüber *Pityrosporum ovale* in vitro. Hautarzt 45:464–467 (1994)

Ortonne J.-P., Lacour J.-P., Vitetta A., Le Fichoux Y.: Comparative study of ketoconazole 2% foaming gel and betamethasone dipropionate 0.05% lotion in the treatment of seborrhoeic dermatitis in adults. Dermatology 184:275–280 (1992)

Peter R.U., Richarz-Barthauer U.: Successful treatment and prophylaxis of scalp seborrhoeic dermatitis and dandruff with 2% ketoconazole shampoo: results of a multicentre, double-blind, placebo-controlled trial. British Journal of Dermatology 132:441–445 (1995)

Riuz-Maldonado R., Lopez-Martinez R., Perez Chavarria E.I., Castranon L.R., Tamayo L.: *Pityrosporum ovale* in infantile seborrhoeic dermatitis. Pediatric Dermatology 6:16–20 (1989)

Tollesson A., Frithz A., Stenlund K.: *Malassezia furfur* in infantile seborrhoeic dermatitis. Pediatric Dermatology 14:423–425 (1997)

Tolleson A., Graz A.: Borage oil, an effective new treatment for infantile seborrhoeic dermatitis. British Journal of Dermatology 129:5 (1993)

Wright M.C., Hevert F., Rosman T.: In vitro comparison of antifungal effects of a coal tar gel and a ketoconazole gel on *Malassezia furfur.* Mycoses 36:207–210 (1993)

Yates V.M., Kerr R.E.I., MacKie R.M.: Early diagnosis of infantile seborrhoeic dermatitis and atopic dermatitis-clinical features. British Journal of Dermatology 108:633–638 (1983)

KAPITEL 17 Skabies

O. BRANDT

Epidemiologie

Die Skabies (Synonym: Krätze) ist eine weltweit auftretende Infektionskrankheit, deren Vorkommen auch in Deutschland seit mehreren Jahren wieder häufiger beobachtet wird.

Geschlecht, Alter, Rassenzugehörigkeit und sozioökonomischer Status sind dabei bedeutungslos.

Die Übertragung der Milben erfolgt meist durch engen Körperkontakt. Deshalb besteht für Kinder, und hier insbesondere Kleinkinder, ein höheres Infektionsrisiko als für Erwachsene und für Mütter von Säuglingen ein höheres Risiko als für deren Väter. Auch für Personen, die unter sehr beengten räumlichen Verhältnissen leben und für Patienten, deren Immunsystem gestört ist, besteht eine erhöhte Ansteckungsgefahr.

Pathogenese

Die durch eine Milbeninfektion verursachten Hautveränderungen wie auch der Juckreiz sind Ausdruck einer allergischen Reaktion (Typ IV nach Coombs und Gell) des Wirtes auf in Speichel und Kot enthaltene Milbenantigene. Diese tritt erst nach erfolgter Sensibilisierung des Wirtes auf, was in der Regel 2–6 Wochen dauert. Bei einer Zweitinfektion kommt es dann bereits wenige Stunden nach der Exposition zur Manifestation des quälenden Juckreizes. Eine Übertragung der Milben auf andere Personen ist aber bereits vor Entwicklung der Hautveränderungen bzw. vor Auftreten des Juckreizes möglich.

Erreger

Verursacher der Skabies-Krankheit ist die Skabiesmilbe *Sarcoptes scabiei variatio hominis*, die der Ordnung Acari, Unterordnung Acaridida angehört.

Die ausgewachsene weibliche Milbe hat einen halbkugeligen Körperbau von 0,3 bis 0,4 mm Länge und ist mit dem bloßen Auge gerade noch zu erkennen. Das männliche Tier ist nur etwa halb so groß. Wie alle Spinnentiere besitzen auch Milben vier Beinpaare, mit der Besonderheit, daß die beiden hinteren je ein langes Haar aufweisen.

Nach der Begattung stirbt die männliche Milbe, während das Weibchen sich an der Körperoberfläche des Wirtes eine geeignete Stelle sucht, an der es sich mit Hilfe seiner kräftigen Mandibel in die Hornschicht eingräbt. In den unteren Schichten des Stratum corneum dringt sie täglich um etwa 0,5 bis 5 mm vorwärts. In den so entstandenen Gang legt die Milbe zwei bis drei Eier pro Tag ab. Drei bis sieben Tage später schlüpfen die sechsbeinigen Larven und entwickeln sich über ein Nymphenstadium zu geschlechtsreifen, achtbeinigen Männchen bzw. Weibchen. Weibliche Milben können bis zu zwei Monate alt werden.

Durchschnittlich 10–15 Milben lassen sich bei einer infizierten Person nachweisen, wobei bei Säuglingen, immunsupprimierten Patienten und bei der sog. Scabies norwegica deutlich höhere Milbenzahlen vorkommen.

Ein Befall des Menschen mit Tiermilben (meist von Hunden stammend) ist zwar möglich, aufgrund der hohen Wirtsspezifität ist deren Vermehrung auf der menschlichen Haut jedoch ausgeschlossen.

Infektionen mit wirtsfremden Milbenarten stellen somit selbstlimitierende Erkrankungen dar.

Klinik

Bei älteren Kindern, Jugendlichen und Erwachsenen finden sich neben ausgeprägten Kratzexkoriationen (Abbildung 43) erythematöse Papeln, Knoten und Milbengänge, hauptsächlich in den intertriginösen Arealen, an Brustwarzen und am Brustwarzenhof, in Nabel- und Gürtelregion sowie am inneren Fußrand (Abbildung 44) und im Genitalbereich. Kopf und Hals bleiben in der Regel ausgespart.

Bei Säuglingen und Kleinkindern hingegen kann das gesamte Integument unter Einschluß des Gesichtes und der Kopfhaut befallen sein. Papeln, Pusteln, Vesikel und multiple Kratzexkoriationen bestimmen neben entzündlich geröteten Milbengängen das klinische Bild. Fast immer betroffen sind bei ihnen Handgelenke, Interdigitalräume und die Interglutealregion. Auch Handflächen und Fußsohlen sind typische Prädilektionsstellen (Abb. 44) und weisen meist besonders hohe Milbenzahlen auf.

Ekzematisation sowie durch Kratzen verursachte Sekundäreffloreszenzen lassen in Verbindung mit den oben beschriebenen Hautveränderungen ein buntes Bild entstehen. Dadurch wird das Auffinden der Milbengänge zusätzlich erschwert und gelegentlich sogar unmöglich gemacht.

Durch Superinfektionen der aufgekratzten Effloreszenzen mit *Staphylococcus aureus* oder *Streptococcus pyogenes* kommt es gelegentlich zur Entwicklung einer Impetigo. In diesem Fall ist zur Prävention weiterer Komplikationen (z. B. Glomerulonephritis, Staphylococcal-scaled-skin-syndrome) eine systemische Antibiotikagabe erforderlich. Bei Streptokokkeninfektionen werden vorzugsweise Penicillinpräparate wie z. B. Infecto Bicillin® verwendet. Im Falle einer Infektion mit Staphylokokken therapiert man mit penicillinasefesten Penicillinen (z. B. Staphylex®). Oralcephalosporinen der ersten Generation (z. B. Oracef®) sind sowohl gegenüber Streptokokken als auch Staphylokokken wirksam.

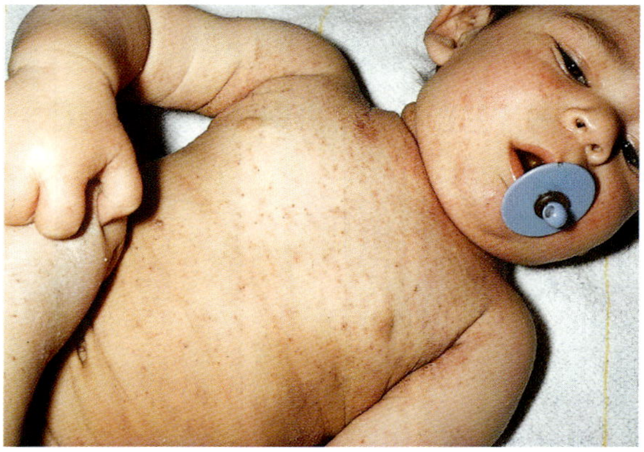

Abb. 43. Skabies. Disseminiert am gesamten Integument multiple Kratzexkoriationen als Zeichen des quälenden Juckreizes.

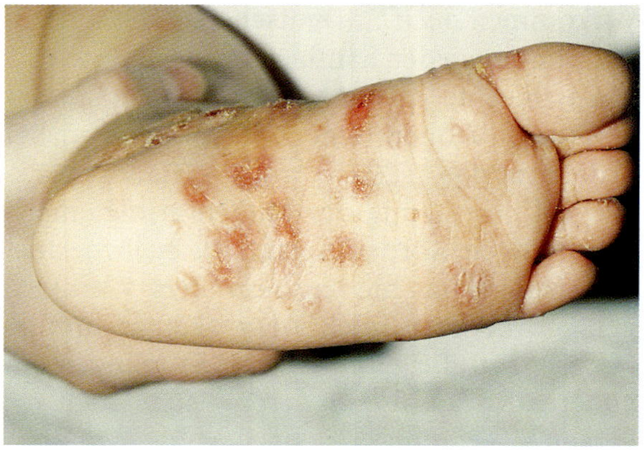

Abb. 44. Skabies. Im Bereich der Fußsohle sukkulente Papeln, Pusteln sowie Exkoriationen und Schuppenkrusten.

Eine seltene Sonderform der Skabies-Erkrankung ist die Scabies norwegica (Borkenkrätze). Sie ist durch einen massiven Milbenbefall (Hunderte bis Millionen) und eine dadurch bedingte hohe Kontagiosität gekennzeichnet. Stets ist das gesamte Integument betroffen.

Nur sehr gering ausgeprägt sind dagegen die Hautveränderungen bei der „gepflegten Skabies“. Diese Variante der Skabies-Infektion ist zuweilen bei Personen zu finden, die ihre Haut sehr gut pflegen. Einziges Symptom ist hier oft nur der starke nächtliche Juckreiz. Gänzlich fehlen können Juckreiz und entzündliche Hautläsionen bei Patienten, die systemisch oder großflächig lokal mit Glukokortikoiden behandelt werden. Diese ebenfalls infektiöse Form der Skabies wird deshalb auch als „Scabies incognita" bezeichnet.

Sowohl bei der gewöhnlichen Skabies wie auch bei der Scabies norwegica können auch nach einer erfolgreichen Therapie Hautveränderungen noch für Monate meist in Form rötlich-brauner knotiger Läsionen bestehen bleiben.

Subjektive Beschwerden

Unabhängig vom Alter des Patienten ist das Leitsymptom der Skabies-Erkrankung der ausgeprägte, sich durch Bettwärme häufig bis ins Unerträgliche steigernde Juckreiz. Schlafdefizit mit daraus resultierender Konzentrationsschwäche und erhöhter Reizbarkeit sind häufige Folgen.

Bei Säuglingen kann die Irritation durch den Juckreiz so extrem sein, daß sie die Nahrungsaufnahme verweigern. Dadurch kann die Skabies für sie zu einer lebensbedrohlichen Erkrankung werden.

Diagnose

Zur Sicherung der Verdachtsdiagnose Skabies ist der Nachweis von Milben, Milbeneiern oder Kotballen (Skyballa) notwendig.

Hervorragend eignen sich Milbengänge zur Gewinnung von Untersuchungsmaterial. Die Gänge stellen sich meist als streifenförmige, bis zu einem Zentimeter lange Papeln dar, an deren Ende gelegentlich die Milbe als kleiner schwarzer Punkt zu sehen ist.

Ist ein Milbengang nicht eindeutig als solcher erkennbar, so empfiehlt sich die Anwendung des „burrow-ink"-Test. Hierzu werden die Stellen, an denen man Milben vermutet, zunächst mit einem dunkelfarbigen Filzstift angefärbt. Anschließend wird die Farbe mit einem feuchten Papiertuch sorgfältig entfernt. Die in den Milbengängen verbleibende Farbe läßt diese sichtbar werden. Dann benetzt man eine der zuletzt aufgetretenen Läsionen mit einem Tropfen Mineralöl und skarifiziert die Hornhautschicht oberhalb des Ganges bis zu dessen Boden mit einer kleinen Kanüle. Die Milbe bzw. deren Eier oder Kotballen bleiben nach Kontakt mit der Kanülenspitze an dieser kleben und sind bei schwacher Vergrößerung unter dem Mikroskop sichtbar.

In den letzten Jahren hat sich die Auflichtmikroskopie als schnelles, kostengünstiges, nichtinvasives Verfahren zur Diagnosestellung hervorragend bewährt. Das Auflichtmikroskop wird hierbei direkt auf die Haut gesetzt und erlaubt so die rasche Untersuchung verdächtiger Hautveränderungen. Auf die Haut aufgebrachtes Paraffinöl läßt die Hornschicht transparenter und Milbenumrisse so gut erkennbar werden.

Differentialdiagnose

Unter den verschiedenen Differentialdiagnosen kommt v.a. der Abgrenzung gegenüber dem atopischen Ekzem im Praxisalltag eine große Bedeutung zu (Tabelle 40).

Bei pustulösen Veränderungen palmoplantar gilt die Abgrenzung v.a. gegenüber der infantilen Akropustulosis und dem dyshidrosiformen Ekzem.

Therapie

Bereits bei Verdacht auf eine bestehende Skabies-Erkrankung sollte unverzüglich mit einer antiskabiösen Therapie begonnen werden. Grundsätzlich müssen neben den betroffenen Patienten alle Kontaktpersonen gleichzeitig mitbehandelt werden, um einer Reinfektion vorzubeugen. Bei älteren Kindern, bei Jugendlichen und Erwachsenen ist in der Regel eine Therapie mit einem der unten aufgeführten Skabizide ausreichend, die vom Hals abwärts aufgetragen werden.

Tabelle 40. Differentialdiagnosen und wichtige Unterscheidungshilfen zur Skabies

Diagnose	Abgrenzung zur Skabies
■ **Atopisches Ekzem**	Juckreiz und Ekzemherde bei älteren Kindern meist beugenbetont; Windelregion in der Regel nicht befallen; papulöse Veränderungen eher selten; fehlender Erregernachweis
■ **Seborrhoische Dermatitis**	Nur leichter Juckreiz; bei Säuglingen fettige Schuppenauflagerungen oder Krusten; bei älteren Kindern und Jugendlichen äußerst selten; fehlender Erregernachweis
■ **Kontaktdermatitis**	Sehr selten bei Säuglingen und Kleinkindern; häufig örtlich begrenzte Hautveränderungen; fehlender Erregernachweis
■ **Insektenstiche**	Überwiegend papulöse Hautveränderungen mit zentraler Einstichstelle; in der Regel plötzliches, synchrones Auftreten der Hautveränderungen
Pustulöse Veränderungen palmo-plantar	
■ **Infantile Akropustulosis**	Fehlende Hautveränderungen an anderen Körperstellen; erste Hautveränderungen eventuell schon bei Geburt; fehlender Juckreiz bei Familienmitgliedern
■ **Dyshidrosiformes Ekzem**	Kleinkinder erkranken eher selten; häufig glasstecknadelkopfgroße Vesikel

Hingegen sollte bei Säuglingen und Kleinkindern sowie bei massivem Milbenbefall (z. B. Scabies norwegica) stets eine Behandlung des gesamten Integumentes unter Einschluß des Gesichtes und des behaarten Kopfes erfolgen. Hierbei ist darauf zu achten, daß Perioral- und Periorbitalregion ausgespart werden, um Schleimhautreizungen zu vermeiden.

■ **Permethrin.** Permethrin (Permethrin 25% Rezepturkonzentrat) wird zur Zeit weltweit am häufigsten zur Behandlung der Skabies im Säuglings-, Kleinkindes- und Kindesalter eingesetzt (Tabelle 41). Es wird nur in geringem Maße (weniger als 2%) perkutan resorbiert, ruft nur äußerst selten lokale Reizerscheinungen hervor und bewirkt bei über 90% der Patienten bereits nach einer einmaligen Anwendung eine vollständige Elimination aller Milben und deren Eier.

Säuglinge ab zwei Monaten sowie Kinder bis zu einem Alter von fünf Jahren werden vor dem Nachtschlaf und nach dem letzten Windelwechsel mit einer 2,5%igen, ältere Patienten mit einer 5%igen Creme behandelt. Diese verbleibt für 8–12 Stunden auf der Haut und wird am nächsten Morgen mit warmem Wasser und Seife gründlich abgewaschen.

Tabelle 41. Wichtige Behandlungsmöglichkeiten der Skabies

Substanz (Handelsname)	Dosierung/Tag	Therapiedauer
■ **Permethrin** (z. B. Permethin 25% Rezepturkonzentrat)	In der Regel einmalige Anwendung	Für 8–12 Stunden
■ **Lindan** (Jacutin® Emulsion; Jacutin® Gel)	In der Regel einmalige Anwendung; bei Kleinkindern zeitliche Zweiteilung	Für 8–12 Stunden
■ **Benzylbenzoat** (Antiscabiosum 10% Emulsion; Antiscabiosum 25% Emulsion)	2×täglich	An drei aufeinanderfolgenden Tagen

Sind Handflächen und Fußsohlen befallen, so muß die Therapie nach 10 Tagen wiederholt werden. In diesen Regionen werden die Milben und deren Eier wegen der stark ausgebildeten Hornhautschicht nur schlecht durch das Skabizid erreicht und sind nach nur einem Therapiezyklus oft noch nachweisbar.

Bei der Anwendung von Permethrin kommt es sehr selten zu lokalen Reizerscheinungen in Form von Hautrötungen und

Hautbrennen. Da diese Substanz nur über ein äußerst geringes toxisches Potential verfügt, kommt es in der Regel auch bei falscher oder zu hoch dosierter Anwendung zu keinen weiteren Nebenwirkungen.

Aus diesem Grund kann die Substanz auch bedenkenlos zur Behandlung während Schwangerschaft und Stillzeit sowie bei Patienten mit neurologischen Erkrankungen eingesetzt werden.

Permethrin wird von uns derzeit für die Behandlung von Kindern bis zum 3. Lebensjahr aufgrund seiner Praktikabilität und seines ausgezeichneten Nutzen/Risikoprofils bevorzugt eingesetzt.

In Deutschland steht eine Permethrin-haltige Creme bislang nicht zur Verfügung.

Für eine Individualrezeptur kann aber Permethrin 25% Rezepturkonzentrat® in Ungentum emulsificans aquosum oder Wolf® Basis Creme halbfett verordnet werden.

Rezeptur für 100 g Permethrin-Creme

- Kinder bis zum 5. Lebensjahr:

Rp. Permethrin 25%Rk InfectoPharm 10
Ungt. emuls. aquos. ad 100,0
m. f. ungt.

- Kinder ab dem 5. Lebensjahr und Erwachsene:

Rp. Permethrin 25%Rk InfectoPharm 20
Ungt. emuls. aquos. ad 100,0
m. f. ungt.

Lindan. Ebenso wie Permethrin wird Lindan (Jacutin Emulsion® bzw. Jacutin Gel®) für 8–12 Stunden nach Applikation auf der Haut belassen und am folgenden Tag abgewaschen (Tabelle 41).

Während in Deutschland eine an drei aufeinanderfolgenden Abenden durchgeführte Behandlung die Regel ist, verweisen angloamerikanische Lehrbücher auf die Wirksamkeit einer einmaligen Anwendung.

Bei Kleinkindern sollte stets eine zeitliche Zweiteilung der Therapie vorgenommen werden, wobei man mit der Behandlung der oberen Körperhälfte beginnt. Die insektizide Wirkung ist weniger stark ausgeprägt als die von Permethrin. Resistenzen gegen diesen Wirkstoff werden gelegentlich beobachtet.

Neurotoxische Nebenwirkungen in Form von Kopfschmerz, Schwindel und Übelkeit treten bei Lindan-Anwendung nur nach oraler Aufnahme oder nach Überdosierungen auf.

Wegen der hohen perkutanen Absorptionsrate (ca. 10%) sollte bei Kindern unter drei Jahren und bei solchen mit wenig subkutanem Fettgewebe sowie bei Patienten mit einer stark gestörten Hautbarriere (z.B. atopisches Ekzem, Psoriasis) von einer Anwendung dieses Präparates abgesehen werden. Auch die Mitbehandlung schwangerer Frauen sollte mit einem anderen Medikament erfolgen.

Da die Absorptionsrate von Lindan durch eine feuchte Haut drastisch ansteigt, ist das Duschen bzw. Baden unmittelbar vor der Applikation unbedingt zu vermeiden.

Benzylbenzoat. Benzylbenzoat, das in einer Konzentration von 10% in Perubalsam eingearbeitet angeboten wird (Antiscabiosum 10%®), wird bei Kindern an 3 aufeinanderfolgenden Tagen 2mal täglich aufgetragen und am 4. Tag durch Duschen oder ein Vollbad entfernt (Tabelle 41). Für die Behandlung von Erwachsenen steht ein stärker konzentriertes Präparat (Antiscabiosum 25%) zur Verfügung.

Irritative Dermatitis, Hautbrennen und konjunktivale Reizungen treten bei der Verwendung von Benzylbenzoat häufig, Kontaktallergien gelegentlich auf.

Crotamiton. Nur eine gering ausgeprägte skabizide Wirkung besitzt Crotamiton (Crotamitex Lotio®). Um eine halbwegs sichere Elimination der Milben zu erreichen, muß diese Substanz an 5 aufeinanderfolgenden Tagen angewandt werden.

Crotamiton verfügt über eine ausgeprägte juckreizstillende Wirkung und kann auch bei Säuglingen problemlos angewandt werden.

Orale Behandlung der Skabies. Zahlreiche Studien zeigen, daß eine effektive und einfache orale Skabiesbehandlung mit dem zur Wirkstoffgruppe der Avermectine (Makrolide) gehörenden Ivermectin (Stromectol®; zu beziehen über internationale Apotheken) möglich ist. Einzeldosen von 200 µg/kg Körpergewicht führten in der Regel zu Abheilungsraten von über 80%. Die bisher v.a. zur Behandlung der durch Filarien hervorgerufenen Onchozerkose verwendete Substanz wurde in dieser Indikation auch erfolgreich bei Kindern eingesetzt.

Eine Anwendung von Ivermectin für die Skabiesbehandlung von Kindern unter 5 Jahren oder mit einem Körpergewicht von weniger als 15 kg sollte wegen der Gefahr zentralnervöser Beeinträchtigungen (Depressionen, Tremor, Ataxie, Koma) aber unterbleiben.

Besondere Vorsicht ist auch bei der Behandlung schwangerer und stillender Frauen geboten.

Therapiekontrolle

2 und 4 Wochen nach Beendigung der Therapie sollte der Patient erneut zur Kontrolle des Behandlungsergebnisses einbestellt werden. Eine ausbleibende Besserung des Hautzustandes und neu aufgetretene Hautläsionen weisen auf ein Versagen der Therapie hin. Wichtig ist, den Patienten über die Tatsache aufzuklären, daß Juckreiz und Hautläsionen, insbesondere Noduli, selbst nach erfolgreicher Therapie noch für mehrere Wochen bestehen bleiben können.

Unterstützende Maßnahmen

Schon vor einer gesicherten Diagnose sollte eine Therapie des Juckreizes mit einem systemisch wirksamen Antihistaminikum eingeleitet werden. Besonders bewährt haben sich hierfür Doxylaminsuccinat (Mereprine® Sirup), Dimetindenmaleat (Fenistil® Sirup) oder Hydroxyzin (Atarax® liquidum).

Nässende oder bakteriell superinfizierte Hautveränderungen können vor Einleitung einer antiskabiösen Behandlung zunächst auch für 1 bis 2 Tage mit topisch zu applizierenden Glukokortikoiden und eventuell durch eine systemische Antibiotikagabe so sehr gebessert werden, daß die irritative Skabiesbehandlung toleriert wird.

Nach jeder durchgeführten antiskabiösen Behandlung ist aufgrund der austrocknenden und irritativen Wirkung der eingesetzten Substanzen eine intensive Nachbehandlung der Haut mit wirkstofffreien Externa und Ölbädern notwendig.

Läßt sich der Juckreiz trotz Gabe eines Antihistaminikums nicht beherrschen, so können besonders stark juckende Papeln nach erfolgreicher antiskabiöser Therapie zusätzlich mit einem topischen Glukokortikoid wie beispielsweise Hydrokortison-17-butyrat (Alfason® Creme) oder Prednicarbat (Dermatop® Creme) behandelt werden.

Wichtige Verhaltensmaßnahmen

Bett- und Körperwäsche sollten so heiß wie möglich gewaschen, chemisch gereinigt oder aber für mindestens 1 Woche nicht benutzt und so gelagert werden, daß ein Kontakt mit ihnen ausgeschlossen ist.

Polstermöbel und Teppiche müssen gesaugt und, wenn eine massive Kontamination wahrscheinlich ist, shampooniert werden.

Zur Vermeidung von Exkoriationen und damit verbundenen potentiellen Superinfektionen empfiehlt es sich, die Finger regelmäßig zu reinigen und kurz zu halten.

Ermittlung der Infektionsquelle

Um Reinfektionen auszuschließen, ist es notwendig, alle engeren Kontaktpersonen zu untersuchen und entsprechend mitzubehandeln.

Kommen Haustiere als Infektionsquelle in Frage, sollten diese durch einen Tierarzt untersucht und, falls notwendig, entsprechend behandelt werden.

Literatur

Agathos M.: Skabies. Der Hautarzt 45:889–903 (1994)

Braun-Falco O., Plewig G., Wolff H.H. (Hrsg.): Dermatologie und Venerologie. Epizoonosen, S. 319–334, 4. Auflage, 1. korrigierter Nachdruck. Springer, Berlin (1997)

Burkhart C.N., Burkhart C.G.: Before using ivermectin therapy for scabies. Pediatric Dermatology 19:478–479 (1999)

Fölster-Holst R., Rufli T., Christophers E.: Die Skabiestherapie unter besonderer Berücksichtigung des frühen Kindesalters, der Schwangerschaft und Stillzeit. Hautarzt 51:7–13 (2000)

Meinking T.L., Taplin D.: Infestations. In: Schachner L.A., Hansen R.C. (eds.) Pediatric Dermatology, 2nd ed., pp. 1367–1381. Churchill Livingstone, New York (1995)

Molinaro M., Schwartz R., Janniger C.K.: Scabies. Cutis 56:317–321 (1995)

Orkin M., Maibach H.: Scabies treatment: current considerations. Current Problems in Dermatology 24:151–156 (1996)

Tzenow I., Wehmeier M., Melnik B.: Orale Behandlung der Scabies mit Ivermectin. Hautarzt 48:2–4 (1997)

Usha V., Gopalakrishnan Nair T.V.: A comparative study of oral ivermectin and topical permethrin cream in the treatment of scabies. Journal of the American Academy of Dermatology 236–240 (2000)

Kapitel 18 Stichreaktionen

R. Remling

Epidemiologie

Stichreaktionen werden im Rahmen von Epizoonosen zumeist durch Arthropoden (Gliederfüßer) verursacht, die aufgrund ihrer Anpassungsfähigkeit praktisch überall vorkommen, wobei in wärmeren Klimazonen Zahl und Vielfalt humanpathogener Arten deutlich größer ist als in unseren Breiten. Dieses Kapitel beschränkt sich auf die wichtigsten, durch an Land lebende Arthropoden der gemäßigten Breiten verursachte Stichreaktionen. Obwohl jedes Individuum betroffen sein kann, begünstigen mangelhafte hygienische und enge Wohnverhältnisse das Auftreten dieser Reaktionen.

Pathogenese

■ **Immunologische Reaktionen:**
Die jeweiligen Reaktionen nach Iktus sind auf folgende immunologische Reaktionen zurückzuführen:

- IgE-vermittelte Typ-I-Reaktionen mit Quaddelbildung und möglicher Anaphylaxie, wobei auch passive Übertragungen der Sofortreaktion möglich sind.
- IgG-vermittelte Typ-III-Reaktionen mit lokalisierter und generalisierter Vaskulitis.
- Durch sensibilisierte T-Lymphozyten vermittelte Typ-IV-Reaktionen mit Ekzembildung.

Der Verlauf der lokalen allergischen Reaktion ist dabei typischerweise charakterisiert durch zunächst Ausbleiben einer Reaktion nach Erstexposition mit einer Spätreaktion nach 24–48 Stunden. Bei der Zweitexposition kommt es zur Ausbildung von Urticae mit möglichen nachfolgenden Spätreaktionen in Form von Ekzemen. Bei regelmäßiger weiterer Exposition ist auch das Eintreten einer Toleranzreaktion möglich.

Sonderformen stellen pseudolymphomatöse Hautreaktionen in Form von persistierenden Iktusreaktionen dar, die besonders nach Skabiesinfektionen, Zecken- und Flohstichen auftreten und unter Umständen viele Monate bestehen bleiben können.

■ **Nichtimmunologische Reaktionen**

- Toxische Reaktionen auf im Speichelsekret oder Gift enthaltene pharmakologisch aktive Substanzen, die lokal (Raubwanzen, Spinnen) oder auch systemisch (Skorpione) wirksam werden können.
- Mechanische Traumen durch Verletzung der Haut bei der Blutmahlzeit (Bremsen, Zecken, Tsetsefliege) oder Abwehrreaktion (Spinnen, Skorpione).
- Hautinvasion durch Skabies.
- Sekundärinfektionen während des Stiches/Bisses vor allem durch Aasfresser (Wespen, Fliegen) oder sekundär durch Kratzen.
- Übertragung von Krankheiten (Zecken, Tsetsefliege, Anopheles).

Klinik

Die kutanen Reaktionen auf Stiche durch Arthropoden sind zum einen abhängig von der Arthropodenart, zum anderen vom Sensibilisierungsgrad und der Immunlage des Patienten sowie von der Lokalisation des Stiches. Die Diagnosestellung erfolgt dabei durch Korrelation des klinischen Bildes mit der Anamnese.

■ **Läuse** (s. Kapitel 7)

■ **Wanzen (Chimikose):** Die nachtaktiven, 3–5 mm langen Bettwanzen (Cimex lectularius) saugen nur etwa einmal pro Woche Blut und lassen sich dafür häufig von der Decke aus auf den Wirt fallen. Als Aufenthaltsort am Tag dienen ihnen häufig alte Möbelstücke oder Bilderrahmen, womit die Wanzen beispielsweise vom Antikmarkt in die Wohnung importiert werden können. Die Leitmorphe der von diesen Arthropoden verursachten Bisse stellen stark juckende, vielfach gruppiert oder linear (Wanzenstraßen) angeordnete Urticae an den während der Nacht unbedeckten Hautpartien der Patienten dar (s. Abb. 45). Unter Glasspateldruck lässt sich hierbei eine zentrale Hämorrhagie nachweisen. Zur Diagnosestellung kann die Inspektion des Bettzeugs hilfreich sein, auf dem sich vielfach Blutflecken nachweisen lassen.

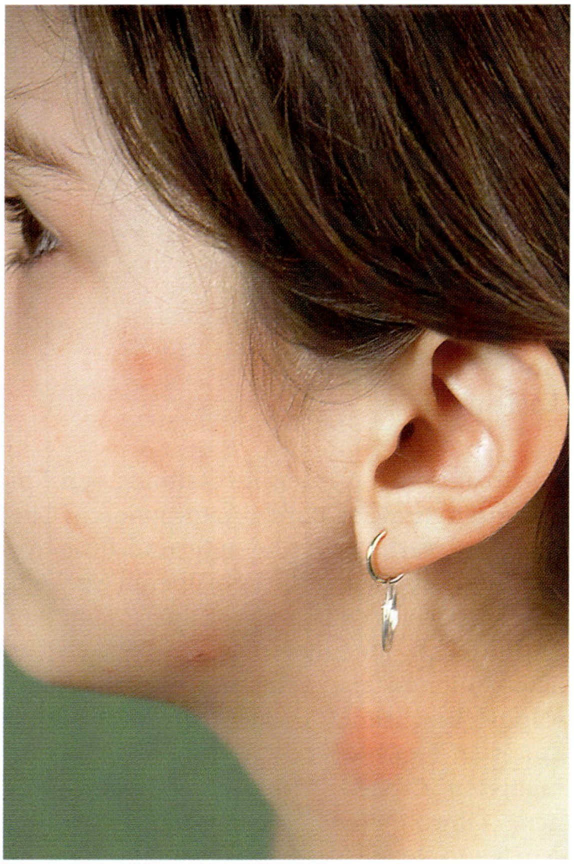

Abb. 45. Wanzenstiche. Im Bereich von Wange, Kinn und Hals nummuläre Erytheme mit zentraler Papel bzw. Papulovesikel.

■ **Flöhe (Pulikose).** Die Wirtsspezifität von Flöhen ist gering, so daß Menschenflöhe auch Tiere und umgekehrt Tierflöhe auch Menschen befallen können. Der Menschenfloh (Pulex irritans) kann mehrmals am Tag stechen und nimmt das Blut in Sekundenschnelle auf. Trotz einer Körpergröße von nur maximal 7 mm kann er 60 cm weit und 50 cm hoch springen. Aufgrund seiner Lichtscheu hält er sich in Bodenritzen und unter schlecht gesaugten Teppichen versteckt und bevorzugt im Gegensatz zu den Wanzen beim Saugen die bedeckten Körperareale.

Flohstiche imponieren ebenfalls als Urticae. Fast immer läßt sich an der Stelle des Einstichs eine rötlich-bläuliche Hämorrhagie (Purpura pulicosa) beobachten, wobei auch eine asymmetrische Verteilung am Körper möglich ist. Ein starker Befall bei Kindern kann mit der Bildung von Papulovesikeln einhergehen und damit zu differentialdiagnostischen Schwierigkeiten gegenüber dem Strophulus infantum führen.

■ **Hautflügler (Hymenoptera).** Zu den Hautflüglern zählen Bienen, Wespen, Hornissen und Hummeln, die jeweils zwei Flügelpaare besitzen, wobei das hintere mit dem vorderen über ein Häkchen verbunden ist.

Der Stich mit Hilfe des Stachels am Hinterleib dient als Verteidigung, wenn sich das Insekt bedroht fühlt. Der Stich der Bienen erfolgt häufig in die Fußsohle beim Barfuß gehen durch eine blühende Wiese. Dabei ist darauf zu achten, ob der Stachel aufgrund eines Widerhakens noch in der Haut steckt, da der Pumpapparat selbständig noch weiter Gift in die Haut applizieren kann. Ein vorsichtiges Entfernen mit einer Splitterpinzette unter Schonung der Giftblase ist empfehlenswert. Wespen stechen häufiger in die oberen Extremitäten, da sie dort, angelockt vom süßen Geruch der Speisen auf Tellern und Gläsern, bevorzugt zur Nahrungsaufnahme landen.

Die Lokalreaktion äußert sich mit sofortigem brennendem und stechendem Schmerz sowie rascher Rötung und Schwellung bis hin zur Blasenbildung, was beim Stich in die Mundschleimhaut bereits zur Obstruktion führen kann. Außer Lokalreaktionen können auch bei allen genannten Hymenoptera generalisierte Reaktionen innerhalb weniger Minuten nach dem Stichereignis in Form von generalisiertem Pruritus, Urtikaria sowie anaphylaktischen Reaktionen bis hin zum tödlichen Kreislaufversagen auftreten.

Zweiflügler (Diptera). Dieser Gruppe sind Stechmücken, Stechfliegen sowie Bremsen zuzuordnen. Auch bei diesen Arthropoden erfolgt der Stich zur Blutmahlzeit, wobei unbedeckte Körperareale befallen werden. In den kühleren Stunden der Morgen- und Abenddämmerung der Sommermonate ist ihre Aktivität am größten. Im Bereich von Feuchtgebieten, die zur Eiablage und Vermehrung dienen, ist die Zahl von Stechmücken besonders groß.

Einer Quaddel mit zum Teil Blasenbildung bei Kindern an der Stelle des Einstichs folgt im Anschluß eine juckende Papel. In ausgeprägten Fällen ist mit ausgedehnten Lokalreaktionen in Form von überwärmten, ödematös geschwollenen und schmerzenden Erythemen besonders an den Extremitäten zu rechnen (s. Abb. 46). Durch Kratzen sind Superinfektionen zumeist mit *Staphylococcus aureus* möglich, die als gelbliche Krusten auf den exkoriierten Papeln imponieren.

Skabies (s. Kapitel 17)

Erntekrätze (Trombidiose). Die Trombidien (Laufmilben) vermehren sich in heißen Sommermonaten zuweilen explosionsartig. Der Stich der Larven beim Blutsaugen führt mit einigen Stunden Latenzzeit zur Quaddelbildung meist ohne erkennbare Hämorrhagie. Dabei klettern die Larven an den Extremitäten der Patienten beim Aufenthalt im Freien unter der Kleidung bis an Lokalisationen, an denen das Weiterkommen erschwert ist und lassen sich nach der Blutmahlzeit wieder rasch vom Körper abfallen. So ergibt sich klinisch typischerweise ein Saum von stark juckenden Urticae und Papeln bzw. Seropapeln entlang der Gummibündchen der Unterwäsche, der Hosenträger oder des Gürtels ohne Gangstrukturen. Die juckenden Hautveränderungen können über zwei Wochen persistieren und sind therapeutisch kaum zu beeinflussen.

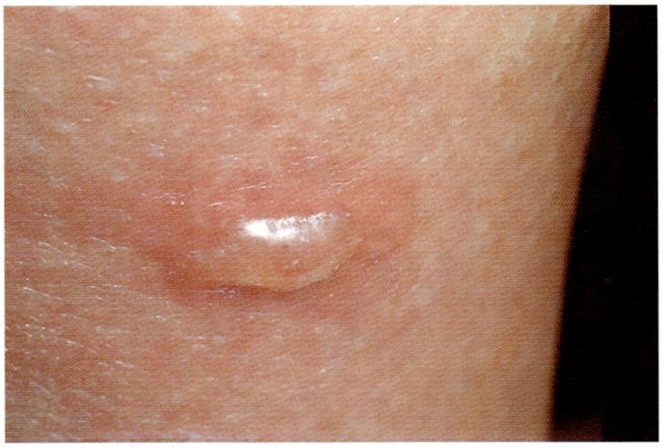

Abb. 46. Bullöse Stichreaktion. Prall gespannte Blase mit serösem Inhalt auf Erythem.

Räudemilben (Cheyletiellosis) Die Übertragung erfolgt vor allem durch Hunde, Katzen und Pferde sowie verschiedene felltragende Wildtiere. Hierbei treten die stark juckenden, häufig disseminiert stehenden, follikulär gebundenen, papulösen oder papulovesikulösen Effloreszenzen erst mit 1–2 Tagen Latenzzeit zur Exposition auf. Gangstrukturen wie bei der Skabies lassen sich nicht erkennen. Die Anamnese ergibt entscheidende Hinweise auf die Pathogenese der Hautveränderungen. Die befallenen Tiere zeigen häufig eine mehlartige Schuppung des Fells.

Hühner- oder Vogelmilbe (Dermanyssus gallinae seu avium). Die Hühner- und Vogelmilben halten sich tagsüber in den Nestern ihrer Wirte auf, um nachts bei ihrem Wirt Blut zu saugen. Zu einer Übertragung auf den Menschen kommt es beim Reinigen der Käfige. Klinisch zeigen sich kleinfleckige, erythematöse, urtikarielle oder auch papulovesikulöse Exantheme mit starkem Juckreiz. Bei häufiger Exposition ist ein Übergang in allergisch bedingte ekzematöse Hautveränderungen möglich. Auch ein allergisches Asthma bronchiale kann mit den übrigen Symptomen einhergehen. Die Anamnese ist auch hier wegweisend.

■ **Zecken** (s. Kapitel 9)

Diagnose

Die Diagnosestellung von Iktusreaktionen erfolgt klinisch. Zur Aufklärung der genauen pathogenetischen Ursachen ist jedoch immer eine genaue Anamneseerhebung notwendig. Besonders hilfreich ist dabei die Sozial,- Fa-

Tabelle 42. Differentialdiagnosen und Unterscheidungshilfen der häufigsten Iktusreaktionen

Diagnose	Klinik	Differentialdiagnose
■ **Läuse**	Sozialanamnese; Nachweis von Läusen oder Nissen im behaarten Areal, vor allem Hinterkopf; mögliches Nackenekzem	Atopisches Nackenekzem, Kontaktekzem, Tinea capitis, Psoriasis capillitii
■ **Wanzen**	Freizeit- und Sozialanamnese; gruppierte oder lineare Urticae mit zentraler Hämorrhagie (Wanzenstraßen); unbedeckte Areale	Urtikaria, Strophulus infantum, urtikarielles Arzneiexanthem, andere Iktusreaktionen
■ **Flöhe**	Asymmetrisches Stichmuster an bedeckter Haut; Urticae mit regelmäßiger zentraler Hämorrhagie, Papulovesikel	Urtikaria, Strophulus infantum, Varizellen
■ **Hautflügler** (Bienen, Wespen, Hummeln, Hornissen)	Anamnese; ödematöse Erytheme evtl. mit Blasenbildung und Schmerzen; generalisierte Urtikaria sowie anaphylaktische Soforttypreaktionen möglich	Urtikaria, Erysipel, toxische Dermatitis; Anaphylaktische Reaktionen anderer Ätiologie
■ **Zweiflügler** (Stechmücken, Bremsen)	Anamnese; Urticae, erythematöse Papeln meist ohne erkennbare Hämorrhagie an unbedeckten Arealen; Kratzexkoriationen mit möglichen honiggelben Krusten (Impetiginisation)	Urtikaria, Strophulus infantum, Impetigo contagiosa, andere Iktusreaktionen
■ **Skabies**	Familienanamnese; Milbennachweis dermatoskopisch; erythematöse Papeln, z.T. erythematöse Gangstrukturen interdigital, perimamillär, umbilikal mit Kratzexkoriationen; Kleinkinder typischerweise palmoplantar erythematöse Papeln; Ekzematisierung	Atopisches Ekzem, seborrhoisches Ekzem, Kontaktekzem; palmoplantarer Befall: Infantile Akropustulose, dyshidrosiformes Hand- und Fußekzem
■ **Erntekrätze**	Sommermonate; Freizeitanamnese; Urticae, später Papeln und Seropapeln entlang der Unterwäsche und Hautfalten; fehlende Hämorrhagien oder Gangstrukturen	Urtikaria, Prurigo simplex subacuta, Strophulus
■ **Räudemilben**	Haustieranamnese; lokalisiert an Armen und Stamm oder disseminierte, follikuläre erythematöse Papeln und Papulovesikel mit 1–2 Tagen Latenzzeit zur Exposition; fehlende Gangstrukturen	Prurigo simplex subacuta, Strophulus, Arzneiexantheme
■ **Hühner-, Vogelmilben**	Freizeit- und Berufsanamnese; urtikarielle und papulovesikulöse Exantheme; bei chronischer Exposition Ekzematisierung	Urtikaria, Arzneiexantheme, Kontaktekzeme
■ **Zecken**	Berufs-, Freizeitanamnese; Zeckennachweis	Andere Iktusreaktionen, Pseudolymphome

milien-, Berufs- und Freizeitanamnese. S. auch Abschnitt „Klinik".

Differentialdiagnose

Hauptsymptom der Iktusreaktionen ist der zumeist quälende Juckreiz. Zu den verschiedenen Differentialdiagnosen der akuten Iktusreaktion zählen die Urtikaria, Strophulus infantum und multiforme Exantheme, die sich zumeist anamnestisch rasch abgrenzen lassen. Dabei sollte vor allem auf vorangehende Infekte und Medikamenteneinnahme sowie psychische Belastungssituationen im Bereich der Familie oder Schule geachtet werden. Im chronischen Stadium bei wiederholter Exposition mit Ekzematisierung kann in besonderen Fällen nach Anamnese der verwendeten Externa eine negative Epikutantestung wegweisend sein. Besondere Bedeutung besitzt jedoch die Unterscheidung der einzelnen Iktusreaktionen nach Arthropoden, um Rezidive oder eine Ausbreitung innerhalb eines exponierten Personenkreises zu vermeiden (Tabelle 42).

Therapie

Die Behandlung von Stichreaktionen erfolgt zunächst symptomatisch und orientiert sich am klinischen Befund sowie den angegebenen subjektiven Beschwerden (Tabelle 43).

Bei anaphylaktischen Reaktionen ist die Ausstellung eines entsprechenden Notfallsets dringend indiziert, das kindgerecht alle Substanzen in flüssiger Darreichungsform aufweisen sollte: Fenistil Tropfen® (1/2 Flasche b. Bedarf), Celestamine N liq.® (ganze Fl. b. Bed.), Primatene Mist DA® (2 Hb. b. Bed.).

Bei einer Hymenopteragiftallergie ist die Hyposensibilisierungsbehandlung mit einer Ansprechrate von mehr als 90% unbedingt anzuraten.

Die Therapie sollte nach Diagnosestellung einer Iktusreaktion nicht nur aus der Symptombekämpfung bestehen, sondern nach

Tabelle 43. Therapie der Insektenstichreaktionen

Klinik	Therapie
■ Örtlich begrenzt, einzelne wenige Stiche	Topische Glukokortikoide (Ecural® Fettcreme, Alfason® Creme, Dermatop® Creme) + Lotio alba aquosa
■ Zahlreiche, disseminiert auftretende Stiche	Wie oben + Fenistil®, Mereprine®, Zyrtec®
■ Generalisiert auftretende Stiche	Wie oben + kurzzeitiger Steroidstoß (z. B. Urbason®, initial 1 mg/kg KG täglich für 3 Tage, mit anschließender Dosishalbierung für weitere 3 Tage) oder Celestamine® N liquidum (0,1 mg/kg KG täglich für 3 Tage mit anschließender Dosishalbierung für weitere 3 Tage)

Tabelle 44. Unterstützende Maßnahmen zur Vermeidung von Stichereignissen in Abhängigkeit vom auslösenden Erreger

Diagnose	Prophylaxe
■ **Wanzen**	Wohnraumsanierung durch Insektizide, Verwendung von Repellents
■ **Flöhe**	Wohnraumsanierung durch Insektizide, Behandlung von felltragenden Haustieren, Verwendung von Repellents
■ **Bienen, Wespen, Hummeln, Hornissen**	Geeignete Kleidung tragen, nicht barfuß durch blühende Wiesen laufen; besondere Vorsicht bei Essen im Freien in den wärmeren Monaten; bei anamnestisch aufgetretenen Allgemeinreaktionen allergologische Abklärung und evtl. Hyposensibilisierungstherapie einleiten; bis dahin Notfallset ausstellen
■ **Stechmücken, Bremsen**	Geeignete Kleidung; durch prophylaktische Einnahme von Cetirizin (Zyrtec®) oder Loratadin (Lisino®) deutliche Symptomminderung möglich; Verwendung von Repellents
■ **Erntekrätze**	Meidung von Wiesen und Büschen; Verwendung von Repellents
■ **Räudemilben**	Behandlung der Tiere mit evtl. vorübergehender Eliminierung aus dem Haushalt
■ **Hühner-, Vogelmilben**	Behandlung der Tiere, Sanierung der Käfige; bei bestehender asthmatischer Symptomatik Prick-Testung und RAST

Identifizierung des Auslösers auch prophylaktische Maßnahmen beinhalten, die ein rasches Rezidiv oder eine Weiterverbreitung innerhalb eines exponierten Personenkreises unwahrscheinlich machen (Tabelle 44, zu Läusen Kapitel 8, Skabies Kapitel 17, s. Zekken Kapitel 9).

■ **Urlaub in gefährdeten Gebieten.** Bei hoher Gefährdung durch Stichreaktionen und urlaubsbedingtem Aufenthalt in gefährdeten Gebieten ist die prophylaktische Einnahme von Cetirizin (Zyrtec® Tabletten) oder Loratadin (Lisino®) mit zusätzlichem Auftragen von Repellents (Autan Family Milch, Aeroxon Hautschutz und Neudorff Permanent Mücktan) und entsprechende Kleidung sinnvoll und kann das klinische Bild und subjektive Ausmaß der Stichreaktionen deutlich mindern. Dieses Procedere ist auch sinnvoll, wenn vor Ort Kinder in einer bestimmten Zeitperiode besonders gefährdet sind.

Literatur

Agathos M.C.: Skabies. Hautarzt 45:889–903 (1994)

Alexander J.O.: Arthropods in human skin. Springer, Berlin (1984)

Braun-Falco O.: Epizoonosen, S. 319–335. In: Braun-Falco O., Plewig G., Wolff H.H. (Hrsg.) Dermatologie und Venerologie, 1. korrigierter Nachdruck der 4. Auflage. Springer, Berlin (1997)

Gouck, H.K.:Protection from ticks, fleas, chiggers and leeches. Archives of Dermatology 93:112–113 (1966)

Hurwitz S.: Insect bites and parasitic infestations, S. 405–431. In: Clinical pediatric dermatology, 2nd ed. (1993)

Karppinen A., Kautiainen H., Reunala T., Petman L., Reunala T., Brummer-Korvenkontio H.: Loratadine in the treatment of moscito-bite-sensitive children. Allergy 55:668–671 (2000)

Karppinen A., Petman L., Jeukunen A., Kautiainen H., Vaalasti A., Reunala T.: Treatment of moscito bites with ebastine: a field trial. Acta Dermato-Venereologica 80:114–116 (2000)

Medleau L., Miller W.H.: Flea infestation and its control. Int. J. Dermatol. 22:378–379 (1983)

Niebauer G., Bardach H.G.: Manifestationen durch Arthropoden, S. 122–176. In: Urlaubsdermatosen. Thieme, Stuttgart (1982)

Valentine M.D., Schuberth K.C., Kagey-Sobotka A.: The value of immunotherapy with venom in children with allergy to insect stings. New England Journal of Medicine 323:1601–1603

Kapitel 19 Tinea capitis

D. Abeck

Epidemiologie

Die Tinea capitis ist eine überwiegend im Kindesalter auftretende Erkrankung mit einem Häufigkeitsgipfel zwischen dem 5. und 8. Lebensjahr und einer Bevorzugung des weiblichen Geschlechts.

Pathogenese

Der häufigste Erreger in unseren Breitengraden ist derzeit *Microsporum canis* (ca. 50% aller Infektionen), wobei die Mehrzahl der Infektionen durch Katzenkontakt (v.a. bei Aufenthalt in südeuropäischen Ländern) erfolgt. Jedoch kann die Erkrankung auch durch andere Erreger (u.a. *Trichophyton verrucosum, T. violaceum, T. mentagrophytes, T. rubrum*) verursacht werden. Eine Erregerzuordnung anhand des klinischen Bildes ist nicht möglich. Die Pilze lösen eine neutrophile Entzündungsreaktion und eine zellvermittelte Immunantwort aus.

Klinik

Die Haare in den befallenen Arealen sind häufig 2 bis 3 mm über dem Hautniveau abgebrochen. Entzündungszeichen können fehlen (Abbildung 47), sehr gering ausgeprägt sein oder deutlich imponieren (Abbildung 48). Bei Vorliegen einer tiefen Trichomykose imponieren infiltrierte Herde mit eitriger Einschmelzung der Haarfollikel, wobei hierfür der Ausdruck Kerion celsi verwendet wird (Abbildung 49). Bakterielle Superinfektionen werden häufig beobachtet.

Subjektive Beschwerden

Häufig sind die Hautveränderungen, v.a. bei geringer Ausprägung, symptomlos.

Juckreiz, teilweise auch sehr quälend, findet sich in der Regel bei ausgedehnterem Befall. Ein Kerion celsi wird häufig von nuchalen Lymphknotenschwellungen sowie u.U. auch Allgemeinerscheinungen wie Fieber, Kopfschmerzen und Erbrechen begleitet.

Diagnose

Die Diagnose erfolgt klinisch und wird durch die weiterführende Diagnostik bestätigt. Eine orientierende Wood-Licht-Untersuchung ist bei positivem Ausfall (grünlich-gelbliche

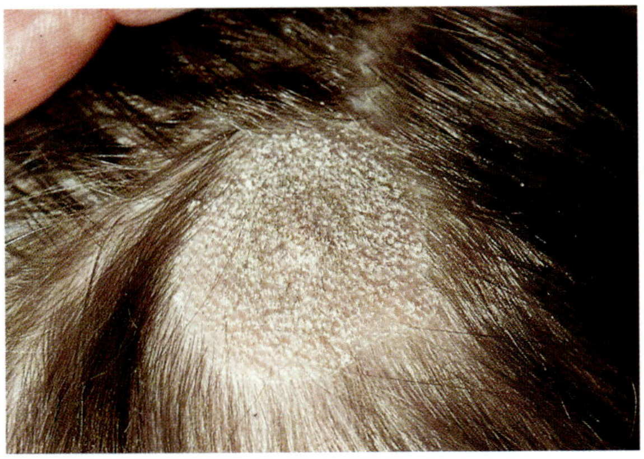

Abb. 47. Tinea capitis. Haarloses kreisrundes Areal mit feinlamellöser Schuppung und fehlenden Entzündungszeichen. Erreger: *Microsporum canis*.

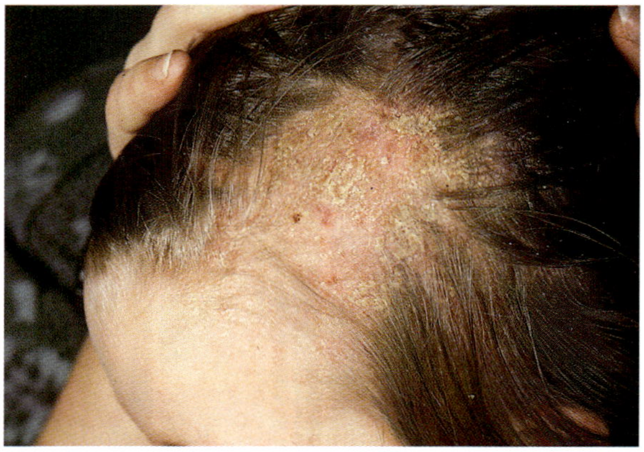

Abb. 48. Tinea capitis. Haarloses erythematöses Areal mit im Randbereich gelblichen Schuppenkrusten. Erreger: *Microsporum canis.*

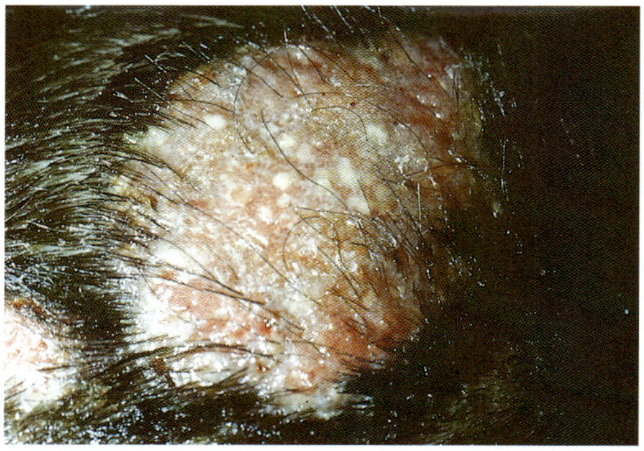

Abb. 49. Tinea profunda capitis. Kreisrundes Erythem mit deutlicher Rarefizierung des Kopfhaares und zahlreichen follikulär gebundenen Pusteln. Erreger: *Microsporum canis.*

Fluoreszenz) beweisend für das Vorliegen einer Mikrosporie, schließt die Diagnose jedoch bei negativem Ausfall nicht aus.

Die Diagnosesicherung erfolgt zunächst über den Pilznachweis im Nativpräparat und anschließend die Erregeridentifizierung über die Kultur. Vor der Probenentnahme ist eine Oberflächendesinfektion der Haut mit 70%igem Äthylalkohol oder 50%igem Isopropylalkohol sinnvoll, um bakterielle Kontaminationen zu vermeiden. Zur Untersuchung im Nativpräparat werden Schuppen sowie Haare herangezogen, wobei bei Vorliegen einer Mykose sich diese häufig deutlich leichter epilieren lassen. Bei pustulösen Veränderungen wird auch der Pustelinhalt entsprechend untersucht. Eine Therapie sollte immer erst bei positivem Nativpräparat erfolgen, wobei die Behandlung bereits vor dem Vorliegen des kulturellen Ergebnisses eingeleitet werden kann.

Vorgehen bei antimikrobiell vorbehandelten Fällen

Eine topische, antibakterielle, antiseptische oder antimykotische Vorbehandlung bereitet häufig Probleme bei der Diagnosesicherung. In diesen Fällen empfiehlt es sich, für ca. eine Woche die Behandlung auszusetzen bzw. wirkstofffrei zu führen, um anschließend eine erneute mikrobiologische Diagnostik durchführen zu können. Diese wirkstofffreie Behandlung kann beispielsweise durch das Auftragen einer Basiscreme erfolgen. Bei stärker krustösen Läsionen ist auch eine vorzugsweise über Nacht erfolgende fettfeuchte Behandlung zu führen, die beispielsweise durch das Auftragen von Excipial® Fettcreme oder Neribas® Salbe in Verbindung mit feuchten NaCl-Umschlägen möglich ist.

Differentialdiagnose

Die Tinea capitis kann in Einzelfällen differentialdiagnostische Probleme wie beispielsweise gegenüber dem atopischen Ekzem oder der Psoriasis vulgaris bereiten (Tabelle 45).

Therapie

Die Tinea capitis erfordert immer eine systemische Therapie, die von topischen Therapiemaßnahmen begleitet wird. Während die systemische Behandlung auf die Eradikation des Erregers zielt, dient die gleichzeitig durchgeführte topische Behandlung dazu, das Ansteckungsrisiko für andere zu minimieren.

In Deutschland ist bislang lediglich Griseofulvin (Fulcin® S) zur Behandlung von Kindern zugelassen (Tabelle 46). Griseoful-

Tabelle 45. Differentialdiagnosen und wichtige Unterscheidungshilfen zur Tinea capitis

Diagnose	Abgrenzung zur Tinea capitis
Psoriasis vulgaris	In der Regel keine pustulösen Hautveränderungen; Hautveränderungen überschreiten in der Regel die Stirn-Haar-Grenze; Hautveränderungen gewöhnlich flächenhaft; keine Atrophie; mykologisch kein Erregernachweis; häufig auch an anderen Körperstellen Psoriasis-typische Hautveränderungen
Atopisches Ekzem	Juckreiz in der Regel sehr ausgeprägt; mykologisch kein Erregernachweis; keine Atrophie; typische Ekzemherde gewöhnlich auch an anderen Körperstellen
Alopecia areata	Hautveränderungen schuppen nicht; keine Atrophie
Aplasia cutis	Hautveränderungen bestehen seit Geburt; keine Schuppung

Tabelle 46. Systemische Behandlung der Tinea capitis

Substanz (Handelsname)	Dosierung/Tag	Therapiedauer
Griseofulvin (Fulcin® S)	10 mg/kg KG (evtl. 20–40 mg/kg KG) Gabe: einmal täglich nach dem Essen	8 Wochen (evtl. auch über mehrere Monate)
Itraconazol (Sempera®)	< 20 kg: 50 mg > 20 kg: 100 mg Gabe: einmal täglich zusammen mit der Hauptmahlzeit	4 Wochen
Terbinafin (Lamisil®)	< 20 kg: 62,5 mg 20–40 kg: 125 mg > 40 kg: 250 mg Gabe: einmal täglich	4 Wochen

vin wird von uns jedoch aufgrund des Vorliegens überlegenerer Alternativen seit mehreren Jahren nicht mehr eingesetzt.

Die Dosierung von Griseofulvin beträgt in der Regel 10 mg/kg Körpergewicht, kann jedoch bei Nichtansprechen auch auf 20 bis 40 mg erhöht werden. Die Therapiedauer sollte 8 Wochen nicht unterschreiten, wobei häufig eine längere Gabe, u.U. über mehrere Monate notwendig ist.

Dem Griseofulvin überlegen, durch zahlreiche Studien in ihrer Wirksamkeit bestätigt, derzeit in Deutschland jedoch noch nicht zur Behandlung der kindlichen Tinea capitis zugelassen, sind Itraconazol (Sempera®) und Terbinafin (Lamisil®), deren Gabe in Abhängigkeit vom Körpergewicht erfolgt (Tabelle 46). Bei Therapie mit diesen Substanzen muß eine entsprechende Aufklärung der Eltern erfolgen und dokumentiert werden. Eine vierwöchige Behandlung ist bei beiden Substanzen mehrheitlich ausreichend.

Bei den von uns in den letzten 5 Jahren wegen einer Tinea capitis mit Sempera® als Präparat der ersten Wahl behandelten über 40 Kindern kam es in keinem einzigen Fall zu einer schwerwiegenden Nebenwirkung, die einen Therapieabbruch erforderlich machte. Die gelegentlich angegebenen Magen- und Darmbeschwerden waren in allen Fällen leichter und vorübergehender Natur. Die routinemäßig aus Sicherheitsgründen durchgeführten Laboruntersuchungen (kleines Blutbild, Leberparameter) waren in allen Fällen nach Therapieende unauffällig. Das derzeit an unserer Klinik erfolgreich durchgeführte Therapiekonzept zeigt Abbildung 50. Nach Diagnosestellung erfolgt zunächst eine 4-wöchige Behandlung mit Sempera®, begleitet von einer topischen antimykotischen Behandlung mit Batrafen®. Die Erstvorstellung erfolgt 2 Wochen nach Beendigung der oralen Behandlung. Ist die Erregeranzüchtung zu diesem Zeitpunkt und auch am 2. Kontrolltermin 2 Wochen später negativ, ist das Kind geheilt. Bei einem positiven Kulturausfall erfolgt ein weiterer, diesmal lediglich 2-wöchiger Behandlungszyklus mit Sempera® und nach weiteren 2 bzw. 4 Wochen entsprechende Kontrolluntersuchungen. Nach Durchführung einer vierwöchigen Itraconazol-Behandlung lag die Heilungsrate für Tinea capitis-Erkrankungen, die nicht durch *Microsporum canis* verursacht worden waren, bei 96% und für durch *Microsporum canis*-bedingte Erkrankungen bei 88%.

Mögliche Nebenwirkungen. Sowohl Itraconazol als auch Terbinafin werden in der Regel

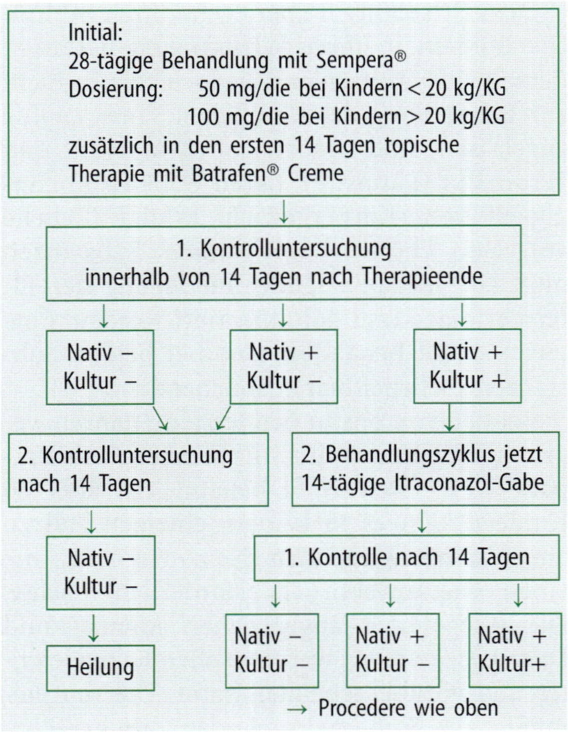

Abb. 50. Derzeitiges diagnostisch-therapeutisches Vorgehen bei Tinea capitis-Erkrankungen in der Frauen und Kinderambulanz der Klinik und Poliklinik für Dermatologie und Allergologie am Biederstein der Technischen Universität München

sehr gut vertragen. Übelkeit, Kopfschmerzen oder Arzneiexantheme sind möglich, treten jedoch nur sehr selten auf.

Bei Verordnung von Itraconazol dürfen Terfenadin (Teldane®), Astemizol (Hismanal®) und Erythromycin (z.B. Paediathrocin®) wegen der Gefahr kardiovaskulärer Nebenwirkungen mit Ausbildung polymorpher ventrikulärer Extrasystolen nicht gleichzeitig verordnet werden.

■ **Laborkontrollen.** Diese sind bei Verordnung von Itraconazol oder Terbinafin nicht zwingend vorgeschrieben. Wir führen jedoch zu Beginn der Behandlung und nach Beendigung der vierwöchigen Therapie Kontrollen des Blutbildes sowie der Leberenzyme durch.

Therapiekontrolle

Das Ergebnis der Pilzkultur entscheidet über eine erfolgreiche Behandlung, da die pilzbefallenen Areale auch nach einer erfolgreichen Behandlung noch über einen Zeitraum von einigen Wochen eine verstärkte Schuppung aufweisen können. Allein der klinische Befund ist als Parameter für eine erfolgreiche Behandlung nicht ausreichend.

Die erste kulturelle Kontrolle erfolgt entweder unmittelbar nach Beendigung der vierwöchigen Therapie oder ein bzw. zwei Wochen nach Therapieende. Ein positiver Befund im Nativpräparat ist zu diesem Zeitpunkt noch möglich und bedeutet zunächst kein Therapieversagen, sofern das kulturelle Ergebnis negativ ist. Falls eine zweite kulturelle Kontrolluntersuchung, die unbedingt zu fordern ist, vierzehn Tage später erneut ein negatives kulturelles Ergebnis liefert, kann die Behandlung als erfolgreich abgeschlossen werden.

Ein positives kulturelles Ergebnis nach der initialen 4-wöchigen Behandlung bedingt eine erneute, jetzt zunächst über 14 Tage durchzuführende systemische Behandlung. Erst erneute, zweimalig negative kulturelle Befunde im Abstand von 14 Tagen erlauben den erfolgreichen Abschluß der Behandlung.

Zusätzliche unterstützende Maßnahmen

Zum Schutz vor einer Ansteckung anderer empfehlen wir zumindest in der ersten Woche auch eine zusätzliche topische Behandlung der befallenen Areale mit einem Ciclopiroxolamin-haltigen (Batrafen® Creme bzw. Lösung) Externum. Der Einsatz Ketoconazol (Terzolin®)- oder Selendisulfid (Selsun®)-haltiger Shampoos (Haarwäsche jeden 2. Tag) ist sinnvoll.

Zur initialen antientzündlichen und juckreizlindernden Behandlung (in der Regel die ersten drei bis fünf Tage) eines Kerion celsi können auch topische Glukokortikoide (z.B. Prednicarbat (Dermatop® Creme) oder Hydrokortison-17-butyrat (Alfason® Creme) morgens und abends), eventuell in Kombination mit einem Antibiotikum (z.B. Betamethason-17-valerat/Fusidinsäure (Fucicort® Creme) morgens und abends) oder Flurprednidén-21-acetat/Gentamicin (Decoderm® comp Creme) morgens und abends) oder Antimykotikum (Flupredniden-21-acetat/Miconazolnitrat (Decoderm® tri Creme) morgens und abends) zur Anwendung kommen. In sehr schwer verlaufenden Fällen einer Tinea profunda, die mit hohem Fieber und deutlich reduziertem Allgemeinbefinden einhergehen, kann auch initial die kurzfristige, über 3–6 Tage durchgeführte orale Glukokortikoidgabe (z.B. Betamethason (Celestamine® N 0,5 liquidum); 0,1 mg/kg KG täglich über 3 Tage mit Dosishalbierung, falls erforderlich für die nächsten 3 Tage; Methylprednisolon-21-hydrogensuccinat (Urbason® Tabletten); 1–1/2 mg/kg KG täglich über 3 Tage mit Dosishalbierung, falls erforderlich für die nächsten 3 Tage) indiziert sein, wobei die orale antimykotische Behandlung parallel miterfolgt.

Bei sehr ausgeprägtem Juckreiz empfiehlt sich die Gabe von Antihistaminika mit sedierender Wirkung (Doxylaminsuccinat (Mereprine® Sirup) oder Dimetindenmaleat (Fenistil® Sirup)).

Wichtige Verhaltensmaßnahmen

Die gemeinsame Benutzung von Kämmen, Bürsten, Handtüchern oder Kopfbedeckungen ist unbedingt zu vermeiden.

Eine Befreiung vom Kindergarten/Schulunterricht nach Einleitung der topischen und systemischen Therapie ist in der Regel nicht notwendig. Lediglich bei nässenden Läsionen sollte eine Befreiung bis zum Abtrocknen der Läsionen erfolgen.

■ **Aufdeckung der Infektionsquelle.** Immer müssen mögliche Infektionsquellen untersucht werden. Eine Untersuchung der Familienmitglieder mit entsprechender kultureller Abklärung ist empfehlenswert. Insbesondere Haustiere sollten sehr intensiv durch mykologisch versierte Tierärzte untersucht werden und bei Vorliegen einer Pilzinfektion auch konsequent behandelt werden.

Wichtig: Auch an asymptomatische Überträger, wie etwa Katzen, sollte stets gedacht werden.

Literatur

Degreef H.: The changing spectrum of tinea capitis. Current Opinion in Dermatology 3:44–48 (1996)

Ginter G.: *Microsporum canis* infections in children: results of a new oral antifungal therapy. Mycoses 39:265–269 (1996)

Herbert A.A.: Diagnosis and treatment of tinea capitis in children. Dermatologic Therapy 2:78–83 (1997)

Higgins E.M., Fuller L.C., Smith C.H.: Guidelines for the management of tinea capitis. British Journal of Dermatology 143:53–58 (2000)

Koumantaki E., Georgala S., Rallis E., Papadavid E.: *Microsporum canis* tinea capitis in an 8-month-old infant successfully treated with 2 weekly pulses of oral itraconazole. Pediatric Dermatology 18:60–62 (2001)

Mercurio M.G., Elewski B.: Tinea capitis treatment. Dermatologic Therapy 3:79–83 (1997)

Möhrenschlager M., Abeck D.: Tinea capitis im Kindesalter. Diagnostische und therapeutische Strategien. Aktuelle Dermatologie 26 (Sonderheft 1): S9–13 (2000)

Möhrenschlager M., Schnopp C., Fesq H., Strom K., Beham A., Mempel M., Thomsen S., Brockow K., Wessner D.B., Heidelberger A., Ruhdorfer S., Weigl L., Seidl H.P., Ring J., Abeck D.: Optimizing the therapeutic approach in tinea capitis of childhood. British Journal of Dermatology 143:1011–1015 (2000)

Richardson M.D., Warnock D.M.: Fungal infections. Diagnosis and management, 2nd. ed. Blackwell Science, Oxford (1997)

Suarez S., Friedlander S.F.: Antifungal therapy in children: an update. Pediatric Annals 27:177–184 (1998)

Kapitel 20 Urtikaria

K. Brockow

Epidemiologie

Urtikaria ist eine der häufigsten Hauterkrankungen im Kindesalter, wobei Mädchen häufiger als Jungen erkranken. Die genaue Inzidenz ist nicht bekannt, jedoch durchleben 20% aller Kinder bis zum Erwachsenenalter mindestens eine Episode.

Pathogenese

Eine Urtikaria kann durch sehr unterschiedliche Faktoren ausgelöst werden, zu denen u.a. virale, bakterielle und parasitäre Infektionen, Arzneimittel, Nahrungsmittel, physikalische Faktoren, Autoimmunerkrankungen sowie maligne Tumoren gehören. Für die akute Urtikaria des Kindesalters stellen Infektionen die häufigste Ursache dar. In einer retrospektiven Analyse von 76 Fällen fanden sich in 60% Hinweise auf eine Infektion, in 10% auf eine Arzneimittel- und in 5% auf eine Nahrungsmittelunverträglichkeit. 17% der Fälle wurden als idiopathisch eingestuft. Auch in einer Studie mit 75 Kindern mit chronischer Urtikaria wurden Infektionen als häufigste Ursache genannt (36%), gefolgt von Nahrungsmitteln (33%), inhalativen Allergenen und Arzneimitteln. Eine physikalische Urtikaria, die durch physikalische Reizungen, z.B. mechanisch (Kratzen, Druck) oder thermisch (Wärme, Kälte) ausgelöst wird, wird im Kindesalter dagegen eher selten beobachtet. Nach unserer Erfahrung findet sich bei chronischer nicht-infektiöser Urtikaria in mehr als der Hälfte aller Fälle trotz intensiver Diagnostik kein ätiologischer Auslöser.

Klinik

Eine Urtikaria ist gekennzeichnet durch einzelne oder multiple Quaddeln. Die einzelnen Quaddeln sind kurzlebig (<24–48 Stunden), es können aber im Verlauf kontinuierlich neue Quaddeln entstehen und disseminiert die Haut befallen. Die Quaddeln können in ihrem Ausmaß und der Form stark variieren. Sie können z.B. linsengroß sein und isoliert stehen oder große Körperareale bedekken (Abbildung 51) und durch Konfluenz landkartenartige, anuläre oder gyrierte Muster annehmen (Abbildung 52). Erfolgt die umschriebene Ödembildung im Bereich der tieferen kutanen und subkutanen Gewebe und nicht mehr in der oberen Kutis, entsteht eine zumeist hautfarbene Schwellung im Sinne einer Urticaria profunda (Abbildung 53). Ähnliche transiente erythematöse Schwellungen der tieferen kutanen oder subkutanen Gewebe werden als Angioödem bezeichnet und sind in etwa der Hälfte der Fälle mit einer Urtikaria assoziiert. Eine Unterscheidung zwischen Angioödem und Urtikaria ist nicht immer möglich. Eine Sonderform des Angioödems ist das hereditäre Angioödem (Quincke-Ödem), welches durch einen familiären Mangel oder Funktionsdefekt des C1-Esterase-Inhibitors ausgelöst wird.

Bei stärkerer Ausprägung einer Urtikaria sind auch Schockfragmente möglich, z.B. Asthmaanfälle, Bauchschmerzen oder Kreislaufschock.

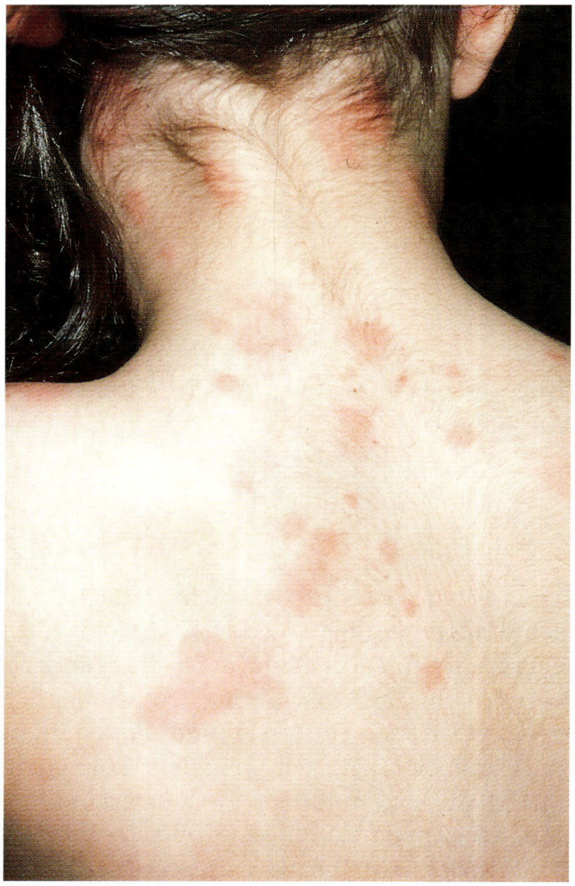

Abb. 51. Akute Urtikaria. Disseminierte Aussaat rötlicher Quaddeln.

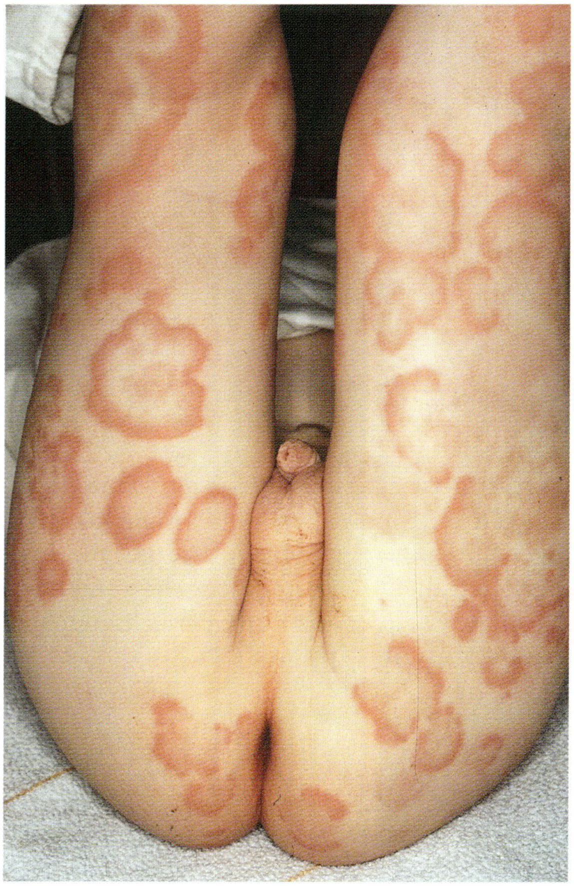

Abb. 52. Akute Urtikaria. Durch zentrale Rückbildung der rötlichen Quaddeln Ausbildung von Ringformen (Urticaria anularis).

Subjektive Beschwerden

Juckreiz ist das führende Symptom der Quaddeln. Da diese häufig in den Abend- und frühen Morgenstunden auftreten, kommt es vielfach zu einer empfindlichen Störung der Nachtruhe.

Verlauf

Nach der Verlaufsform läßt sich eine akute Urtikaria (Dauer weniger als 6 Wochen) von einer chronischen Urtikaria (Dauer mehr als 6 Wochen) unterscheiden, wobei letztere chronisch-rezidivierend (mit erscheinungsfreien Intervallen von mehr als eintägiger Dauer) oder chronisch-kontinuierlich (mit erscheinungsfreien Intervallen von weniger als 24 Stunden Dauer) verlaufen kann. Die akute Verlaufsform stellt die häufigste dar. Oft heilt die Erkrankung spontan ab, manchmal ist jedoch ärztliche Hilfe erforderlich.

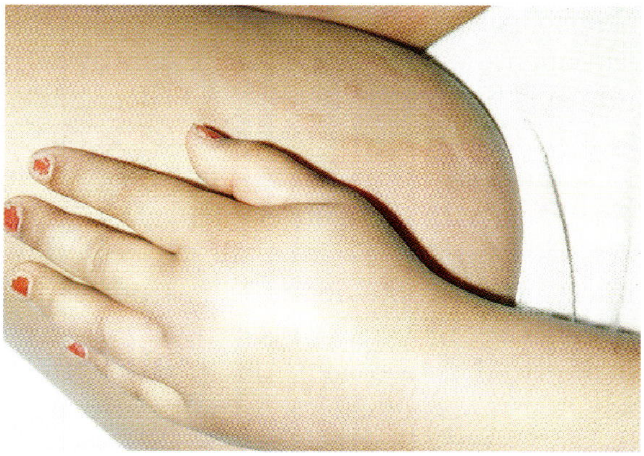

Abb. 53. Urticaria profunda. Hautfarbene Schwellung im Bereich des Handrückens.

Im frühen Kindesalter sind chronische Verläufe außerordentlich selten. Sie treten in zunehmender Häufigkeit bei älteren Kindern und Erwachsenen auf.

Diagnose

Die Diagnose wird klinisch durch den Nachweis von Quaddeln gestellt. Unter Glasspateldruck blassen Quaddeln ab. Das wichtigste differentialdiagnostische Kriterium ist die Kurzlebigkeit der einzelnen Quaddeln, die nach wenigen Stunden normal erscheinende Haut hinterlassen, während die Effloreszenzen bei anderen Erkrankungen, z. B. Arzneimittel- und Virusexanthemen, Ekzemen oder Insektenstichen an einer Stelle länger als 24–48 Stunden persistieren. Eine Biopsie zur Diagnosesicherung ist bei Verdacht auf Urtikariavaskulitis indiziert.

Differentialdiagnose

Tabelle 47 nennt wichtige differentialdiagnostisch abzugrenzende Krankheitsbilder.

Tabelle 47. Differentialdiagnosen und wichtige Unterscheidungshilfen zur Urtikaria

Diagnose	Abgrenzung zur Urtikaria
Urtikariavaskulitis	Purpuriformes Zentrum; >24 Stunden Persistenz einzelner urtikarieller Effloreszenzen (im Zweifel umkreisen); ggf. Arthralgien, Fieber
Erythema exsudativum multiforme	Kreisförmige 1–3 cm große Schießscheiben-ähnliche Effloreszenzen (Kokarden), mit urtikariellem Randsaum und lividem, z.T. bullösem Zentrum
Erythema anulare rheumaticum	Kein Juckreiz; anuläre bis polyzyklische Erytheme
Erythema anulare centrifugum	Ringförmige helle Erytheme mit Schuppenkrause im Ring; Hautveränderungen bestehen über Tage und Wochen; wenig Juckreiz
Urticaria pigmentosa	Disseminierte bräunlich-rote Maculae oder Papeln; auf Reiben Anschwellen (Darier-Zeichen); Auftreten vor allem bei Kleinkindern
Hereditäres Quincke-Ödem	Häufig familiäres Auftreten; periodisches Auftreten von Beschwerden; nur Angioödem, keine Urtikaria; kein Juckreiz, evtl. auch gastrointestinale Beschwerden

Diagnostik

Die Diagnostik einer akuten Urtikaria beinhaltet eine gründliche Untersuchung und ausführliche Anamnese, die klinisches Erscheinungsbild, atopische Diathese, frühere Unverträglichkeitsreaktionen, bestehende Grunderkrankungen sowie Arzneimittel-, Nahrungsaufnahme und besondere Umstände zur Zeit der Auslösung mit einschließt. Wegen der hohen Spontanheilungsrate kann mit weiteren diagnostischen Maßnahmen zunächst abgewartet werden, außer wenn ein konkreter Verdacht auf eine Infektion (→ BB, BSG, GOT, ggf. Kultur oder Serologie) besteht. Bei Verdacht auf eine Medikamenten- (z. B. Penizillin) oder Nahrungsmittelunverträglichkeit erfolgt die Allergietestung nach Meidung und Abheilung.

Das diagnostische Vorgehen bei ungeklärter chronischer Urtikaria schließt zudem Untersuchungen nach einem Stufenschema mit ein, indem je nach Verdacht und Hinweisen Laboruntersuchungen, Fokussuche, physikalische und allergologische Tests sowie ein Symptom- und Diättagebuch und Diätmaßnahmen erfolgen (Tabelle 48).

Therapie

Therapie der akuten Urtikaria und des Angioödems. Leichte Symptome der Urtikaria benötigen in der Regel keine oder lediglich eine Behandlung mit nicht-sedierenden H_1-Antihistaminika wie Cetirizin (Zyrtec®) oder Loratadin (Lisino®).

Wir verordnen in der Regel zunächst nicht-sedierende H_1-Antihistaminika, wobei wir eine kontinuierliche Einnahme der Prä-

Tabelle 48. Diagnostisches Vorgehen zur Identifikation der Urtikaria-auslösenden Faktoren

1. Basisuntersuchung bei chronischer Urtikaria und u.U. bei akuter Urtikaria
- Anamnese
- Körperliche Untersuchung mit Dermographismus
- Routinelabor (BB, BKS, IgE, Lues, Stuhluntersuchung, C_1 INH und C_4 b. Verdacht)
- Physikalische Testung (Dermographismus, Druck, Wärme, Kälte, Anstrengung)
- Allergietestung (Pricktestung der Standardallergene)
- Karenz verdächtiger Arzneimittel

2. Intensivuntersuchung bei chronischer Urtikaria

Symptom- und Diättagebuch

– Fokussuche:	ZMK, HNO, Oberbauchsonographie, Röntgen des Thorax
– Erweitertes Labor:	Kulturen und Serologie (Viren, Bakterien, Pilze)
	Autoantikörper (ANA, Kryoglobuline, Kälteagglutinine)
	Sonstige (Elektrolyte, Elektrophorese, Kreatinin, Schilddrüse, etc.)
– Allergietests:	Pricktestung, RAST, ggf. offene Epikutantestung insbesondere von Nutritiva und Arzneimitteln

3. Provokation bei Verdacht auf Nahrungsmittelunverträglichkeit
- Eliminationsdiät, falls Besserung auch (stationär): Suchdiät
- Oraler Provokationstest bei Idiosynkrasie (OPTI)
- ggf. Provokationstestungen

parate über einen Zeitraum von zunächst 10 bis 14 Tagen empfehlen, auch wenn die Akutsymptomatik innerhalb weniger Tage sich zurückgebildet hat. Nach diesem Zeitpunkt wird das Präparat abgesetzt. Die überwiegende Mehrzahl der akuten Urtikaria-Erkrankungen sistiert innerhalb dieses Zeitraumes und bedarf anschließend keiner weiteren Behandlung mehr.

Äußerlich können bei allen Formen der Urtikaria zur Juckreizbekämpfung Zinkschüttelmixturen mit Polidocanol (Rp. Thesit 5,0; Lotio alba ad. 100,0), Gerbstoff-haltige Schüttelmixturen (Tannosynt® bzw. Tannolact® Lotio Schüttelmixtur) oder feuchte Umschläge angewendet werden.

Bei schwerer, generalisiert verlaufender, sehr stark juckender Urtikaria wird oral mit sedierenden Antihistaminika, z.B. Dimetindenmaleat (Fenistil® Tropfen), ggf. auch, für wenige Tage, niedrigdosiert mit Prednisolon (Rectodelt® Zäpfchen, 1 mg/kg KG) behandelt.

Sollte ein Angioödem mit Verlegung der Atemwege oder anaphylaktische Symptome vorliegen, ist darüber hinaus eine intravenöse Therapie mit z.B. Dimetindenmaleat (Fenistil®, 1 ml/10 kg KG), hochdosiert Prednisolon (2–5 mg/kg i.v., z.B. Solu-Decortin®) und ggf. Adrenalin (Suprarenin® 1:1000, 1/10 verdünnt in NaCl, dann 0,1 ml/kg KG, Wiederholung nach 20 Minuten möglich; Maximaldosis 5 ml) erforderlich.

Therapie des hereditären Angioödems. Im Anfall wird mit C_1-Inhibitor-Konzentrat (Berinert®, 1000–2000 E), Frischplasmainfusion (400–2000 ml), intravenöser Flüssigkeitssubstitution und Atemwegskontrolle therapiert. Zur Prophylaxe, z.B. vor chirurgischen Eingriffen oder Langzeitprophylaxe, wird neben dem C_1-Esterase-Inhibitor auch mit den synthetischen Androgenen Danazol und Stanozolol sowie mit Aminocapronsäure therapiert.

Therapie der chronischen Urtikaria. Die ideale Behandlung der Urtikaria ist die Identifizierung und Elimination der ursächlichen Auslösefaktoren. Eine symptomatische Pharmakotherapie sollte berücksichtigen, daß aufgrund der Heterogenität der Pathogenese der Urtikaria größere individuelle Unterschiede im Ansprechen auf einzelne Therapeutika bestehen, so daß die Therapie häufig mehrmals bis zum Erreichen eines befriedigenden Ansprechens umgestellt werden muß (Tabelle 49).

Orale Antihistaminika sind die wichtigsten Therapeutika in der Behandlung der chronischen Urtikaria. Da sie in der Prophylaxe von histaminergen Reaktionen deutlich potenter sind als in der Behandlung bereits bestehender Quaddeln, sollten sie besser auf einer kontinuierlichen Basis eingenommen werden. Die Entwicklung einer Tachyphyla-

Tabelle 49. Therapie der chronischen Urtikaria

- Identifikation/Elimination des auslösenden Stimulus
- Applikation nicht-sedierender Antihistaminika
- Applikation sedierender Antihistaminika oder Kombinationen
- Kombination von H_1-Antihistaminika und H_2-Antihistaminika
- Kombination mit β_2-Sympathikomimetika
- Selten Applikation oraler Glukokortikosteroide

xie ist möglich, in diesem Fall sollte auf ein anderes Präparat umgestellt werden.

Wir wenden v.a. bei schulpflichtigen Kindern zunächst nicht-sedierende Antihistaminika wie Cetirizin (Zyrtec®) oder Loratadin (Lisino®) an, um eine Beeinträchtigung der Aufmerksamkeit und Wahrnehmung zu vermeiden. Bei nicht befriedigendem Behandlungsergebnis sollte auf andere, schließlich auf sedierende Antihistaminika wie Dimetindenmaleat (Fenistil®) oder Clemastinhydrogenfumarat (Tavegil®) gewechselt werden. Im Rahmen von stationären Aufenthalten oder bei vorwiegend nächtlichen Symptomen werden diese auch als Medikamente der ersten Wahl eingesetzt. Die Behandlung mit einem sedierenden Antihistaminikum sollte in niedriger Dosierung eingeleitet und je nach Verträglichkeit gesteigert werden.

Die häufigste Nebenwirkung besonders der älteren Antihistaminika ist die Sedierung. Gerade bei kleinen Kindern können jedoch selten auch paradoxe ZNS-Stimulierungen mit Schlaflosigkeit, Unruhe und Tremor auftreten, die das Absetzen des Präparates erforderlich machen. Bei Früh- und Neugeborenen sollten sedierende Antihistaminika vermieden werden. Des weiteren können gastrointestinale Symptome, z.B. Übelkeit, Erbrechen oder Durchfälle, Kopfschmerzen sowie anticholinerge Symptome wie Mundtrockenheit auftreten. Kardiale Arrhythmien, besonders von einigen nicht-sedierenden Antihistaminika können auch bei Kindern vorkommen, wenn Höchstdosierungen überschritten werden oder der Medikamentenspiegel durch Blockade des Abbauweges in der Leber bei Lebererkrankungen oder Komedikation mit durch Cytochrom P450 verstoffwechselten Medikamenten, z.B. Imidazolantimykotika oder Makrolidantibiotika wie Erythromycin, erhöht sind.

Weitere Therapiemöglichkeiten. Bei ungenügender Wirksamkeit werden Kombinationen von H_1- oder von H_1- und H_2-Antihistaminika eingesetzt, z.B. Hydoxyzin 4 × 0,5–1 mg/kg KG/d und Cimetidin 2 × 200 mg/d. Klinische Studien zu diesen Kombinationen konnten einen positiven Effekt aufweisen, jedoch existieren auch widersprüchliche Berichte. Als wichtigste Nebenwirkungen von H_2-Antihistaminika sind Interaktionen im Medikamentenmetabolismus von z.B. Theophyllin, Carbamazepin und oralen Antimykotika, Gynäkomastie und Azoospermie bekannt. Das trizyklische Antidepressivum Doxepin (Aponal®, 25–50 mg/d) besitzt sowohl H_1- als auch H_2-antihistaminerge Aktivität und wird Kindern ab dem 12. Lj. bei therapierefraktärer Urtikaria gegeben. Die Nebenwirkungen sind mannigfaltig und bestehen insbesondere in Mundtrockenheit, Verstopfung und Müdigkeit.

Des weiteren können β_2-Sympathikomimetika, z.B. Terbutalin (Bricanyl® 2–3 × 2,5–10 ml Sirup/d) in Kombination mit H_1-Antihistaminika oder Ketotifen (Zaditen®, 1–2 × 2,5–10 ml Sirup/d) eine Wirkungsverstärkung herbeiführen. Terbutalin ist in der subkutanen Anwendung (z.B. Bricanyl® 2 × 0,1–0,3 ml/d) wirkungsvoller als bei oraler Gabe.

Cromoglycinsäure ist nicht wirksam bei chronisch-idiopathischer Urtikaria.

Orale Glukokortikosteroide sind keine Medikamente für die Behandlung der Urtikaria in der Routine. Wenn eine kurzfristige Anwendung in Ausnahmefällen notwendig ist, sollte z.B. mit Methylprednisolon (Urbason®) in einer Dosierung von ca. 0,5 mg/kg KG begonnen werden und an alternierenden Tagen bis auf eine minimale Erhaltungsdosis (unter 10 mg/2d) abgesenkt werden.

Therapie der physikalischen Urtikaria. Prinzipiell besteht die Therapie bei physikalischer Urtikaria in der Meidung des Auslösers. Bei der Kälteurtikaria führt Ciproheptadin (Peritol®, 3 × 2–4 mg/d) zu einer Symptombesserung. Allerdings kann es bei diesem H_1-Antihistaminikum zu einer erheblichen Appetitsteigerung kommen, die regelmäßig kontrolliert werden sollte. Eine Gewöhnungsbehandlung durch wiederholte Exposition mit dem Stimulus wurde bei einigen Patienten mit Kälte-, Licht-, Wärme- und Vibrationsurtikaria als erfolgreich beschrieben. Hydroxyzin (Atarax®) ist besonders wirkungsvoll in der Behandlung der cholinergen Urtikaria. Bei urtikariellem Dermographismus wird die Quaddelgröße durch H_1-Antihistaminika und Anti-H_1- und -H_2-Kombinationen reduziert. Bei adrenerger Urtikaria wird Propanolol eingesetzt. Die Therapie der seltenen Lichturtikaria erfolgt über die Gabe von H_1-Antihistaminika sowie durch Erreichung einer Lichttoleranz durch photo- und photochemotherapeutische Verfahren (UVB, UVA, PUVA). Die Druckurtikaria spricht zumeist auf H_1-Antihistaminika ungenügend an, so daß gelegentlich auf die systemische Gabe von Glukokortikoiden zurückgegriffen werden muß.

Literatur

Charlesworth E.N.: Urticaria and angioedema: a clinical spectrum. Annals of Allergy, Asthma and Immunology 76:484–495 (1996)

Greaves M.: Chronic urticaria. Journal of Allergy and Clinical Immunology 105:664–672 (2000)

Halpern S.R.: Chronic hives in children: analysis of 75 cases. Annals of Allergy 23:589–599 (1965)

Henz B.M., Zuberbier T., Grabbe J. (Hrsg.) Urtikaria. Klinik, Diagnostik, Therapie, 2. Auflage. Springer, Berlin (1996)

Juhlin L., Landor M.: Drug therapy for chronic urticaria. Clinical Reviews in Allergy 10:349–369 (1992)

Ring J., Przybilla B.: Drei-Stufen Programm zum diagnostischen Vorgehen bei chronischer Urtikaria. Hautarzt 36 (Suppl VII):50–53 (1985)

Schuller D.E.: Acute urticaria in children. Postgraduate Medicine 72:179–185 (1982)

Kapitel 21 Varizella-Zoster-Virus-Erkrankungen

A. Heidelberger, H. Cremer

Erreger

Der Erreger ist das dermotrope Varizella-Zoster-Virus (VZV), ein DNA-Virus, welches zur Gruppe der humanpathogenen Herpesviren gehört. Die Erstinfektion bewirkt den Ausbruch von Varizellen, die Zweitinfektion, der eine endogene Reaktivierung zugrundeliegt, führt zur Zoster-Erkrankung. VZV hat die größte Infektiosität unter allen Herpesviren, wobei nur Varizellen, nie Zoster-Epidemien beobachtet wurden. Ab dem 12. Lebensjahr sind über 90% aller Kinder VZV-seropositiv.

Varizellen

Epidemiologie

Varizellen gehören zu den weltweit vorkommenden, obligaten Kinderkrankheiten. 90% der Erkrankungen treten vor dem 15. Lebensjahr auf (in den USA und Japan vor dem 10. Lebensjahr), wobei ein Häufigkeitsgipfel zwischen dem 2. und 6. Lebensjahr beobachtet wird. In 30% der Fälle tritt eine Infektion, bedingt durch den Abfall der mütterlichen Antikörper innerhalb der ersten 4 Lebensmonate, bereits vor dem 5. Lebensmonat auf.

Pathogenese

Die Infektion erfolgt aerogen als Tröpfcheninfektion bei direktem Kontakt mit dem erkrankten Kind, v.a. in den ersten Krankheitstagen, wenn das Virus noch im Nasen- und Mundsekret präsent ist. 1 Tag vor Exanthemausbruch bis zum 4. Erkrankungstag ist die Infektiosität am größten. Vereinzelte Infektionswege über bis zu 10 m Entfernung (Windzug, offene Fenster) sind beschrieben.

Inkubationszeit

Sie beträgt bis zu 4 Wochen, im Mittel jedoch 14 Tage.

Dauer der Ansteckung

Sie beginnt 1–2 Tage vor Ausbruch der Erkrankung und besteht bis etwa zum 6. Exanthemtag. Manchen Autoren zufolge sind die Erkrankten bis zum Abfall der Krusten als infektiös anzusehen. Wir empfehlen zum praktischen Vorgehen: letzter Tag des Auftretens neuer frischer Bläschen plus 1 „Sicherheitstag". Erkrankte Kinder sollten sich vorzugsweise im häuslichen Bereich aufhalten.

Klinik

Das klinische Bild ist charakterisiert durch einen schubweisen Verlauf, der zu den typischen, nebeneinander bestehenden, ein unterschiedliches Entwicklungsstadium aufwei-

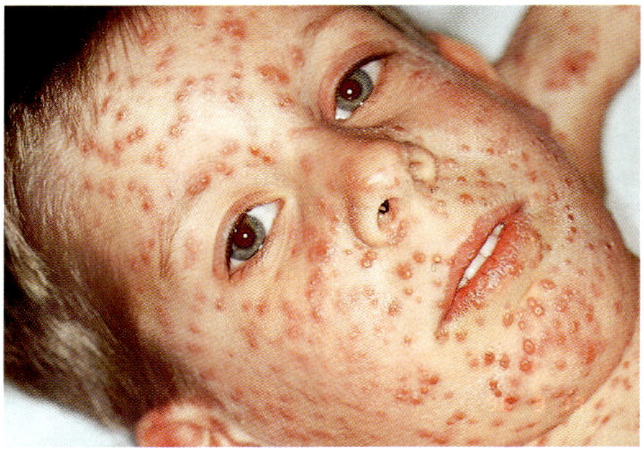

Abb. 54. Varizellen. Dichte Aussaat von Papeln, Papulovesikeln sowie Bläschen.

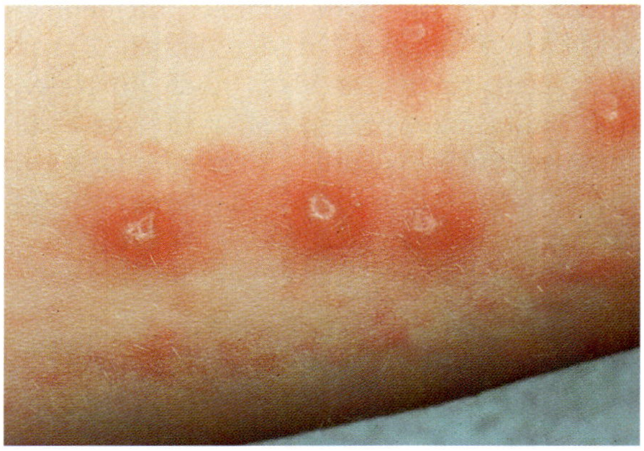

Abb. 55. Varizellen. Bläschen mit gerötetem Hof (Detailaufnahme).

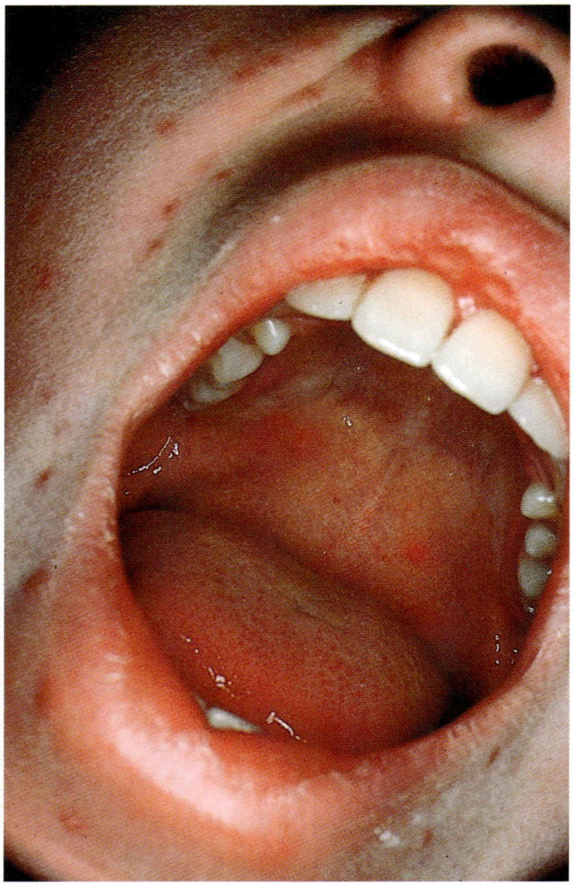

Abb. 56. Varizellen. Aphthoide Erosionen im Bereich des harten Gaumens.

senden Effloreszenzen führt (Abbildung 54). Diese Pleomorphie der Effloreszenzen wird auch als „Heubnersche Sternenkarte" bezeichnet. Nach einem flüchtig vorausgehenden Exanthem treten verstreut rote Flecken auf, die dann zu kleinen Papeln und im weiteren Verlauf, innerhalb weniger Stunden, zu bis zu reiskorngroßen Bläschen werden. Der Bläscheninhalt ist zunächst wasserklar. Typisch ist ein die Bläschen umgebender roter Hof (Abbildung 55). Aus diesen entwickeln sich Pusteln und schließlich die mit Krusten abheilenden Effloreszenzen. Bevorzugt befallen ist der Stamm. In typischen Fällen treten die ersten Hautveränderungen an Brust und Rücken auf. Gesicht, Kapillitium und Extremitäten (zentripetale Ausbreitung) folgen nach. Hände und Füße können, müssen aber nicht ausgespart sein. Mitbefall der Schleimhäute wie Mund und Rachen, Konjunktiven und Genitalbereich ist charakteristisch (Abbildung 56). Eine Kumulation der Hautveränderungen an Stellen irritierter Haut, wie z. B. an Stellen vermehrter Sonnenexposition oder Sonnenschädigung (sog. aktinische Varizellen unter relativer Aussparung der nicht-sonnenexponierten Areale), im Windelbereich oder sogar an Impfstellen ist möglich.

Subjektive Beschwerden

Subjektiv besteht häufig ein quälender Juckreiz. Hohes Fieber in den ersten 3 Krankheitstagen ist möglich.

Diagnose

Die Diagnosestellung erfolgt klinisch. Bei Verdacht auf Varizellen ist immer eine Inspektion des Kapillitiums und der Mundschleimhaut vorzunehmen.

Differentialdiagnose

Die wichtigsten Differentialdiagnosen sowie Unterscheidungsmöglichkeiten nennt Tabelle 50.

Tabelle 50. Differentialdiagnosen und wichtige Unterscheidungshilfen zu Varizellen

Diagnose	Abgrenzung zu Varizellen
■ **Coxsackie-Virusinfekte**	Überwiegend makulopapulöses, seltener vesikulöses Exanthem; keine Pleomorphie der Effloreszenzen
■ **Eczema herpeticatum**	Effloreszenzen *alle* im *gleichen* Entwicklungsstadium; sind dort am dichtesten, wo das Ekzem am stärksten ist (in der Regel Gesicht und Beugefalten)
■ **Pocken**	Zentrifugale Ausbreitung (v.a. Unterarme und Beine); Handflächen und Fußsohlen befallen; prominente Knochenpunkte befallen (im Zweifel: Bläschenflüssigkeit *direkt* untersuchen)

Therapie

Bei immunkompetenten Kindern jenseits der Neugeborenenperiode sollte die Therapie symptomatisch erfolgen; d.h. symptomatische Fiebersenkung, ausreichende Flüssigkeitszufuhr, blande topische Therapie mit Zinkschüttelmixturen unter Zusatz von Chlorhexidingluconat 1% zur Vermeidung bakterieller Superinfektionen (Tabelle 51). Puder sollten nicht verwendet werden, da sie nicht auf offene und nässende Lokalisationen aufzubringen sind.

Gut geeignet sind aufgrund ihrer adstringierenden und vasokonstriktorischen Wirkung die flüssigen gerbstoffhaltigen Externa als Teilbäder (z.B. Genitalbereich) oder zum Abbaden im Anfangsstadium.

Je nach Hautbefund können weitere Externa Verwendung finden (Tabelle 51).

■ **Unterstützende Maßnahmen.** Die Kleidung sollte aus weicher, luftdurchlässiger, nichtscheuernder Baumwolle (Vermeidung von Wärmestau, welcher den Juckreiz steigert) sein. Die Fingernägel sollten bewußt kurz und sauber gehalten werden (Vermeidung von Verletzungen durch Kratzen, Vermeidung von Superinfektionen).

Das Abduschen der Hautveränderungen sollte mit lauwarmem Wasser (ohne Seife) erfolgen.

Komplikationen

Im Gegensatz zum Erwachsenenalter sind Komplikationen im Kindesalter seltener, wobei neben den bakteriellen, durch *Staphylococcus aureus* und *Streptococcus pyogenes* bedingten Superinfektionen Pneumonien, Hepatitiden Encephalitiden sowie eine Purpura fulminans auftreten können.

Kinder mit erhöhtem Komplikationsrisiko

Neugeborene, deren Mütter 4 bis 7 Tage vor oder bis zu 2 Tage nach der Geburt an Varizellen erkranken, sowie Frühgeborene, die sich postnatal infizieren, gehören zur Risikogruppe wie auch resistenzgeschwächte Kinder, die unter einer Kortikosteroid- oder Zytostatika-Behandlung stehen. In allen Fällen ist bei entsprechendem Verdacht die Indikation zur passiven Immunisierung gegeben sowie bei den beiden zuletzt aufgeführten Risikogruppen auch die Indikation zur antiviralen Therapie mit Aciclovir.

Für alle Risikogruppen besteht mittlerweile die Möglichkeit einer aktiven Immunisierung mit einem abgeschwächten Varizella-Virus-Impfstoff (z.B. Varilix®). Wir verweisen hierbei auf die Empfehlungen der „Ständigen Impfkommission" (STIKO).

Tabelle 51. Therapeutisches Vorgehen bei Varizellen

Prinzip	– symptomatische Fiebersenkung – ausreichende Flüssigkeitszufuhr – juckreizstillend (Verhinderung bakterieller Superinfektionen)
1. Topische Therapie bei unkompliziertem Verlauf	
■ *Zink-Schüttelmixtur/ Lotio alba aquosa*	– isoliert: kühlend, austrocknend – mit Zusatz von Polidocanol 5% (Thesit 5%): juckreizstillend/cave: abfärbend – mit Zusatz von Chlorhexidingluconat 1%: desinfizierend (Cave: nicht in die Augen bringen)
■ *Synthetische Gerbstoffe*	
– Tannosynt® Lotio Schüttelmixtur	100 g enthalten 1 g synthetischen Gerbstoff (+ Methyl-4-hydroxybenzoat als Konservierungsmittel)
– Tannolact® Lotio Schüttelmixtur	1 g Schüttelmixtur = Phenolsulfonsäure – Phenol – Harnstoff – Methanol-Kondensat – Natriumsalz
als Bäder (auch Sitzbäder)	
– Tannosynt® flüssig, wässriges Konzentrat	Cave: bei Kindern höhere Verdünnungen, s. Packungsbeilage
– Tannolact® Pulver	auch feuchte Umschläge möglich
2. Bei Superinfektionen	
■ topisch	– desinfizierender Zusatz von Chlorhexidingluconat 1% – Farbstofflösungen (Eosin 0,5%; Gentianaviolett 0,1% im Schleimhautbereich, 0,25% im Hautbereich) – Fusidinsäure (Fucidine® Creme)
■ systemisch	– Fucloxacillin z. B. Staphylex®-Trocken-Saft: 40–50 mg/kg KG/die aufgeteilt in 3 Einzeldosen; Erhöhung auf max. 100 mg/kg KG möglich, Reduktion bei Niereninsuffizienz – Cefalexin z. B. Oracef®-Saft: Säuglinge und Kleinkinder 25–100 mg/kg KG auf mehrere Einzelgaben verteilt
3. Bei starkem Juckreiz	
■ topisch	Polidocanol 5% bzw. 10% a) Thesit 5% (Schulkinder auch 10%) in Lotio alba aquosa b) als Fertigpräparat: Anaesthesulf® p-Lotio (Polidocanol-Zinkoxid: 100 g enthalten: 8 g Polidocanol, 8 g Zinkoxid)
■ systemisch	a) Antihistaminikum Fenistil® (Dimetindenmaleat). Nicht bei Kindern <1 Jahr, Cave: paradoxer Effekt. Cave: Atemdepression Darreichungsformen – Fenistil® Tropfen (5,9 Vol. % Alkohol) 1 ml = 20 Tropfen = 1 mg Dimetindenmaleat Kinder 1–8 Jahre: 3×tägl. 10–15 Tropfen Kinder >8 Jahre: 3×tägl. 20 Tropfen – Fenistil® Sirup (7,2 Vol. % Alkohol) 1 ml entspricht: 0,122 mg Dimetindenmaleat Kinder 1–8 Jahre: 3×1 Teelöffel Kinder >8 Jahre: 3×1 ½ Teelöffel – Fenistil® Drg. 1 Drg. = 1 mg Dimetindenmaleat Kinder >3 Jahre: 3×1 Drg. (unter 3 Jahre: nicht zugelassen) – Fenistil-Retard® Tabletten 1 Tablette = 2,5 mg Dimetindenmaleat Kinder >6 Jahre: 2×tägl. 1 Tablette (oder möglichst abends 1 Tablette)

Tabelle 51 (Fortsetzung)

b) Antihistaminikum Tavegil®
- Tavegil® Sirup
  10 mg = 0,67 mg Clemastinhydrogenfumarat
  Kinder 1–3 Jahre: 2×1–2 Teelöffel
  Kinder 3–6 Jahre: 2×2 Teelöffel
  Kinder >6 Jahre: 2×1 Eßlöffel
- Tavegil® Tabletten
  1 Tablette = 1,34 mg Clemastinhydrogenfumarat
  Kinder 3–6 Jahre: 2×½ Tablette
  Kinder >6 Jahre: 2×½–1 Tablette

c) Sedaplus® Saft (250 mg Doxylaminsuccinat/100 ml)
Kleinkinder >6. Monat (ab 7 kg) 1–2mal tgl. 1/2 Teelöffel
Kinder (5–12 J., 20–40 kg) 1–2mal tgl. 1 Teelöffel
Vorzugsweise bei Ein- und Durchschlafstörungen, ca. 1 Stunde vor dem Schlafengehen

Zoster

Epidemiologie

Eine Zoster-Erkrankung im Kindesalter ist selten und wird für Kinder unter 9 Jahren mit einer Inzidenz von 0,74 pro 1000 Kinder angegeben.

Pathogenese

An Zoster erkranken nur Kinder, die bereits zuvor eine Varizella-Erstinfektion durchgemacht haben. Es handelt sich um eine Reinfektion durch latente VZV, die im Verlauf einer meist Jahre zurückliegenden Erstinfektion spinale Ganglienzellen befallen hatten. An einem Zoster erkrankte Kinder wurden meist im frühen Säuglingsalter durch ein Geschwisterkind mit dem VZV infiziert, zu einem Zeitpunkt, zu dem sie noch über eine begrenzte Leihimmunität durch die Mutter verfügten. Dies hatte dann zur Folge, daß zum einen die Erkrankung blande oder gänzlich unbemerkt verlief, andererseits dann auch keine ausreichende Immunität entwickelt wurde. Aber auch sekundäre Störungen des Immunsystems im Verlauf der Behandlung mit Zytostatika oder infolge einer HIV-Infektion können wegbereitend sein.

Klinik

Segmental gebunden treten zunächst Rötungen, im weiteren Verlauf dann auch innerhalb der Erytheme Papeln sowie gruppiert stehende Bläschen auf (Abbildung 57). Hautveränderungen können am Stamm, den Extremitäten sowie auch im Gesicht (Abbildung 58) auftreten, wobei im Gesicht auch mehrere Trigeminusäste befallen sein können.

Subjektive Beschwerden

Den Hautveränderungen vorausgehen können zunächst für einige wenige Tage auf das entsprechende Segment beschränkte schwierig einzuordnende Beschwerden wie Schmerzen und Brennen. Die Hautveränderungen selbst bereiten immunkompetenten Kindern in der Regel keine Beschwerden.

Diagnose

Diese erfolgt klinisch und bereitet bei Auftreten der charakteristischen Hautveränderungen in der Regel keine Probleme.

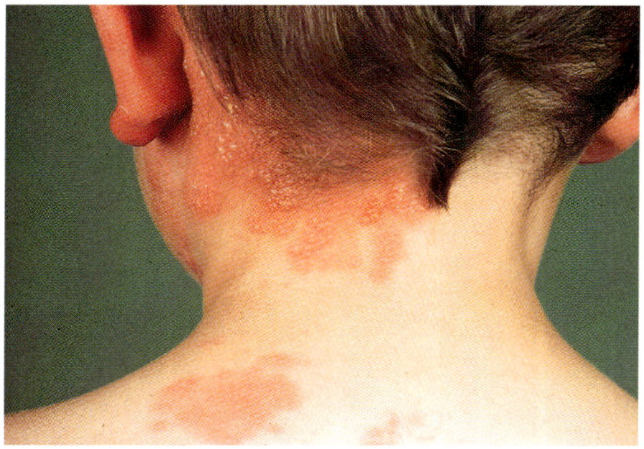

Abb. 57. Zoster. Einseitig segmental gebundene, überwiegend wasserklare Bläschen in teilweise herpetiformer Anordnung auf Erythemen.

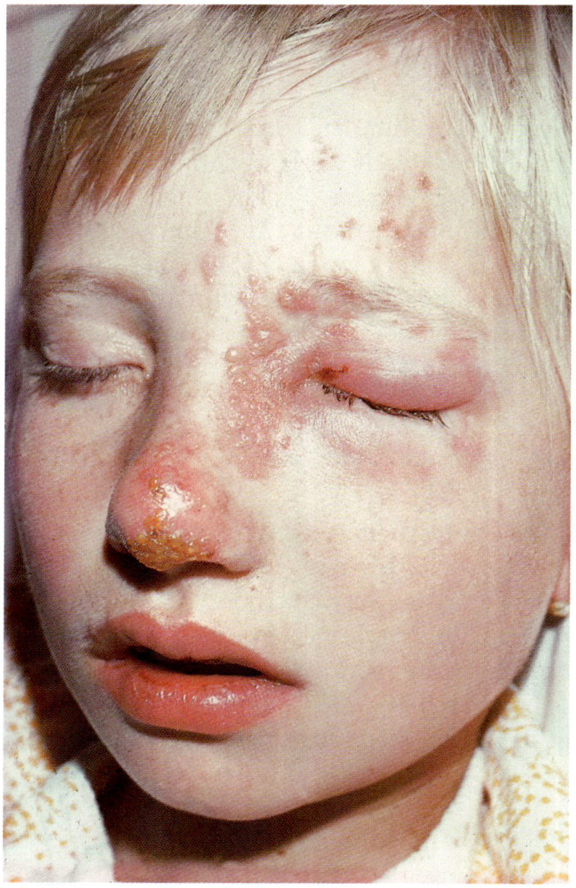

Abb. 58. Zoster. Einseitig im Gesicht lokalisierte, herpetiform angeordnete Bläschen mit überwiegend klarem, vereinzelt auch hämorrhagischem Blaseninhalt auf Erythemen. Massive einseitige Schwellung von Ober- und Unterlid.

Tabelle 52. Differentialdiagnosen und wichtige Unterscheidungshilfen zum Zoster

Diagnose	Abgrenzung zum Zoster
■ **Herpes simplex**	Hautveränderungen nicht Segmentgebunden; in der Regel lediglich ein singulärer Herd; anamnestisch häufig Rezidive im befallenen Areal
■ **Kontaktekzem**	Hautveränderungen jucken in der Regel; fehlende segmentale Anordnung; typische Anamnese
■ **Erysipel**	Hautveränderungen nicht Segmentgebunden; in der Mehrzahl der Fälle nur Erythem; anamnestisch häufig vorausgehender Schüttelfrost; Fieber
■ **Culicosis bullosa**	Hautveränderungen in der Regel disseminiert; Juckreiz sehr stark; auf Glasspateldruck häufig punktförmige Einstichstelle sichtbar

Differentialdiagnose

Gelegentlich kann v.a. die Abgrenzung zu einer Herpes simplex-Infektion Schwierigkeiten bereiten (Tabelle 52). Neben der Durchführung entsprechender serologischer Untersuchungen (VZV-, Herpes-Serologie) kann in diesen Fällen mit der direkten Immunfluoreszenz durch den läsionalen Nachweis von Herpes simplex die Diagnose Zoster verworfen werden.

Therapie

Ein unkomplizierter Zoster ohne subjektive Beschwerden bedarf keiner oralen Aciclovir-Gabe (Tabelle 53). Diese empfehlen wir beim Zoster ophthalmicus, wobei zusätzlich topisch antiviral (Zovirax® Augensalbe) und antibiotisch (z.B. Refobacin® Augensalbe) behandelt werden sollte sowie beim Zoster oticus. Die Behandlung bei immunkomprimierten Patienten sollte dagegen parenteral erfolgen.

Die topische Behandlung hat das Ziel, das Auftreten von bakteriellen Superinfektionen zu verhindern und kann mit Hilfe von Anti-

Tabelle 53. Indikationen für die Aciclovir-Gabe bei der Zoster-Erkrankung im Kindesalter

	Aciclovir-Gabe	
	Immunitätslage intakt	Immunitätslage reduziert
Zoster-Lokalisation		
■ Stamm/Extremitäten	–	intravenös
■ Zoster ophthalmicus	oral	intravenös
■ Zoster oticus	oral	intravenös

septika (z. B. Chlorhexidingluconat 1,0, Schüttelmixtur DRF ad 100,0; Chlorhexidingluconat 1%-Creme; Gentiana-Violett (0,1% im Bereich der Halb- und Schleimhäute, 0,25% im Bereich der Haut) erfolgen.

Komplikationen

Bei einem Zoster ophthalmicus kann es zur Mitbeteiligung von Augenstrukturen wie beispielsweise einer Keratitis kommen. Der Zoster oticus kann zur Mitbeteiligung zentraler Nerven führen, in deren Folge es zum Hörverlust sowie einer Fazialisparese auf der betroffenen Seite kommen kann. Ein generalisierter Zoster ist selten und kommt meist nur im Zusammenhang mit einer immunologischen Störung vor.

Impfung

Ob eine neuerdings mögliche aktive Varizellen-Impfung auch vor dem späteren Auftreten eines Zoster schützt, bleibt abzuwarten.

Literatur

Arvin A.M.: Progress in the treatment and prevention of varicella. Current Opinion in Infectious Diseases 6:553–557 (1993)

Enders G.: Infektionen und Impfungen in der Schwangerschaft, S. 70–76. Urban und Schwarzenberg, München (1988)

Gesell O., Krech U., Mohr W.: Varicella-Zoster-Virus-Infektion, S. 268–270; Klinische Virologie. Urban und Schwarzenberg, München (1986)

Gold L., Barbour St., Guerrero-Tiro L., Koopot R., Lewis K., Rudinsky M., Williams R.: *Staphylococcus aureus* endocarditis associated with varicella infection in children. Pediatric Infectious Diseases Journal 15:377–379 (1996)

Heidl M.: Prä- und perinatales Risiko von Varicellen. Die Gelben Hefte 33:19–24 (1993)

Hofmann F., Sydow B., Michaelis M.: Zur epidemiologischen Bedeutung von Varicellen. Gesundheitswesen 56:599–601 (1994)

Hurwitz S.: The exanthematous diseases of childhood, pp. 347–350. Clinical Pediatric Dermatology. W.B. Saunders, Philadelphia (1993)

Kakouru T., Theodoridou M., Mostrou G., Syriopoulou V., Papadogeorgaki H., Constantopoulos A.: Herpes zoster in children. Journal of the American Academy of Dermatology 39:207–210 (1998)

Künzer W., Nikulla G.A.: Behandlung der Varicellen mit einem synthetischen Gerbstoff. Der Kinderarzt 18:1592–1595 (1987)

Lüttich B.: Varizellenimpfung. Der Kinderarzt 22: 690–693 (1991)

Magliocco A.M., Demetrich D.J., Sarnat H.B., Hwang W.S.: Varicella embryopathy. Archives of Pathology and Laboratory Medicine 116:181–186 (1992)

Plassmann E., Frühwein N.: Varicella-Zoster-Infektionen können schwer verlaufen. Mitteilungen, Bayerische Gesellschaft für Immun-, Tropenmedizin und Impfwesen e.V., 13:11–14 (1996)

Reinhardt D.: Therapie der Krankheiten im Kindesalter und Jugendalter, S. 246–247. Springer, Heidelberg Wien (1996)

Schmitt H.J., Lode H.: Fragen zu Varicellen. Consilium infectiosum. Sozialpädiatrie 19:126 (1997)

Smith C., Glaser A.: Herpes zoster in childhood: case report and review of the literature. Pediatric Dermatology 13:226–229 (1996)

Vugia D., Peterson C., Meyers H.B., Kim K.S., Arrieta A., Schlievert P., Kaplan E., Werner S.B., Mascola L.: Invasive group A streptococcal infections in children with varicella in Southern California. Pediatric Infectious Diseases Journal 15:146–150 (1996)

KAPITEL 22

Vaskuläre Tumoren („Hämangiome") und Naevi flammei

H. CREMER, S. THOMSEN

Einleitung

Unter dem Überbegriff „Gefäßanomalien" wurden zunächst Gefäßmalformationen und Hämangiome zusammengefaßt. Inzwischen wird eine strikte Trennung dieser beiden Gruppen gefordert.

Aufgrund neuerer Erkenntnisse ersetzte 1996 die ISSVA (International Society for the Study of Vascular Anomalies) die Bezeichnung „Hämangiom" durch die Bezeichnung „vaskulärer Tumor". Die Definition für Gefäßanomalien lautet nun: *Gefäßanomalien* beinhalten *vaskuläre Tumoren* und *vaskuläre Malformationen.*

Vaskuläre Tumoren („Hämangiome")

Den mit Abstand größten Anteil an den vaskulären Tumoren stellen mit über 90% die *„klassischen Hämangiome"* mit ihren Untergruppen oberflächlich, tiefliegend und gemischt. Daneben gibt es seltene Formen, welche sich hinsichtlich Klinik, Verlauf, Histologie und Prognose grundsätzlich von den *„klassischen Hämangiomen"* unterscheiden. Um dem praktisch tätigen Arzt das Verständnis für die unterschiedlichen Formen vaskulärer Tumoren zu erleichtern, wurde eine vor allem klinische Gesichtspunkte berücksichtigende Klassifizierung der unterschiedlichen Formen vaskulärer Tumoren erstellt.

Klassifizierung (s. Tabelle 54)

Im Rahmen dieses Beitrags sollen zwar die verschiedenen Formen vaskulärer Tumoren erwähnt werden, ausführlicher besprochen werden aber nur die „lokalisierten klassischen Hämangiome", welche weitgehend identisch sind mit dem Hämangiombegriff nach Mulliken und Glowaki. Die prozentualen Angaben beziehen sich dabei auf eine eigene Auswertung von 1000 LKHs.

Die Lokalisierten Klassischen Hämangiome (LKHs)

Einteilung

Ca. 85% aller LKHs sind oberflächlich, ca. 13% gemischt und nur ca. 2% tiefliegend.

Zu 95% handelt es sich bei den *oberflächlichen LKHs* um die Untergruppe der *einzelstehenden erhabenen Hämangiome mit regelmäßiger Begrenzung* (Abb. 59). Nur selten finden sich auch andere Verlaufsformen wie *„weiße Hämangiome"* (*Hämangiomvorläufer*, Abb. 60), *flache, diffus gerötete unregelmäßig begrenzte Hämangiome* (Abb. 61), *gruppenförmig auftretende Hämangiompapeln* (Abb. 62) oder *teleangiektatische Hämangiome* (Abb. 63).

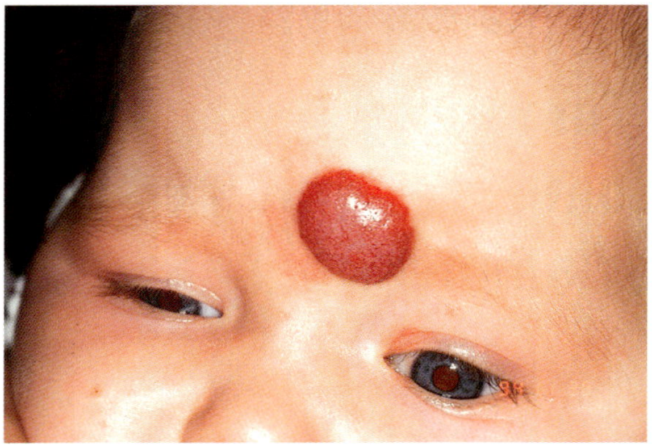

Abb. 59. Einzelstehendes erhabenes LKH mit regelmäßiger Begrenzung

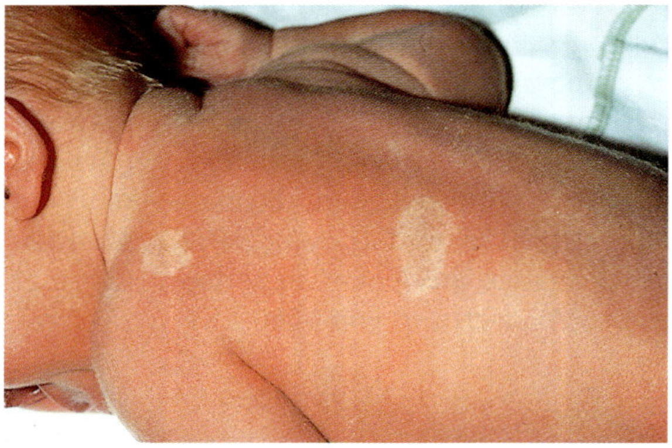

Abb. 60. „Weißes Hämangiom“

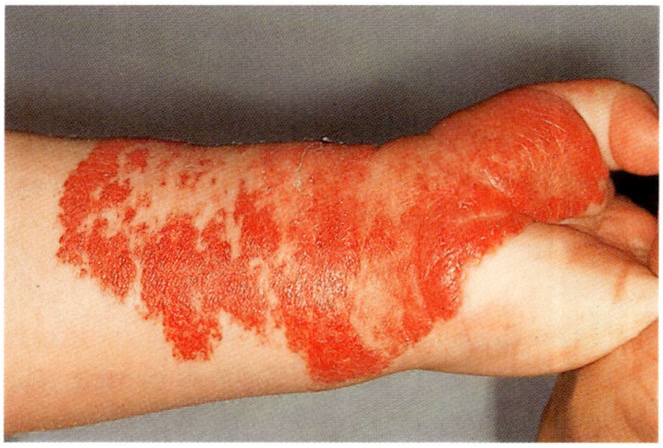

Abb. 61. Flaches diffus gerötetes LKH mit unregelmäßiger Begrenzung

Epidemiologie

Die Angaben zur Häufigkeit schwanken zwischen 2% und 10%. Bei Frühgeborenen mit einem Geburtsgewicht <1000 g steigt die Inzidenz bis zu 30%. Es findet sich eine Gynäkotropie von 3:1. Pathogenetisch wird das Fortbestehen eines angiogenetischen Einflusses auf das Gefäßsystem auch noch nach der Geburt als ursächlich angesehen.

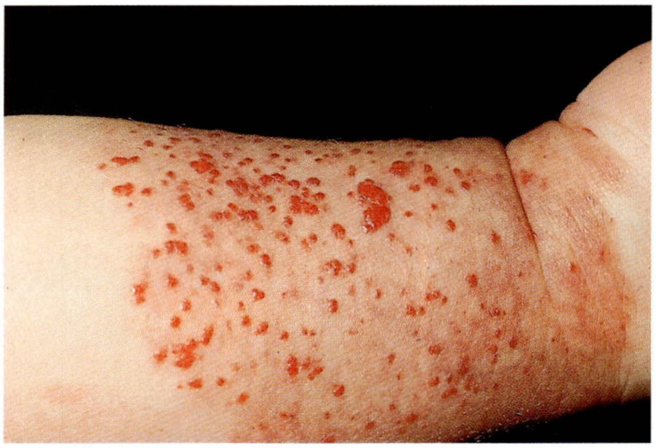

Abb. 62. Gruppenförmig auftretende Hämangiompapeln

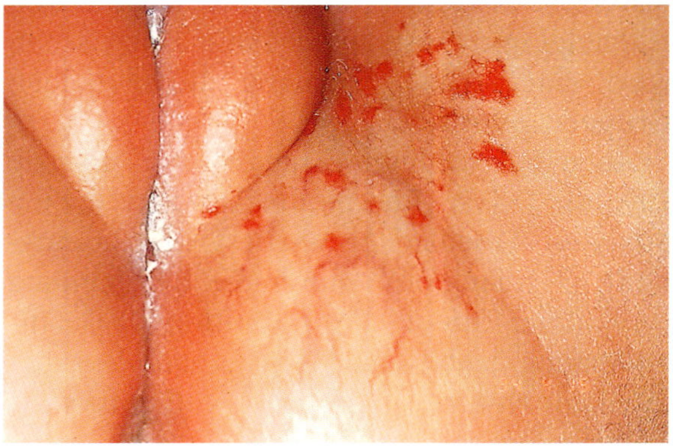

Abb. 63. Teleangiektatisches Hämangiom

Klinik

Bei Geburt häufig noch nicht vorhanden, werden ca. 90% der oberflächlichen LKHs bis zum Ende des 2. Lebensmonats sichtbar, zunächst meist als hellrote makulöse Veränderungen. Diese wachsen dann anfänglich über einige Wochen mehr oder weniger rasch. Nach Wochen bis Monaten wird eine Plateauphase erreicht, die in einem Großteil der Fälle (ca. 70%) von einer Rückbildung der Gefäßtumoren unter Hinterlassung mehr oder weniger stark ausgeprägter Residuen

Tabelle 54. Klassifizierung der vaskulären Tumoren (nach Cremer)

1	**Lokalisierte klassische Hämangiome (LKHs)**
1.1	Oberflächliche LKHs (über 85% aller LKHs!)
1.1.1	Singuläres, regelmäßig begrenztes, erhabenes LKH (mit Abstand häufigste Form!, ca. 95% aller oberfl. LKHs)
1.1.2	LKH-Vorläufer („weißes Hämangiom")
1.1.3	Unregelmäßig begrenzt, flächiges, diffus gerötetes LKH
1.1.4	In Gruppen angeordnete Hämangiompapeln
1.1.5	Teleangiekt. LKH-Formen (mit oder ohne weißen Ring)
1.2	Tiefliegende LKHs (nur 1–2% aller LKHs!)
1.3	Gemischte LKHs (ca. 13% aller LKHs!)
2	**Neonatale Hämangiomatosen**
2.1	Benigne neonatale Hämangiomatose
2.2	Disseminierte Hämangiomatose
3	**Hämangiom-Sonderformen**
3.1	Ausgedehnte Hämangiome im craniofazialen Bereich (mit oder ohne zusätzliche viszerale Beteiligung)
3.2	Hämangiome im Bereich von Hals/Kinn/Lippen („Bart-bereich") (mit oder ohne zusätzliche Atembehinderung durch Hämangiome im Bereich der oberen Luftwege)
3.3	„Tumorartige" Hämangiome des Neugeborenen mit voller Entwicklung bereits bei Geburt (Abb. 64)
4	**Hämangiome kombiniert mit Fehlbildungen anderer Organe**
4.1	Lumbosakrale Hämang. + tethered Cord, urogenitale Fehlbildungen, Lipomeningozelen, Kreuzbeinanomalien u.a.
4.2	Ausgedehnte Hämangiome im Gesicht + posterior fossa Malformationen
4.3	Sonstige Kombinationen
5	**Sonstige vaskuläre Tumoren:**
5.1	Eruptive Angiome
5.2	Kasabach-Merritt-Syndrom
5.3	Tufted Angiom
5.4	Hämangiopericytom
5.5	Kaposiformes Hämangioendotheliom
5.6	Sonstige bisher nicht klassifizierte Formen

gefolgt wird. Die beginnende Involution ist klinisch an einer netzartigen gräulichen Verfärbung der Läsionen zu erkennen. Oberflächliche Anteile bilden sich rascher zurück als tiefliegende Anteile.

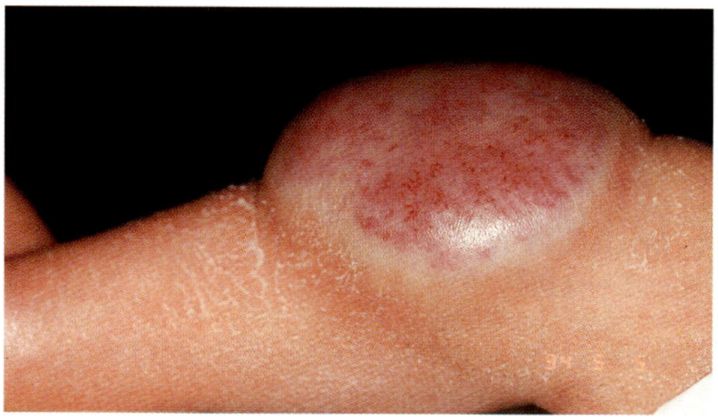

Abb. 64. „Tumorartiges" Hämangiom des Neugeborenen mit voller Entwicklung bereits bei Geburt

Diagnose

Kleinere oberflächliche Hämangiome lassen sich vom erfahrenen Arzt in der Regel mittels Blickdiagnostik beurteilen. Eine zusätzliche apparative Untersuchung ist nicht erforderlich. Ausgedehnte und tiefliegende LKHs sowie Mischformen – aber auch LKHs im Bereich von „Problemzonen" – sollten zusätzlich durch Sonographie, Kernspinuntersuchungen und/oder Doppler-Sonographie weiter abgeklärt werden. Ist eine Embolisation mit nachfolgender Operation geplant, wird zusätzlich auch eine Angiographie erforderlich.

Differentialdiagnose

Die für eine Abgrenzung von Hämangiomen gegenüber Gefäßmalformationen wichtigen Unterscheidungsmerkmale vgl. Tabelle 55.

Therapie

Die Einstellung zur Therapie von LKHs im Kindesalter hat sich innerhalb der letzten Jahre deutlich gewandelt. Hierzu beigetragen haben einerseits die Einführung neuer schonender Therapieverfahren, andererseits die Berücksichtigung der psychosozialen Folgen der Hautveränderungen oder ihrer Residuen.

Tabelle 55. Abgrenzung von Hämangiomen und Gefäßmalformationen

Hämangiome	Gefäßmalformationen
■ w/m 3:1 ■ Auftreten Tage-Wochen nach Geburt ■ Anfänglich schnelles Größenwachstum ■ Spätere hohe Rückbildungstendenz ■ Proliferierendes Endothel vermehrt Mastzellen ■ In der Angiographie intensive parenchymale Färbung mit Darstellung versorgender Gefäße	■ w/m 1:1 ■ Bei Geburt vorhanden (nicht unbedingt klinisch manifest!) ■ Wachstum proportional zum Körperwachstum ■ Keine Rückbildung ■ Evtl. erweitertes, aber im weiteren normales Endothel, u.U. av-Shunts ■ Diffuse Färbung ohne Parenchym, Unterscheidung in high- oder low-flow Veränderung

Tabelle 56. Behandlungsspektrum von Hämangiomen und Gefäßanomalien

Therapieform	Indikation	Durchführung, Risiken, Besonderheiten
■ Blitzlampengepumpter gepulster Farbstofflaser (FPDL)	Initiale flache Hämangiome, N. flammeus, Rückbildungsanreiz bei tieferen Hämangiomen	Durch kurze Pulsdauer nahezu keine thermischen Schäden
■ Kontaktkryotherapie	Oberflächliche lokalisierte klassische Hämangiome vom Typ „einzelstehende erhabene Hämangiome mit regelmäßiger Begrenzung", ulzerierte Hämangiome	Schutz der Keratinozyten aufgrund des geringeren Flüssigkeitsgehaltes; bei richtiger Anwendung kein Nekroserisiko
■ Nd-YAG-Laser (oberflächlich) Bei tieferliegenden Hämangiomen vorgeschaltete Eiskühlung	Flache bis mitteltiefe Hämangiome; Rückbildungsanreiz bei tieferen Hämangiomen	Gegenüber den vorgenannten Methoden erhöhtes Narbenrisiko
■ Nd-YAG-Laser (interstitiell)	Tiefe, große Hämangiome	Zur Vermeidung oder auch Vorbereitung einer Exzision mit geringerem Hämorrhagierisiko
■ Embolisation	Tiefe, große Hämangiome oder Gefäßmalformationen	Zur Vermeidung oder auch Vorbereitung einer Exzision mit geringerem Hämorrhagierisiko
■ (Teil-) Exzision	Behinderung vitaler oder anderweitig gefährdeter Strukturen; kosmetisch für eine OP günstig gelegene Läsionen	Schnelle Therapie aber obligate Narbenbildung
■ Mg-Draht-Spickung	Mittlere tiefere Läsionen als Rückbildungsanreiz	Methode der dritten Wahl
■ Steroidtherapie	Ausgedehnte oder multiple vital gefährdende Hämangiome, evtl. mit Komplikationen (z. B. Kasabach-Merritt-Syndrom)	Steroidnebenwirkungen; nach Absetzen evtl. erneutes Wachstum
■ Interferon-Therapie	Ausgedehnte oder multiple vital gefährdende Hämangiome, evtl. mit Komplikationen (z.B. Kasabach-Merritt-Syndrom)	Interferonnebenwirkungen; unterschiedliche Berichte über Ansprechen
■ Radiatio	Heute obsolet!	

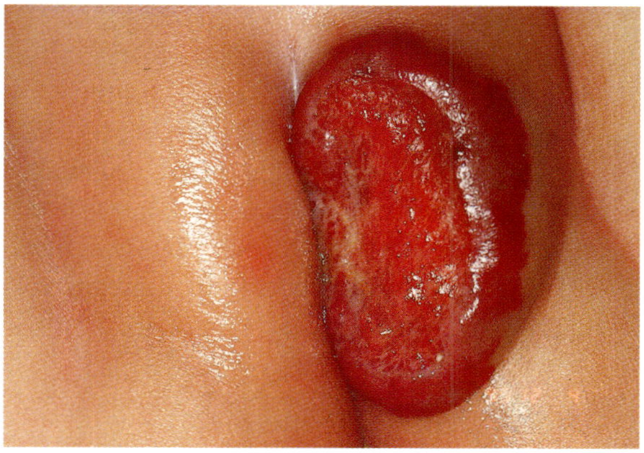

Abb. 65. Ulzeriertes Hämangiom im Vulvabereich

Nach heutigem Wissensstand ist eine konsequente Frühtherapie zu empfehlen bei

- Hämangiomen in kosmetisch kritischen Bereichen (Gesicht)
- Hämangiomen im Bereich von *Problemzonen* (periokulär wegen Erblindungsgefahr, Lippenbereich wegen oft mangelnder Rückbildung, Nasenbereich wegen der besonders gravierenden Entstellung und anogenital wegen Ulzerationsgefährdung) (Abb. 65)
- starkem Größenwachstum bei jeder Lokalisation.

Für die Behandlung oberflächlicher LKHs stehen heute weitgehend nebenwirkungsfreie Therapiemethoden zur Verfügung, auf deren frühzeitigen Einsatz nicht mehr verzichtet werden sollte. Eine besondere Bedeutung kommt hierbei der möglichst frühen Therapie zu, da hierdurch ein optimales Therapieergebnis erzielt werden kann.

Die Mehrzahl der Behandlungen kann ambulant unter Praxisbedingungen durchgeführt werden.

Ziel der Behandlung ist dabei nicht primär die völlige Beseitigung des Hämangioms, sondern der möglichst rasche Stop eines weiteren Wachstums und die Einleitung der Rückbildung.

Die *Auswahl der optimalen Therapieform* ist mitunter erst nach einer exakten Diagnostik mittels Farbdoppler, Sonographie und/oder NMR möglich.

Folgende Möglichkeiten stehen, je nach Flächen- und Tiefenausdehnung der Läsionen, zur Verfügung:

■ **Kontaktkryochirurgie.** Vor allem für die Behandlung oberflächlicher LKHs vom Typ der „einzelstehenden erhabenen Hämangiome mit regelmäßiger Begrenzung" (95% aller oberflächlichen LKHs) eignet sich hervorragend die Kontaktkryochirurgie. Diese wird entweder durchgeführt mit einem mittels flüssigem Stickstoff auf $-196\,^\circ$C abgekühlten Metallstab, welcher für 5–10 Sekunden mit dosiertem Druck auf das Hämangiom aufgesetzt wird oder mit Therapiegeräten, welche auf elektrischem Wege mittels Peltier-Elementen eine Kühlung bis $-40\,^\circ$C ermöglichen. Hierbei muß dann allerdings die Kontaktzeit auf ca. 15–20″ erhöht werden. Die flüssigkeitsreichen sprossenden Angiomzellen (Gefäßendothel) werden bei der Kryotherapie zerstört, das flüssigkeitsarme Bindegewebe und die Keratinozyten bleiben dagegen erhalten, so daß es bei richtiger Technik (keine zu lange Kontaktzeit, keine Verwendung eines Sprays) nicht zu einer Narbenbildung kommt. An feuchten Arealen ist eine ständige Drehung des Metallstabs zur Vermeidung eines „Festfrierens" erforderlich. Bei kleineren Läsionen ist eine Anästhesie nicht erforderlich, bei größeren Hämangiomen kann durch eine lokale Applikation von EMLA-Creme okklusiv eine Schmerzfreiheit erreicht werden.

Meist ist eine 1-malige Behandlung ausreichend, eine Wiederholung kann aber bei Bedarf in 4-wöchigen Abständen erfolgen.

■ **Blitzlampengepumpter gepulster Farbstofflaser (FPDL).** Dieser Farbstofflaser (Wellenlänge 585 nm) wird fast komplett vom Hämoglobin absorbiert und bewirkt eine selektive Photothermolyse der intrakutanen Gefäße. Die Eindringtiefe ist gering (2 mm).

Der FPDL stellt die Therapie der Wahl dar bei der Behandlung von Feuermalen, er eignet sich aber auch für die Behandlung großflächiger oberflächlicher Hämangiome. An

Nebenwirkungen wurden gelegentlich Hypo- oder Hyperpigmentierungen beobachtet.

Neodym-YAG-Laser. Der Neodym-YAG-Laser (Wellenlänge 1064 nm) besitzt hingegen völlig andere physikalische Eigenschaften. Er hat eine relativ hohe Eindringtiefe bis zu 7 mm. Dadurch können mit diesem Laser größere, insbesondere voluminöse Hämangiome, die nicht mehr mit der Kryotherapie oder dem Farbstofflaser therapierbar sind, behandelt werden. Bei tiefreichenden Hämangiomen hat sich eine vorgeschaltete Kühlung mit einem Eiswürfel bewährt (der Laserstrahl wird dabei durch den Eiswürfel geleitet). Da die Anwendung schmerzhaft ist, sollte nur in Allgemeinnarkose behandelt werden.

Unter den Lasergeräten gibt es in der Zwischenzeit zahlreiche Neuentwicklungen, deren spezielle Anwendungsbereiche jeweils aus der Spezialliteratur zu entnehmen sind.

Kosmetisch-chirurgische Therapie. Die primäre chirurgische Therapie stellt eher eine Ausnahme dar und betrifft im wesentlichen die Entfernung großer Hämangiomen im Augenlidbereich, um einen bleibenden Visusverlust zu verhindern. Ansonsten bleibt die chirurgische Therapie von Hämangiomen in den meisten Fällen der Behandlung von Residuen nach Nd-YAG-Lasertherapie vorbehalten. Sie ist damit als Kombinationstherapie zu sehen.

Steroidtherapie und Interferon-alpha 2a. Beim Kasabach-Merritt-Syndrom, bei disseminierten Hämangiomatosen aber auch bei klassischen Hämangiomen, welche aufgrund einer Obstruktion zu einer bedrohlichen Behinderung (Atemwege) oder zu bleibenden Störungen (z.B. funktionelle Erblindung bei Sichtbehinderung im Augenbereich) führen können und welche weder durch eine Lasertherapie noch operativ angehbar sind, ist der systemische Einsatz von Kortikosteroiden indiziert. Die Dosisempfehlungen schwanken dabei zwischen 2–3 mg/kg und 5 mg/kg/d bei einer Mindesttherapiedauer von 6–12 Wochen. Bei Nichtansprechen ist ein Behandlungsversuch mit Interferon-alpha 2a indiziert (3 Mill. Einheiten/m^2 Körperoberfläche über mehrere Wochen) – unter Umständen auch eine Kombination beider Verfahren – jedoch sollten die nicht unerheblichen Nebenwirkungen dieser Therapieverfahren berücksichtigt werden. Diese Therapieform sollte daher erfahrenen Zentren vorbehalten bleiben.

Naevi flammei (Feuermale)

Definition

Im Gegensatz zu den Hämangiomen handelt es sich bei den lateralen Feuermalen um kapilläre Gefäßfehlbildungen.

Klinik

Die *lateralen Feuermale* (Abb. 66) sind meist im Gesicht lokalisiert, gelegentlich aber auch am Stamm oder im Extremitätenbereich, ihre Begrenzung ist häufig segmental. Die zunächst hellroten Veränderungen nehmen im weiteren Verlauf eine lividrote Färbung an. Im späteren Lebensalter kommt es häufig zu tuberösen Gefäßveränderungen in den betroffenen Bereichen.

Die *lateralen Feuermale* können *isoliert* vorkommen, sie können aber auch *assoziiert* sein mit weiteren Fehlbildungen tieferliegender Gefäße. Neben Dilatationen und Shunts finden sich dabei zusätzlich venöse, arteriovenöse und gelegentlich auch lymphatische Malformationen. Die bläulich aussehenden Gefäßmalformationen bestehen schon von Geburt an, auch wenn sie nicht immer gleich bemerkt werden. Sie zeigen eine Größenzunahme vorwiegend im Rahmen des Körperwachstums, dann aber auch infolge druckbedingter Dilatationen (av-Shunts).

Die unterschiedlichen Assoziationen lateraler Feuermale mit Fehlbildungen tieferliegender Gefäße wurden unter zahlreichen Syndromennamen zusammengefaßt:

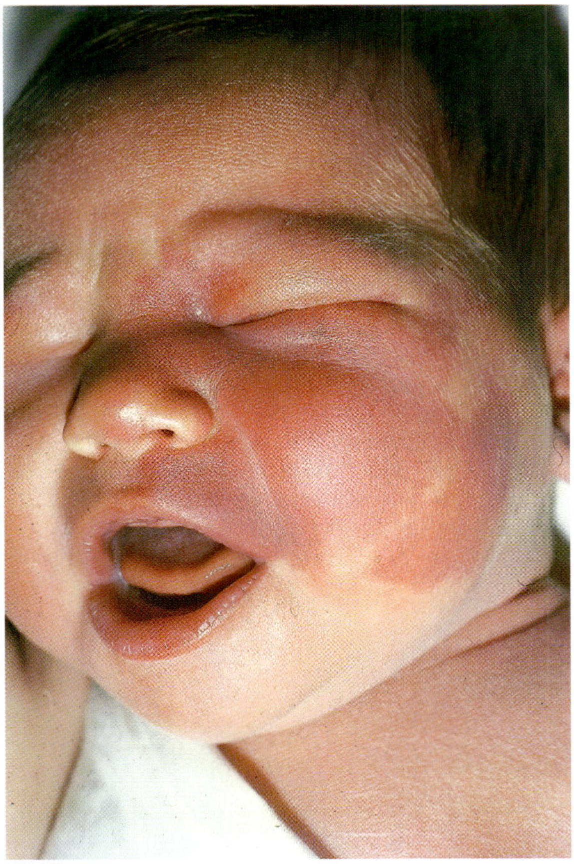

Abb. 66. Lateral Naevus flammeus

- Beim *Sturge-Weber-Krabbe-Syndrom* findet sich eine Mitbeteiligung der Leptomeningen (Entwicklungsstörungen, Krampfleiden) und/oder der Aderhaut des Auges (Glaukombildung). Bei Sitz eines Feuermals im Bereich Trigeminus I (V-1) liegt das Risiko der Entwicklung eines Sturge-Weber-Syndroms oder eines Glaukoms bei 75%! Bei Sitz im Trigeminusbereich V-2 oder V-3 oder V-2 + V-3 ist dagegen dieses Risiko minimal.
- Beim *Hippel-Lindau-Syndrom* wurden neben Fehlbildungen im Bereich der Retina und der Leptomeninx auch Veränderungen im Bereich der Lunge, Nieren und Pankreas beschrieben.
- Beim *Klippel-Trenaunay-Syndrom* findet sich die Kombination eines meist im unteren Extremitätenbereich gelegenen lateralen Feuermales mit Fehlbildungen tieferliegender Gefäße. Hieraus resultiert häufig ein Riesenwuchs (selten auch ein Minderwuchs) der betroffenen Seite.
- Beim *Parkes-Weber-Syndrom* finden sich zusätzlich zur Symptomatik des Klippel-Trenaunay-Syndroms noch arteriovenöse Fisteln.

Diagnose und Therapie

Vor allem bei kosmetisch störendem Sitz im Gesichtsbereich sollten laterale Feuermale noch im ersten Lebensjahr mit dem gepulsten Farblaser behandelt werden. Dabei sind mehrere Sitzungen erforderlich. Eine völlige Beseitigung ist dadurch allerdings meist nicht zu erzielen, wohl aber eine wesentliche Aufhellung. Weniger erfolgreich ist die Behandlung von Naevi flammei im Extremitäten- oder im Stammbereich.

Bei Verdacht auf das zusätzliche Vorliegen von Fehlbildungen im Bereich tieferliegender Gefäße sollte eine Abklärung (einschließlich Angiographie) und gegebenenfalls eine Gefäßchirurgische Behandlung nach Abschluß des dritten Lebensjahres in entsprechend erfahrenen Zentren erfolgen.

Bei den harmlosen *medialen Feuermalen* handelt es sich weder um Hämangiome noch um Gefäßfehlbildungen sondern um eine *funktionelle Weitstellung* von Kapillargefäßen. Sie finden sich bei Neugeborenen vorwiegend im Nackenbereich („Storchenbiß", keine Rückbildung) und gelegentlich auch über den Augenbrauen sowie im Bereich des Nasenansatzes (Rückbildung bis zum 2. Lebensjahr). Sie sind nicht mit zusätzlichen Fehlbildungen kombiniert und bedürfen keiner Therapie.

Literatur

Achauer B.M., Chang C.J., Vander-Kam V.M. Management of hemangioma of infancy: review of 245 patients. Plastic Reconstructive Surgery 99: 1301–1308 (1997)

Barlow R.J., Walker N.P.J., Markey A.C.: Treatment of proliferative hemangiomas with the 585 nm pulsed dye laser. British Journal of Dermatology 134:700–704 (1996)

Cremer H., Djawari D.: Hämangiomtherapie. Der Kinderarzt 27:491–499 (1996)

Cremer H.: Gefäßanomalien im Bereich der Haut. Monatsschr. Kinderheilkd. 146:622–638 (1998), Springer, Berlin Heidelberg New York

Cremer H.: Klassifikation der benignen vaskulären Tumoren des Gefäßendothels im Kindesalter; Hämangiome; Hrsg. Kautz G., Cremer H. Springer Verlag Berlin Heidelberg New York (1999)

Cremer H.: Neues zur Klassifizierung von Gefäßtumoren (Hämangiome) im Kindesalter. Zeitschrift für Hautkrankheiten, H+G 5(74):297–301 (1999)

Cremer H.: Gefäßanomalien im Bereich der Haut. Pädiatrische Dermatologie; Hrsg. H. Traupe, H. Hamm; Springer, Berlin Heidelberg New York (1999)

Cremer H.: Vascular Tumors (Hemangiomas) In: Childhood, chap. 102; Textbook of Angiology, Ed. Chang J.B. Springer New York (2000)

Cremer H.: Klassifizierung vaskulärer Tumoren (Hämangiome) im Kindesalter. Pädiatr. Prax. 59 (2001). Hans Marseille Verlag GmbH, München

Ezekowitz R.A.B., Mulliken J.B., Folkmann J.: Interferon α 2a for life threatening hemangiomas of infancy. New England Journal of Medicine 326:1456–1463 (1992)

Gangopadhyay A.N., Sinha C.K., Gopal S.C., Gupta D.K., Sahoo S.P., Ahmad M.: Role of steroids in childhood hemangioma: a 10 year review. International Surgery 82:49–51 (1997)

Hohenleutner U., Bäumler W., Karrer S., Michel S., Landthaler M.: Die Behandlung kindlicher Hämangiome mit dem blitzlampengepumpten gepulsten Farbstofflaser. Hautarzt 47:183–189 (1996)

Kautz G., Cremer H. (Hrsg.) Hämangiome. Springer, Berlin (1998)

Poetke M., Bültmann O., Philipp C., Berlin H.P.: Hämangiome und vaskuläre Malformationen im Säuglings- und Kindesalter. Zeitschrift für Dermatologie 184:40–47 (1998)

Kapitel 23 Warzen (Verrucae)

O. Brandt

Epidemiologie

Mit einer Inzidenz von etwa 10% gehören Warzen weltweit zu den häufigsten infektiösen Hauterkrankungen bei Kindern und Jugendlichen. Da die Erkrankung wegen ihrer hohen Spontanheilungs- und geringen Komplikationsrate häufig unbemerkt verläuft, kann davon ausgegangen werden, daß die tatsächliche Anzahl der Neuerkrankungen weitaus höher liegt. Wahrscheinlich treten bei nahezu jedem Menschen bis zur Beendigung des zweiten Lebensjahrzehnts zu irgendeinem Zeitpunkt Warzen auf. Sie hinterlassen in der Regel eine Teilimmunität, die ab dem frühen Erwachsenenalter einen gewissen Schutz gegenüber Reinfektionen bietet.

Pathogenese

Warzen werden durch Infektionen mit menschlichen Papillomaviren (Human-Papilloma-Virus, kurz HPV) hervorgerufen und können das gesamte Integument sowie die Schleimhäute befallen. Sie treten in Abhängigkeit des HPV-Typs in verschiedenen Erscheinungsformen an unterschiedlichen Körperregionen auf und sind histologisch durch eine reversible Epithelhyperplasie charakterisiert. Die vulgären Warzen (Verrucae vulgares) sind die häufigste Warzenform. In ihnen lassen sich die HPV-Typen 1, 2, 4 oder, seltener, 7 nachweisen. Verrucae planae juveniles (plane Warzen, Flachwarzen) werden vorwiegend durch HPV 3 oder 10 hervorgerufen. Eine Übertragung von Viruswarzen erfolgt meist über direkten Körperkontakt von Mensch zu Mensch, nicht selten aber auch durch Kontakt mit kontaminierten Gegenständen (z.B. durch Barfußlaufen in Sporthallen, Schwimmbädern etc.). Da Papillomaviren nicht wirtsspezifisch sind, ist eine Übertragung von HPV auch durch befallene Haustiere auf den Menschen möglich. Autoinokulationen sind häufig zu beobachten und immer dann wahrscheinlich, wenn Warzen als Folge wiederholten Kratzens streifenförmig angeordnet sind.

Die Inkubationszeit kann vier Wochen bis zu mehrere Monate betragen und ist von verschiedenen Faktoren abhängig. Neben der Immunitätslage des Patienten ist dessen Hautzustand von besonderer Bedeutung. Akrozyanose, Hyperhidrose, Ekzeme wie auch bereits bestehende Hautinfektionen (z.B. Tinea) stellen prädisponierende Faktoren für eine Infektion mit HPV dar.

Klinik

Bei Kindern, oft nur am Handrücken oder periungual an Fingern oder Zehen lokalisiert, imponiert die solitäre Verruca vulgaris (sog. Mutterwarze) zu Beginn der Erkrankung gewöhnlich in Form eines scharf begrenzten, derben, hautfarbenen Knötchens mit glatter Oberfläche, das sich halbkugelig vorwölbt und zunächst oft nicht viel größer als ein Stecknadelkopf ist. Im weiteren Verlauf nimmt der Tumor meist rasch an Größe zu und seine Oberfläche wird aufgrund der beginnenden Verhornung und Zerklüftung zunehmend rauher. Charakteristisch sind die

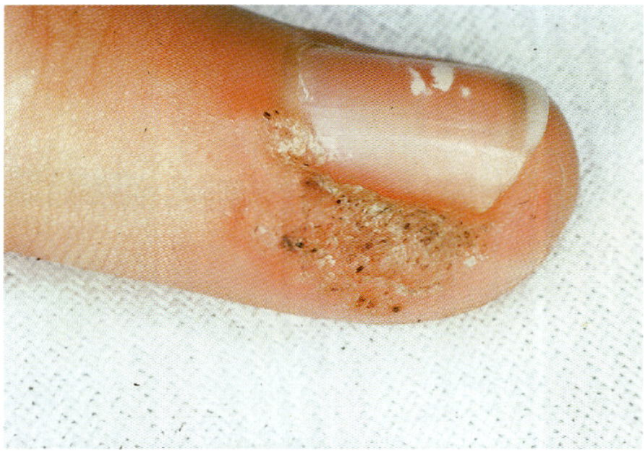

Abb. 67. Verrucae vulgares. Periungual beetartige Hyperkeratosen mit schwarzen Punkten als Zeichen der virusinduzierten Papillennekrosen.

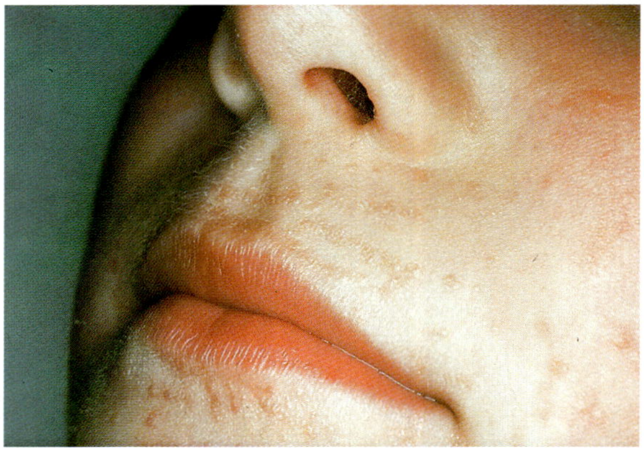

Abb. 69. Verrucae planae juveniles. Dichte Aussaat flacher rötlich-gelber Papeln mit gepunzter Oberfläche. Anordnung teilweise strichförmig im Sinne eines Köbner-Phänomens.

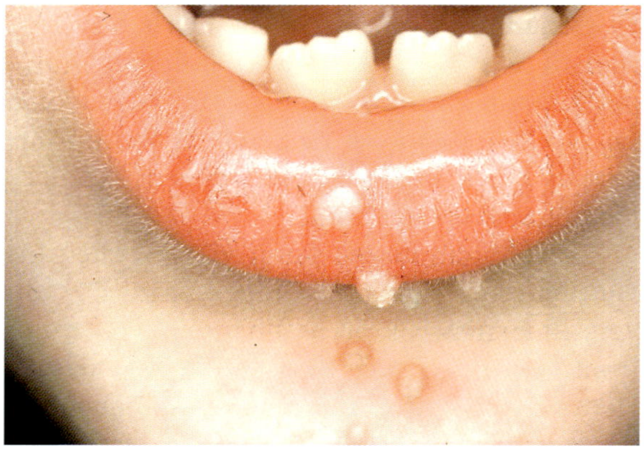

Abb. 68. Verrucae vulgares. Im Bereich von Unterlippe und Kinn filiforme Papeln mit keratotischer Oberfläche.

als schwarze Punkte innerhalb der hyperkeratotischen Oberfläche sichtbaren virusindizierten Papillennekrosen (Abbildung 67). Die Morphologie der einzelnen Warzen, die papillomatös, filiform (Abbildung 68) oder mosaikartig imponieren können, wird maßgeblich durch deren Lokalisation und der damit verbundenen mechanischen Belastung bestimmt. Durch Autoinokulation kann es zur Ausbildung weiterer Warzen kommen (sog. Tochterwarzen), die meist in der unmittelbaren Nachbarschaft der Primäreffloreszenz lokalisiert sind.

Die ebenfalls zu den vulgären Warzen zählenden Verrucae plantares (Dorn- bzw. Fußsohlenwarzen) sind aufgrund der lokalisationsbedingten Druckbelastung meist nur leicht oder nicht erhaben. Sind Fußsohlenwarzen in großer Anzahl vorhanden, so entstehen durch Konfluenz der Einzeleffloreszenzen häufig sog. Plantarwarzenbeete.

Verrucae plantares sind durch eine sie bedeckende reaktive Kallusbildung und zahlreiche dunkle Punkte bzw. Streifen charakterisiert. Letztere sind Ausdruck einer Blutung aus dermalen Kapillaren in das Warzenepithel (Warzenhämorrhagien) und können zur differentialdiagnostischen Abgrenzung gegenüber Clavi (Hühneraugen) und Kallus (Schwielen) herangezogen werden.

Mit einem Durchmesser von nur 1–4 mm sind die sehr rezidivfreudigen planen juvenilen Warzen überwiegend im Gesicht (Abbildung 69) sowie an Hand- und Fingerrücken, Handgelenken und den distalen Anteilen der Unterarme zu finden. Neben ihrer rundlichen (seltener ovalen), polygonalen Form, ihrem hautfarbenen, gelegentlich aber auch gelblichen bis bräunlichen Farbton und ihrer dumpfen, feingepunzten Oberfläche ist das disseminierte multiple Auftreten charakteristisch für diesen Warzentyp.

Subjektive Beschwerden

Während bei den vulgären und den planen Warzen meist die kosmetische Beeinträchtigung im Vordergrund steht, klagen Patienten mit plantaren Warzen häufig über den ausgeprägten Druckschmerz und die dadurch bedingte Funktionseinschränkung des betroffenen Fußes.

Juckreiz sowie spontan oder nach mechanischer Irritation auftretende Blutungen werden gelegentlich beklagt.

Diagnose

Warzen bieten meist ein charakteristisches Bild, so daß die Diagnosestellung nur selten Probleme bereitet.

Differentialdiagnose

In Abhängigkeit vom klinischen Erscheinungsbild und der Lokalisation kommen für die vulgären Warzen verschiedene Differentialdiagnosen in Betracht (Tabelle 57).

Therapie

In der Regel gilt: Warzen im Kindes- und Jugendalter bedürfen, sofern kein Leidensdruck besteht, keiner Therapie, da die narbenlose Spontanheilungsrate bei den oben beschriebenen Warzentypen sehr hoch ist (Tabelle 58). Bei ca. 2/3 aller betroffenen Kinder kommt es zu einer spontanen Rückbildung innerhalb von zwei Jahren. Diese Tatsache rechtfertigt deshalb eine abwartende Haltung bei allen subjektiv nicht belastenden, nicht-funktionseinschränkenden Viruswarzen.

Besteht jedoch ein kindlicher Leidensdruck, sollte bedacht werden, daß selbst eine schmerzhafte Therapie psychisch weniger traumatisierend sein kann als die Folgen stark entstellender und stigmatisierender Warzen.

Hat man sich zu einem aktiven therapeutischen Vorgehen entschlossen, so sollte dem Patienten und dessen Eltern deutlich gemacht werden, daß keines der zahlreich vorhandenen Therapieverfahren einen hundertprozentigen Erfolg garantiert. Die Wahl der Therapieform richtet sich nach der Lokalisation, der Anzahl und Größe der Viruswarzen sowie nach dem Warzentyp.

Tabelle 57. Differentialdiagnosen und wichtige Unterscheidungshilfen zu Warzen

Diagnose	
	Abgrenzung zu vulgären Warzen
Lichen ruber verrucosus	Multiple erbs- bis bohnengroße derbe Knoten an Streckseiten der Unterschenkel und im Bereich der Knöchelregion von braunrötlicher Farbe; meist starker Juckreiz; Vorkommen im Erwachsenenalter
	Unterschiede zu plantaren Warzen
Klavus (Hühnerauge)	Meist 5 bis 8 mm groß; entzündliche Rötung der Umgebung; i.d.R. an Zehengelenken oder zwischen den Zehen lokalisiert; fehlende „Warzenhämorrhagien"
Kallus (Schwiele)	Auftreten an mechanisch belasteten Arealen; meist gelblicher Farbton; fehlende „Warzenhämorrhagien"
	Unterschiede zu planen juvenilen Warzen
Lichen ruber planus	Papulöse Hautveränderungen treten meist erst im Erwachsenenalter auf; durch mechanische Provokation Entwicklung neuer Effloreszenzen; spiegelnde Oberfläche; nach Abwischen der Papeln mit Wasser netzförmig angeordnete milchig weiße Säume (WickhamPhänomen); meist starker Juckreiz
Lichen nitidus	Nur wenig über das Hautniveau erhabene, spiegelnde Papeln; meist an Penisschaft, Glans, Beugen der Unterarme und Hals lokalisiert; gelegentlich hämorrhagische Veränderungen

Suggestivtherapie. Kinder, vor allem jene im Alter zwischen fünf und zehn Jahren, sind suggestiven Therapiemethoden besonders zugänglich (Tabelle 58). Hierbei wird den Kindern der Eindruck vermittelt, daß die Warzen mittels einer schmerzlosen Röntgen- oder UV-Bestrahlung („starke künstliche Sonnenstrahlen") abgetötet werden können. Eine Wood-Licht- oder Infrarot-Lampe kann hier-

Tabelle 58. Behandlungsmöglichkeiten von Warzen

■ **Abwartende Therapie**	Therapie der Wahl bei allen nicht subjektiv belastenden Warzen ohne funktionelle Beeinträchtigung
■ **Suggestivtherapie**	Bei einer entsprechenden Behandlung zugänglichen Kindern nebenwirkungsfreie Therapiealternative
■ **Topische Behandlungsverfahren**	Keratolyse → Salizylsäure (Guttaplast® Pflaster) → Schmierseifenbäder → mechanisch mittels Hornhauthobel +
A Cignolin	Auftragen in Form einer Salbe (Rp. Cignolin 0,5; Acid. Salicylic. 12,5; Paraffin liquid. 2,5; Vaselin alb. ad 50,0)
B Glutaraldehyd	Auftragen in Form einer 10%igen Zubereitung (Glutaraldehyd 10% (m/m) in Wasser für Injektionszwecke)
C 5-Fluoruracil	Auftragen in Form einer Lösung (Verrumal® Lösung)
D Podophyllin	Auftragen durch den Arzt bei Verwendung einer 25%igen Lösung bzw. durch den Patienten bei Verwendung einer 0,5%igen Podophyllotoxin-Zubereitung (Condylox® Lösung)
Imiquimod	Auftragen in Form einer Creme (Aldara® 5% Creme) 3 mal pro Woche über Nacht
■ **Operative Behandlungsverfahren** Kryotherapie Lasertherapie	
■ **Systemische Therapie** Cimetidin Dimepranol-Inosin	

bei als Strahlenquelle dienen. Um das Szenarium eindrucksvoll zu gestalten, hat sich neben dem Abdunkeln des Raums das Tragen von UV-Schutzbrillen als sehr hilfreich erwiesen. Auch die Verbalsuggestion ist häufig erfolgreich wie beispielsweise in Form von zu bestimmten Tageszeiten (vor dem Zubettgehen) aufgesagten Beschwörungen, die der „Warzenzerstörung" dienen sollen. Diese Verfahren eignen sich sowohl für einzelne als auch für multiple vulgäre Warzen.

Um das Vertrauen der Kinder in den Arzt nicht zu erschüttern, ist es wichtig, auch nach erfolgreicher Behandlung die Kinder nicht über den wahren Charakter der Behandlungsmaßnahmen aufzuklären.

■ **Keratolytisch-mechanische Behandlung.** Bei Kindern, bei denen die Suggestivtherapie nicht eingesetzt werden kann oder versagt, hat sich die Abtragung vulgärer Warzen nach vorausgegangener Aufweichung derselben mit einem Keratolytikum (i.d.R. Salizylsäure) bewährt (Tabelle 58). Hierzu wird die Warze bzw. das Warzenareal mit Guttaplast® (enthält ca. 40% Salizylsäure) abgepflastert, wobei darauf zu achten ist, daß auch die klinisch scheinbar unbefallenen Randbereiche miterfaßt werden, da auch hier noch Viren nachweisbar sind und Rezidive hervorrufen können.

Nach 3 bis 4 Tagen werden die mit Leukoplast® fixierten Guttaplast®-Läppchen entfernt und die aufgeweichten Hornschichten mit einem Hornhauthobel abgetragen. Im Falle einer nicht ausreichenden Aufweichung wird dieses Procedere nochmals wiederholt. Auch ein Schmierseifenbad führt zu einem guten Aufweichen der Hornmassen, die sich anschließend leicht mit dem Hornhauthobel abtragen lassen.

■ **Kombinationsverfahren.** Zusätzlich zur keratolytisch-mechanischen Virusentfernung kann ein weiterer antiviral wirksamer Behandlungsschritt erfolgreich mit in das Behandlungskonzept aufgenommen werden. Hierfür eignen sich v.a. Cignolin, Glutaraldehyd sowie mit Einschränkungen auch Podophyllin und 5-Fluoruracil (Tabelle 58).

■ **Cignolin.** Nach Abtragung der Warzen mit dem Hornhauthobel wird die Behandlung mit einer rezeptierten Warzenpaste (Rp. Cignolin 0,5; Acid salicylic. 12,5; Paraffin liquid. 2,5; Vaselin alb. ad 50,0) fortgesetzt, die 2×täglich über 10 Tage aufzutragen ist. Da das darin enthaltene Cignolin stark färbt, empfiehlt sich das Anlegen eines Hansaplast®-Pflasterverbandes. Gelegentlich kommt es zum Auftreten lokaler Reizerscheinungen, wie etwa einem leichten Brennen oder dezenten Rötungen.

■ **Glutaraldehyd.** Als sehr erfolgreich hat sich die Behandlung von Warzen mit einer 10%igen Glutaraldehyd-Lösung (Glutaraldehyd 10% (m/m) in Wasser für Injektionszwekke) erwiesen. Die Behandlung der Warzen erfolgt einmal täglich. Die Lösung verbleibt für jeweils 20 Minuten auf den Warzen und wird anschließend abgewaschen. Dies geschieht am besten mit einem Schmierseifenbad. Dann wird das hyperkeratotische Material mit einem Hornhauthobel abgetragen. In der Regel reicht eine achtwöchige Behandlung aus, um eine vollständige Abheilung herbeizuführen.

■ **Podophyllin.** Das zytotoxisch wirkende Podophyllin darf in Form der 25%igen Lösung nur in der Praxis durch den Arzt angewandt, nicht aber zur Selbstbehandlung rezeptiert werden. Für die Selbstbehandlung steht eine 0,5%ige, Podophyllotoxin-enthaltende Lösung (Condylox®) zur Verfügung, die morgens und abends an drei aufeinanderfolgenden Tagen auf die befallenen Hautareale aufgebracht wird. Nach einer anschließenden viertägigen Behandlungspause wird die Therapie noch etwa zwei- bis fünfmal wiederholt.

■ **5-Fluoruracil.** Das Zytostatikum 5-Fluoruracil kommt in einer Konzentration von 0,5% in Kombination mit 10%iger Salicylsäure (Verrumal® Lösung) zur Anwendung. Dieses Präparat wird über einen Zeitraum von mehreren Wochen zwei- bis dreimal täglich aufgetragen. Werden nur begrenzte Areale behandelt, so ist die Nebenwirkungsrate in der Regel gering. Die Wirksamkeit insgesamt ist oftmals nicht ausreichend.

■ **Imiquimod.** Der topische Immunmodulator ist seit Oktober 1998 in Form einer 5%igen Creme Aldara® 5% Creme) in Deutschland verfügbar. Die Indikation umfaßt bislang die Behandlung von Condylomata acuminata im Genital- und Perianalbereich. Berichte über die positive Wirkung dieses topischen Immunmodulators bei vulgären Warzen liegen vor, eine entsprechende Zulassung wird von Seiten des Herstellers angestrebt. Unserer Erfahrung nach sollte die Anwendung von Imiquimod in Kombination mit keratolytischen Maßnahmen durchgeführt werden. Nachteil der in der Regel gut verträglichen Substanz ist der außerordentlich hohe Preis.

■ **Tretinoin als wirksame Behandlungsform planer juveniler Warzen.** Für die Behandlung planer juveniler Warzen hat sich eine Tretinoin 0,025%-haltige Creme (z.B. Airol® bzw. Einarbeitung in Wolff® Basis Creme halbfett) als sehr wirksam erwiesen.

Die Zubereitung wird während der ersten sieben Behandlungstage zunächst einmal täglich abends und nach Gewöhnung zusätzlich auch morgens auf die betroffenen Areale aufgetragen. Meist reicht eine Behandlungsdauer von vier bis sechs Wochen zur Eliminierung der Warzen aus.

■ **Kryotherapeutische Verfahren.** Als Alternative zur Cignolin-haltigen Warzenpaste kann auch nach dem Aufweichen der Hornschicht eine Kryotherapie mit Stickstoff bei vulgären (Temperatur −196°C) bzw. CO_2 bei planen juvenilen Warzen (−86°C) durchgeführt werden. Diese erfolgt durch entsprechendes Aufsprühen oder durch das Betupfen der Warzen für etwa 5 bis 10 Sekunden (abhängig von der Warzenlokalisation und dem Alter des Patienten) mit einem in flüssigen Stickstoff bzw. flüssiges CO_2 getränkten Stieltupfer. Hierdurch kommt es zu einer subepidermalen Blasenbildung, durch die das Warzengewebe nekrotisiert und abgehoben wird. Eine Kontrolle des Therapieergebnisses erfolgt nach ca. 24–36 Stunden, um die Behandlung bei eventuell unzureichend abgehobenen Warzen wiederholen zu können.

Bei Kindern mit ausgeprägtem Warzenbefall und bei ungünstigen Lokalisationen im Gesicht (z.B. periokulär und perioral) eignen sich diese Therapiemaßnahmen nicht.

Es sollte ebenfalls bedacht werden, daß kryochirurgische Behandlungen je nach individueller Schmerztoleranz gerade bei jungen Kindern als äußerst unangenehm empfunden werden. Bei zu langer Applikationszeit kann es zu schmerzhaften Erythemen bis hin zu hämorrhagischen Blasenbildungen am Behandlungsort kommen.

■ **Laserbehandlung.** Ein neues Therapieverfahren stellt die Behandlung von Viruspapillomen mit Lasern dar. Gute Ergebnisse lassen sich mit dem CO_2- wie auch dem gepulsten Farbstoff-Laser erzielen. In Abhängigkeit von der Lokalisation können nach zwei bis drei Behandlungszyklen und der Anwendung hoher Energie-Dosen (7,0 und 9,5 J/m^2) 82–99% der Patienten von ihren Warzen befreit werden.

Die meist recht schmerzhafte laserchirurgische Abtragung der Warzen wird von Kindern sehr viel besser toleriert, wenn etwa eine Stunde vor Therapiebeginn eine Lokalanästhesie mit einer Prilocain-Lidocain-haltigen Creme (EMLA®) unter Okklusion durchgeführt wurde. Bei einem sehr ausgeprägten Befall und anatomisch ungünstiger Lokalisation kann eine Behandlung der Warzen in Allgemeinnarkose indiziert sein. Da in den bei der Lasertherapie entstehenden Dämpfen HPV und virale DNA nachweisbar sind und von diesen eine potentielle Infektionsgefahr für alle Anwesenden ausgeht, sollten derartige Behandlungen nur in Räumen mit einer gut funktionierenden Absaugvorrichtung durchgeführt werden.

■ **Operative Entfernung.** Eine operative Entfernung vulgärer wie auch planer juveniler Warzen mit dem scharfen Löffel oder dem Elektrokauter bietet sich bei wenigen, einzeln stehenden Warzen an. Die Behandlung erfolgt in Lokalanästhesie oder nach Vereisung. Eventuell auftretende kleine Blutungen können durch Betupfen mit einem mit Policresulen (Albothyl®) getränkten Tupfer rasch zum Stillstand gebracht werden.

Grundsätzlich nicht operativ behandelt werden dürfen Dornwarzen. Neben einem hohen Rezidivrisiko besteht die Gefahr bleibender starker Schmerzen durch ausgeprägte Narbenbildung an der Fußsohle.

■ **Systemische Warzentherapie.** Eine systemische Behandlung von Warzen erfolgt immer nur bei ausgedehnten Veränderungen, die einer örtlichen Behandlung entweder nicht mehr zugänglich sind oder nachdem verschiedene örtliche Behandlungsversuche keinen Erfolg gezeigt hatten. Cimetidin und Dimepranol-Inosin sind Mittel der Wahl (Tabelle 58).

Die systemische Gabe des H2-Rezeptor-Antagonisten Cimetidin (z. B. Tagamet®) zur Behandlung von Viruswarzen wird kontrovers beurteilt. Bei multiplen Warzen in anatomisch ungünstiger Lokalisation, etwa subungual oder perionychial, wenden auch wir diese Therapieform an. Obwohl die Substanz insgesamt als unbedenklich einzustufen ist, werden bei Kindern, wenn auch nur selten, Verhaltensstörungen beobachtet. Bewährt hat sich die Verabreichung dieses Medikamentes in einer Dosierung von 20–40 mg pro kg KG, aufgeteilt in 3–4 Einzeldosen über einen Zeitraum von 4–8 Wochen.

Auch das Immunstimulanz Dimepranol-Inosin (delimmun®) ist in verzweifelten Fällen eine mögliche, gut verträgliche, jedoch teure therapeutische Alternative, unter deren Einnahme auch wir wiederholt ein vollständiges Abheilen zuvor sehr lange und ausgedehnt bestehender Warzen beobachten konnten. 3mal 1 bis 3mal 2 Tabletten werden zunächst über einen Zeitraum von 4 Wochen eingenommen. 3mal 1 bis 3mal 2 Tabletten werden zunächst über einen Zeitraum von 4 Wochen eingenommen. Spricht der Patient auf die Therapie an, kann die Behandlung um nochmals 4 Wochen verlängert werden.

■ **Unterstützende therapeutische Maßnahmen.** Eine medikamentöse bzw. operative Therapie sollte durch physikalische Maßnahmen ergänzt werden, wenn für die Warzenentstehung prädisponierende Faktoren vorhanden sind. So empfiehlt sich bei bestehender Akrozyanose die regelmäßige tägliche Anwendung von Wechselbädern nach Kneipp, durch die sich die Durchblutungsverhältnisse der betroffenen Extremität deutlich verbessern lassen. Hierbei werden die Füße 3–5mal für jeweils 3 Minuten in einer Schüssel mit warmem und anschließend für 15–20 Sekunden in kaltem Wasser gebadet.

Wichtige Verhaltensmaßnahmen

Um eine Übertragung von HPV auf andere Personen zu vermeiden, sollte die gemeinsame Benutzung von Handtüchern, Cremes, Schuhen etc. unbedingt unterlassen werden.

Bei plantaren Warzen ist das Barfußgehen nur dann erlaubt, wenn die befallenen Areale zuvor großflächig mit Pflastern abgeklebt wurden.

Kindergarten/Schulunterricht

Besonders von Fußsohlenwarzen geht ein hohes Infektionsrisiko für andere Personen bei der gemeinsamen Benutzung von Sportstätten aus. Trotzdem sind Viruswarzen kein Grund für den Ausschluß von Kindern vom Sportunterricht. Denn durch das Tragen spezieller Schutzsocken (in Apotheken und Sportgeschäften erhältlich) oder durch Abdeckung der infizierten Areale mit wasserfesten Pflastern läßt sich eine Virusübertragung sehr effizient verhindern. Letzteres gilt auch für Warzen in anderen Regionen, wenn Kontaktsportarten ausgeübt werden.

Literatur

Braun-Falco O., Plewig G., Wolff H.H. (Hrsg.) Dermatologie und Venerologie, 4. Auflage, 1. korrigierter Nachdruck, S. 24–33. Springer, Berlin (1997)

Frieden I.J., Penneys N.S.: Papillomavirus, pp. 1281–1286. In: Schachner L.A., Hansen R.C. (eds.) Pediatric Dermatology, 2nd ed. Churchill Livingstone, New York (1995)

Gross G.: Warzen als Grund für den Ausschluß vom Schwimmunterricht. Der Hautarzt 48:586–587 (1997)

Grußendorf-Conen E.-I., Schwarz E.: Viruswarzen an Haut und Schleimhaut: Erreger, Klinik, Therapie, S. 133–162. Blackwell Wissenschafts-Verlag, Berlin (1996)

Siegfried E.: Warts and molluscum on children – an approach to therapy. Dermatologic Therapy 2:51–67 (1997)

Weisshaar E., Gollnick, H.: Potentiating effect of imiquimod in the treatment of verrucae vulgares in immunocomprised patients. Acta Dermato-Venereologica 80:306–307 (2000)

Wiss K.: Warts today – gone tomorrow? Medical and Surgical Dermatology 4:1–4 (1997)

KAPITEL 24

Windeldermatitis

K. STROM

Epidemiologie

Die Windeldermatitis ist eine sehr häufige Hauterkrankung im Säuglings- und Kleinkindesalter. 50% aller Kinder leiden einmal in ihrem Leben an einer Windeldermatitis. Zwischen dem 9. und 12. Lebensmonat ist die Inzidenz am höchsten.

Pathogenese

Die Windeldermatitis wird durch verschiedene physikalische, irritierende, enzymatische und mikrobielle Faktoren ausgelöst und unterhalten. Das durch die Okklusion der Windel hydratisierte Stratum corneum kann durch Reibung leichter geschädigt werden. Es kommt zu Mazerationen, die eine Besiedlung mit *Candida albicans* und meist grampositiven Bakterien, insbesondere *Staphylococcus aureus* begünstigen. Durch Harnstoff-spaltende Bakterien aus dem Urin gebildeter Ammoniak kann zu einer Verstärkung der Irritation und Entzündung sowie zu einer Erniedrigung des pH-Werts führen. Dadurch wird die Aktivität im Fäzes enthaltener Proteasen und Lipasen erhöht, die ebenfalls einen irritierenden und inflammatorischen Effekt haben.

Klinik

Auf den Windelbereich begrenzt findet man konfluierende, häufig eine glänzende Oberfläche aufweisende Erytheme (Abbildung 70). Im weiteren Verlauf kommt es zur Ausbildung erythematöser Papeln sowie typischerweise colleretteartig-imponierender Schuppung, wobei gehäuft eine Streuung der Papeln in die Umgebung als Zeichen der Candida-Superinfektion beobachtet wird (Abbildung 71). Das befallene Areal ist ödematös. Zusätzliche Erosionen und wie ausgestanzt wirkende Ulzera charakterisieren eine

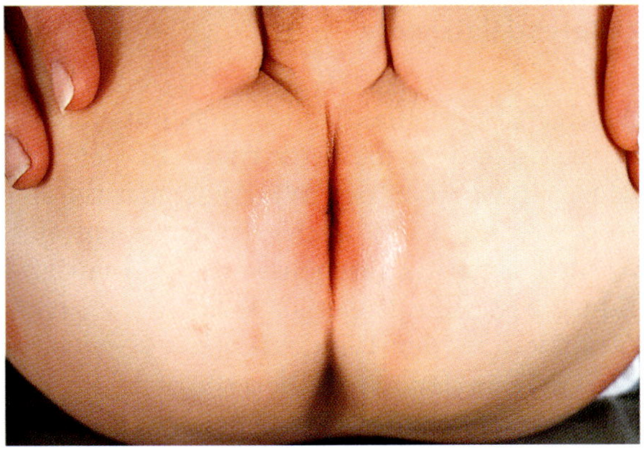

Abb. 70. Windeldermatitis. Perianal scharf begrenzte Rötung.

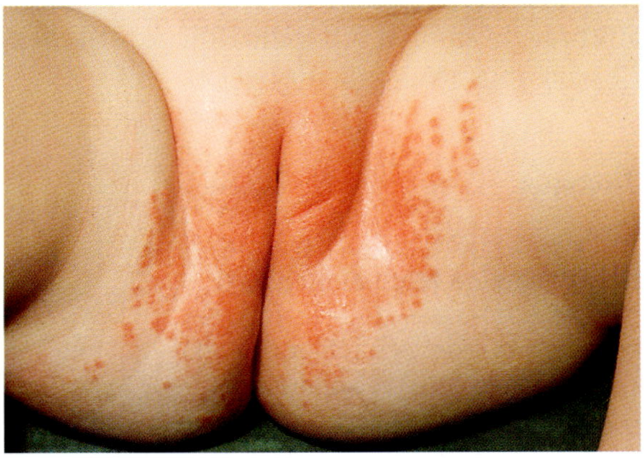

Abb. 71. Windeldermatitis. Im Bereich der Vulva dichte Aussaat teilweise konfluierender, sukkulenter Papeln mit typischer Streuung im Randbereich als Zeichen einer begleitenden Candidose.

schwere Verlaufsform der Windeldermatitis (sog. „Jaquets dermatitis").

Subjektive Beschwerden

Subjektiv besteht bei ausgeprägten Krankheitsmanifestationen teilweise sehr starker Juckreiz.

Diagnose

Eine Windeldermatitis wird klinisch diagnostiziert. Wegen häufiger Superinfektionen sollten insbesondere beim Auftreten nässender Hautareale mykologische und bakteriologische Abstriche erfolgen.

Differentialdiagnose

Häufige Differentialdiagnosen nennt Tabelle 59. Insbesondere die Intertrigo läßt sich nur schwer gegenüber der Windeldermatitis abgrenzen und kann auch als Frühform der Windeldermatitis gesehen werden. Eine Candidose bzw. eine Impetigo kann sowohl eine Komplikation der Windeldermatitis sein als auch primär den Windelbereich befallen. Bei sehr schweren therapieresistenten Verläufen sind auch weitere, seltene Erkrankungen wie ein Kontaktekzem, eine Skabies, Varizellen oder andere Ursachen wie sexueller Kindesmißbrauch in die differentialdiagnostischen Überlegungen miteinzubeziehen.

Tabelle 59. Differentialdiagnosen und wichtige Unterscheidungshilfen zur Windeldermatitis

Diagnose	Abgrenzung zur Windeldermatitis
■ **Intertrigo**	Hautveränderungen auf die sich gegenseitig berührenden Hautflächen begrenzt; häufig auch gleichzeitig Hautveränderungen im Bereich anderer intertriginöser Bereiche wie Achselhöhlen und Nabel
■ **Atopisches Ekzem**	Hautveränderungen in der Regel nicht auf den Windelbereich beschränkt, sondern auch im Bereich der Prädilektionsstellen wie Gesicht und oberer Stamm; häufig positive Familienanamnese
■ **Seborrhoisches Ekzem**	Häufigkeitsgipfel in der Regel innerhalb der ersten 12 Lebenswochen mit gleichzeitigem Befall weiterer Körperareale wie Gesicht und Stamm
■ **Psoriasis vulgaris**	Hautveränderungen in der Regel nicht auf den Windelbereich beschränkt, sondern auch im Kopf- und Gesichtsbereich; häufig positive Familienanamnese
■ **Perianale streptogene Dermatitis**	Hautveränderungen v.a. perianal lokalisiert; mikrobiologisch Nachweis von v.a. β-hämolysierenden Streptokokken

Therapie

■ Allgemeine Maßnahmen

Um den Windelbereich möglichst trocken zu halten, sollte ein Windelwechsel tagsüber ca. alle 2 Stunden und bei hartnäckigen Verläufen auch mindestens einmal nachts erfolgen. Es sollten superabsorbierende Windeln (z.B. Pampers®) verwendet werden, die sich Stoffwindeln mit Cellulose-Einlagen als überlegen erwiesen haben. Der stundenweise Verzicht auf das Anlegen einer Windel ist, falls möglich, sinnvoll. Zur Reinigung des Windelbereichs können cremegetränkte Tücher benutzt werden. Eine Reinigung mit Wasser und milden Syndets (z.B. Eubos®, Xyndet® seifenfreies Waschstück) oder 1%-Vioform-Zinköl sollte nur nach einer Defäkation erfolgen.

Durch diätetische Maßnahmen läßt sich der pH-Wert im Stuhl beeinflussen. Bei gestillten Kindern, bei denen Windeldermatitiden seltener auftreten, hat man im Stuhl niedrigere pH-Werte und dadurch bedingt eine niedrigere Aktivität fäkaler Enzyme gemessen. Durch die Gabe von 120–160 ml Preiselbeer-Saft ist eine Senkung des pH-Werts des Urins möglich.

■ **Spezifische Behandlung.** Das Prinzip der topischen Behandlung der Windeldermatitis ist in erster Linie, die Haut vor Feuchtigkeit und Irritantien bzw. mikrobiellen Erregern zu schützen, und die physiologische Hautbarriere wiederherzustellen (Tabelle 60). Wichtig ist dabei die Wahl der Dermatika hinsichtlich ihrer Galenik. Bei nicht-exsudativen Stadien der Windeldermatitis sollten zum Schutz der Haut vor Feuchtigkeit Pasten (z.B. weiche Zinkpaste) oder Absorptionspasten vom W/O- oder O/W-Typ verwendet werden.

Bei erosiven-exsudativen Stadien sollte in erster Linie mit Farbstoffen (z.B. Gentianaviolett 0,1%, 1mal täglich) und feuchten Umschlägen mit adstringierend wirkenden Zusätzen wie z.B. Schwarzem Tee oder synthetischen Gerbstoffen (Tannosynt® flüssig wässriges Konzentrat, Tannolact® Pulver) behandelt werden. Die Umschläge verbleiben für ca. 30 Minuten. Alternativ können auch Creme-Pasten mit antiseptischen (z.B. Chlorhexidingluconat 1,0%, Zinc. oxydat. 20,0, DAC Basiscreme ad 50,0) oder antimykotischen Zusätzen (Imazol® Paste) eingesetzt werden.

Tabelle 60. Therapie der Windeldermatitis

■ **Allgemeine Maßnahmen**	Häufiger Windelwechsel Verwendung superabsorbierender Windeln (z.B. Pampers®); schonende Reinigung des Windelbereichs mit ölgetränkten Tüchern oder unter Verwendung von 1% Vioform-Zinköl (Vioform 1,0, Zinkoxid 50,0, Ol. oliv. ad 100,0)
■ **Basistherapie**	Verwendung feuchtigkeitsabsorbierender Puder, schützende Pasten (weiche Zinkpaste) oder feuchtigkeitsabsorbierende Pasten (Absorptionspaste vom W/O-Typ: Zinkoxid, Weizenstärke aa 25,0, Softisan 649 10,0, weißes Vaselin ad 40,0; vom O/W-Typ: Zinkoxid 25,0, Amyl. tritic. 25,0, Ungt. Cordes ad 100,0); ggf. feuchte Umschläge mit adstringierenden Zusätzen, ggf. Cremepasten (Mandelöl 20,0, Zinkoxid 20,0 Excipial® Fettcreme ad 100,0)
■ **Antiinflammatorische Behandlung**	Topisch Hydrokortison (z. B. Hydrocortison-Wolff® 0,5 oder 1,0 Creme, Hydroderm HC 0,5% Creme) oder nichtfluorierte Glukokortikoide (Dermatop® oder Alfason® Creme)
■ **Antimikrobielle Behandlung**	Gentianaviolett 0,1%; Chlorhexidin 3%-ige wässrige Lösung; Chlorhexidingluconat-Creme 1%
■ **Antimykotische Behandlung**	Topische Verwendung von Imidazolderivaten (z.B. Imazol® Creme bzw. hydrophile Cremepaste, Epi-Pevaryl® Creme)
■ **Antibiotische Behandlung**	Topischer Einsatz von Fusidinsäure (Fucidine®); systemisch Flucloxacillin (Staphylex®) oder Cefalexin (Oracef®)

■ **Antiinflammatorische Therapie.** Häufig ist die Einhaltung der richtigen Pflege und die Therapie mit antiseptisch und adstringierend wirkenden Substanzen in geeigneter Anwendungsform ausreichend für die erfolgreiche Behandlung der Windeldermatitis. In therapieresistenten Fällen können zusätzlich Hydrokortison, gelegentlich auch nichtfluorierte Glukokortikoide der Klasse 2 nach Niedner (z.B. Dermatop® Creme, Alfason® Creme) 1- bis 2mal täglich für wenige Tage appliziert werden. Potentere Glukokortikoide sollten insbesondere unter dem okklusiven Effekt der Windel nicht eingesetzt werden.

■ **Antimikrobielle Therapie.** Neben der adstringierenden Wirkung haben Farbstoffe, insbesondere Gentianaviolett, auch einen antimikrobiellen Effekt. Die wässrige Gentianaviolett-Lösung sollte im Genitalbereich nur in einer Konzentration von 0,1% einmal täglich appliziert werden. Häufigere Anwendungen und höhere Konzentrationen können zu (sog. Pyoktanin) Nekrosen führen. Chlorhexidingluconat ist ein weiteres Antiseptikum, das in (Creme-)Pasten und Schüttelmixturen in 1%iger Konzentration (Chlorhexidingluconat 0,5; Lotio zinci ad 50,0) eingearbeitet werden kann.

Relativ scharf begrenzte Erytheme mit randbetonter Schuppung sowie Satelliten-Papeln und -Pusteln sind klinische Hinweise für eine Candidose, die in der Mehrzahl der Fälle eine Windeldermatitis begleitet. Azolderivate wie Clotrimazol, Econazol und Ketokonazol sind potente, topisch einsetzbare Substanzen. Bei zusätzlich stark entzündlicher Komponente können Antimykotika auch mit topischem Hydrokortison (Imazol® comp. Creme, Canesten® HC Creme) bzw. Kortikosteroiden der Klasse 2 nach Niedner (decoderm® tri) kombiniert eingesetzt werden.

Eine systemische antimykotische Therapie ist in der Regel nicht notwendig und ist bei einer schweren Windeldermatitis in Kombination mit einem Soor bzw. dem Befall des Gastrointestinaltrakts indiziert. Zum Einsatz gelangen hierbei die Antimykotika Amphotericin B (z.B. Ampho-Moronal® Suspension, 4mal täglich 1 ml über 7 Tage) bzw. Nystatin (z.B. Candido-Hermal® Fertigsuspension; 200 000 I.E. (entspr. 2 ml) 4mal täglich über 7 Tage), die bevorzugt in Form der Suspension gegeben werden.

Falls eine bakterielle Superinfektion mit *Staphylococcus aureus* vorliegt, stellt Fusidinsäure (Fucidine®) das Mittel der Wahl dar. Fusidinsäure steht kommerziell als Gel, Creme, Salbe und Puder zur Verfügung. Bei Verdacht auf gleichzeitige Superinfektion mit *Candida albicans* können auch antimykotisch wirksame Imidazol-Präparate eingesetzt werden, da sie insbesondere gegen grampositive Bakterien auch antibakteriell wirksam sind.

Kommt es bei einer Windeldermatitis komplizierend zu einer staphylogenen Pustulose oder zu einer Impetigo, sollte eine Therapie mit systemischen Antibiotika durchgeführt werden. Als geeignet für die Therapie von Infektionen mit *Staphylococcus aureus* gelten heute penicillinasefeste Penizilline wie z. B. Flucloxacillin (Staphylex®) oder Oralcephalosporine wie Cefalexin (z. B. Oracef®). Erythromycin sollte bei staphylogenen Infektionen nur noch bei nachgewiesener Empfindlichkeit der Erreger eingesetzt werden. Bei Penizillin-Allergie kann Clindamycin (z. B. Sobelin®), ein Lincosamid, verwendet werden.

Literatur

Berg R.W.: Etiology and pathophysiology of diaper dermatitis. Advances in Dermatology 3:75–98 (1988)

Jordan W.E., Blaney T.L.: Factors influencing infant diaper dermatitis. In: Maibach H.I., Boisits E.K. (eds.) Neonatal skin: structure and function. Marcel Decker, New York (1982)

Jordan W.E., Lawson K.D., Berg R.W., Franxman J.J., Marrer A.M.: Diaper dermatitis: frequency and severity among general infant population. Pediatric Dermatology 3:198–207 (1986)

Strom K., Abeck D.: Therapie-Management der Windeldermatitis. Pädiatrie Hautnah 9:335–337 (2000)

Wahrmann J.E., Honig P.J.: The management of diaper dermatitis – rational treatment based on specific etiology. Dermatological Therapy 2:9–17 (1997)

Weston W.L., Lane A.T., Weston J.A.: Diaper dermatitis: current concepts. Pediatrics 66:532–536 (1980)

Kapitel 25 Anhang

Stadiengerechte Vehikelwahl

Bei der Verwendung von topischen Präparaten kommt der Auswahl der Grundlage, des Vehikels eine hohe Bedeutung zu, da bereits die Grundlage selbst Wirkungen an der Haut entfaltet und sich bereits allein durch die indifferente Behandlung vielfach ein gutes Behandlungsergebnis erzielen läßt. Der zu beeinflussende klinische Befund, der Hauttyp sowie seine Lokalisation bedingen die Auswahl des Vehikels, wobei in Abhängigkeit der zu behandelnden Erkrankung entsprechende Wirkstoffe der Grundlage zugefügt werden können. Während die Anwendung geeigneter Vehikel die Heilung fördert, können falsche Vehikel auch eine Exazerbation der Erkrankung bewirken. Tabelle 61 nennt geeignete und weniger geeignete Grundlagen in Abhängigkeit vom bestehenden Hautbefund.

Neben dem klinischen Befund orientiert sich die Auswahl des Vehikels auch an dem Hauttyp und der zu behandelnden Lokalisation. Für Patienten mit fettiger Haut (Seborrhö) und Erkrankungen aus dem seborrhoischen Formenkreis wie die Acne vulgaris sollten wasserreiche, für Patienten mit trockener Haut und Erkrankungen aus dem sebostatischen Formenkreis wie der Ichthyosis vulgaris stärker rückfettende Grundlagen wie Emulsionen vom W/O-Typ eingesetzt werden. In intertriginösen Lokalisationen werden fettreiche Vehikel wie z.B. Emulsionen vom W/O-Typ schlecht vertragen. Hier sind wasserreiche Vehikel wie z.B. feuchte Umschläge oder Absorptionspasten vom O/W- oder W/O-Typ vorzuziehen. Am behaarten Kopf ist auf die Auswaschbarkeit der eingesetzten Präparate zu achten, weshalb auch hier wasserhaltige Externa wie Lösungen oder Emulsionen vom O/W-Typ bevorzugt zum Einsatz kommen.

Die Verordnung des indifferenten Vehikels als Grundlagentherapie kann sowohl in

Tabelle 61. Klinischer Befund und zu seiner Beeinflussung geeignete und weniger geeignete Grundlagen

Klinischer Befund	Geeignete Grundlagen	Weniger geeignete Grundlagen
■ Rötung	Schüttelmixtur, feuchter Umschlag, Emulsionen O/W	Emulsionen W/O, Salben, Pasten, Puder
■ Papulovesikulöse Hautveränderungen	Feuchter Umschlag, Schüttelmixtur, Emulsionen O/W	Emulsionen W/O, Salben, Pasten, Puder
■ Exkoriierte, nässende Hautveränderungen	Feuchte Umschläge, fett-feuchte Umschläge	Pasten, Salben, Schüttelmixturen, Puder
■ Mit intertriginöser Lokalisation	Feuchter Umschlag, Absorptionspasten	Schüttelmixturen, Salben
■ Krustöse Hautveränderungen	Fettfeuchte Umschläge, Salben	Pasten, Emulsionen O/W, Schüttelmixturen, Puder
■ Chronische entzündliche Infiltration und Lichenifikation	Weiche Pasten, Salben, Emulsionen W/O	Emulsionen O/W, Flüssigkeiten, Puder, Schüttelmixturen
■ Sebostase	Emulsionen O/W oder W/O, Salben	Puder, Pasten, Schüttelmixturen

Tabelle 62. Fertigarzneimittel und Rezepturen für dermatologisch relevante Vehikel

	Fertigarzneimittel	Rezeptur
Schüttelmixtur	Tannosynt® Lotio Schüttelmixtur, Tannolact® Lotio Schüttelmixtur (enthalten beide Gerbstoffe)	Zinkschüttelmixtur, DAC oder hautfarben (NRF 11.22)
Emulsionen O/W	Dermatop® Basiscreme, Wolff® Basiscreme, Excipial® Creme, Sebexol® Creme-Lotio	Wasserhaltige hydrophile Salbe DAB (Unguentum emulsificans aquosum), Basiscreme DAC
Emulsionen W/O	Excipial® Fettcreme, Neribas® Salbe, Alfason® Basis CreSa	Wasserhaltige Wollwachsalkoholsalbe DAB
Salben	Dermatop® Basisfettsalbe, Neribas® Fettsalbe	Weißes Vaselin DAB
Pasten		
weiche Paste		Pasta zinci mollis
harte Paste		Pasta zinci
Absorptionspaste		Zinkoxid 25,0 Amyl. tritic. 25,0 ungt. Cordes ad 100,0

Form eines Fertigarzneimittels erfolgen als auch in Form der Rezeptur. Die industriell hergestellten Basistherapeutika sind häufig den eigenen Rezepturen in bezug auf die benötigte Qualität und Haltbarkeit überlegen. Für beide Verordnungsmöglichkeiten in vergleichender Form nennt Tabelle 62 einige Beispiele.

Es gibt zumeist ausreichend viele Arzneimittel auf dem Markt, in denen die gewünschten Wirkstoffe bereits in die Grundlage eingearbeitet sind. Falls jedoch dem Vehikel ein Wirkstoff zugesetzt werden soll, liegen für die Basistherapeutika der meisten Hersteller inzwischen Kompatibilitätstabellen vor, in denen auch vielfach Angaben zur Dauer der galenischen Stabilität gemacht werden.

Literatur

Abeck D., Cremer H., Pflugshaupt C., Ring J.: Stadienorientierte Auswahl dermatologischer Grundlagen („Vehikel“) bei der örtlichen Therapie des atopischen Ekzems. pädiatrische praxis 52:113–121 (1997)

Garbe C., Reimann H., Sander-Bähr C.: Rationelle dermatologische Rezeptur. Thieme, Stuttgart 1996

Korting H.C.: Dermatotherapie. Springer, Berlin, 1995

Auswahl häufig zur Behandlung von Hauterkrankungen im Kindesalter eingesetzter Antibiotika

Bei der Verordnung von Antibiotika bei Kindern ist v.a. auf eine dem jeweiligen Alter angepaßte Darreichungsform Rücksicht zu nehmen, wobei erfreulicherweise für die Mehrzahl der üblicherweise zum Einsatz kommenden Substanzen auch eine problemlose Behandlung sehr kleiner Kinder möglich ist.

Tabelle 63 listet wichtige Kenngrößen der am häufigsten bei der Behandlung von Hauterkrankungen im Kindesalter eingesetzten Substanzen auf.

Literatur

Abeck D., Korting H.C., Mempel M.: Pyodermien. Hautarzt 49:243–252 (1998)

Rote Liste Editio Cantor, Aulendorff (2001)

Epstein M.E., Amodio-Groton M., Sadick N.S.: Antimicrobial agents for the dermatologist. I. β-lactam antibiotics and related compounds. Journal of the American Academy of Dermatology 37: 149–165 (1997)

Epstein M.E., Amodio-Groton M., Sadick N.S.: Antimicrobial agents for the dermatologist. II. Macrolides, fluoroquinolones, rifamycins, tetracyclines, trimethoprim-sulfamethoxazole, and clindamycin. Journal of the American Academy of Dermatology 37:365–381 (1997)

Gloor M., Ringelmann R.: Antibiotika in der Dermatologie. Zeitschrift für Haut- und Geschlechtskrankheiten 71:672–677 (1996)

Simon C., Stille W.: Antibiotika-Therapie in Klinik und Praxis, 10. Auflage. Schattauer, Stuttgart New York (2000)

Tabelle 63. Wichtige, zur Behandlung Erreger-bedingter bzw. -assoziierter Erkrankungen im Kindesalter verwendeter Antibiotika

Substanz	Handelsname (Beispiel)	Darreichungsform	Antibiotikumgehalt	Packungsgröße	Dosierung, die nicht unterschritten werden sollte
Penizilline					
■ Penicillin V (Phenoxymethylpenizillin)	Isocillin®	Filmtabletten	600 000 I.E. 1,2 Mega I.E.	10 (N1) 10 (N1); 30 (N2); 100 (N3)	Neugeborene: 100 000 I.E. 2–3mal täglich Säuglinge: 150 000 I.E. 3mal täglich 1–6 Jahre: 300 000 I.E. 3mal täglich >6 Jahre: 500 000 I.E. 3mal täglich
		Pulver zur Herstellung von Saft		60 000 I.E./ml 30 g (N1; *75 ml); 60 g (N2; *150 ml)	
	Megacillin® oral	Filmtabletten	600 000 I.E. 1 000 000 I.E. 1,5 Mega I.E.	10 (N1); 30 (N2) 10 (N1); 30 (N2) 10 (N1); 20 (N2)	
		Tabs 1,0 Mega	1 000 000 I.E.	10 (N1); 30 (N2)	
		Trockensaft	60 000 I.E./ml	1 Packg. (N1; *100 ml); 1 Doppelpackg. (N2; *200 ml)	
■ Benzathin-Penizillin V	Infecto Bicillin®	Saft 750	150 000 I.E./ml	50 ml (N1); 100 ml (N1); 200 ml (N2)	Säuglinge (bis 12 Monate): 187500 I.E. (1/4 Meßl.) [2mal täglich] Kleinkinder (bis 6 Jahre): 375 000 I.E. (1/2 Meßl.) [2mal täglich] Schulkinder (bis 12 Jahre): 750 000 I.E. (1 Meßl.)
		Tabs 1,5	1 500 000 I.E.	10 (N1); 20 (N2)	jeweils 2mal täglich Kleinkinder (1–6 Jahre): 375 000 I.E. (1/4 Tabs), Schulkinder (bis 12 Jahre): 750 000 I.E. (1/2 Tabs), Jugendliche (>12 Jahre) 1 500 000 I.E. (1 Tabs), jeweils 2mal täglich
■ Ampicillin	Ampicillin®-ratiopharm	Filmtabletten Trockensaft	1000 mg 50 mg/ml	10 (N1); 20 (N2) 20 g (N1; *60 ml)	Kinder bis 5 kg KG: 4mal 2,5–5 ml Suspension/die; bis 10 kg KG: 4mal 5–10 ml Suspension/die; bis 15 kg KG: 4mal 7,5–15 ml Suspension/die; bis 20 kg KG: 4mal 10–20 ml Suspension/die; Kinder ab 6 Jahren: 3–6 g/die, jeweils aufgeteilt in 3 Tagesdosen
Penicillinasefeste Penizilline					
■ Flucloxacillin	Staphylex®	Kapsel	250 mg 500 mg	20 (N2) 10 (N1); 20 (N2)	0–6 Jahre: 40–50 mg/kg KG 6–10 Jahre: 0,75–1,5 g/die
		Trockensaft	50 mg/ml	1 Flasche (*100 ml)	10–14 Jahre: 1,5–2,0 g/die $\geqq$ 14 Jahre: 3 g; jeweils aufgeteilt auf 3 Einzelgaben

Tabelle 63 (Fortsetzung)

Substanz	Handelsname (Beispiel)	Darreichungsform	Antibiotikumgehalt	Packungsgröße	Dosierung, die nicht unterschritten werden sollte
Cephalosporine					
■ Cefalexin	Oracef®	Filmtabletten	500 mg 1000 mg	10 (N1); 30 (N2); 100 (N3) 10 (N1); 30 (N2); 100 (N3)	0–14 Jahre: 25–100 mg/kg KG ≧14 Jahre: 1,5–3 g; jeweils aufgeteilt auf 3 Einzeldosen
		Saft	50 mg/ml	3 g (N1; *60 ml); 6 g (N2; *120 ml)	
■ Cefuroximaxetil	Elobact®	Filmtabletten	125 mg 250 mg 500 mg	12 (N1); 24 (N2) 12 (N1); 24 (N2) 12 (N1); 24 (N2)	3 Monate – 5 Jahre: 20 mg/kg KG aufgeteilt in 2 Tagesdosen; 5–12 Jahre: 2×250 mg/die ≧12 Jahre: 2×500 mg/die
		Granulat	25 mg/ml	1 Flasche (N1; *70 ml); 1 Flasche (N1; *140 ml)	
		Dosier-Brief	125 mg 250 mg	12 (N1) 12 (N1)	
Makrolide					
■ Erythromycin	Paediathrocin®	Trockensaft	40 mg/ml	100 ml (N1); 150 ml (N2)	Säuglinge/Kleinkinder und Schulkinder: oral 30–50 mg/kg KG in 2–4 Einzelgaben
		forte Trockensaft Kindertropfen	80 mg/ml 40 mg/ml	100 ml (N1) 60 ml (N1)	
■ Roxithromycin®	Rulid®/ Rulid® 300	Filmtabletten	150 mg 300 mg	10 (N1); 20 (N2) 7 (N1); 10 (N1) 14 (N1)	Kinder von 7–13 kg: 2mal tgl. 1/2 Tableette,
	Rulid®	Tabletten für Kinder	50 mg	10 (N1); 20 (N2)	Kinder von 14–26 kg: 2mal tgl. 1 Tablette, Kinder von 27–40 kg: 2mal tgl. 2 Tabletten, Jugendliche >40 kg: 2mal tgl. 150 mg bzw. 1mal tgl. 300 mg; jeweils vor den Mahlzeiten
■ Clarithromycin	Klacid® Saft forte	Trink Granulat Saft	250 mg 25 mg/ml 150 mg	10 Btl (N1) 1 (N1; *60 ml); 1 (N1; *100 ml); 1 (N2; *120 ml)	6 Monate–2 Jahre: 2mal tgl. 1/2 Dosierlöffel 2–4 Jahre: 2mal tgl. 1 Dosierlöffel 4–8 Jahre: 2mal tgl. 1 1/2 Dosierlöffel 8–12 Jahre: 2mal tgl. 2 Dosierlöffel ≧12 Jahre: 250 mg 2mal tgl.
		Filmtabletten	250 mg 500 mg	10 (N1); 20 (N2) 10 (N1); 20 (N2)	
Lincosamide					
■ Clindamycin	Sobelin®	Kapseln	75 mg 150 mg 300 mg	12 (N1); 24 (N2); 60 (N3) 12 (N1); 30 (N2); 60 (N3); 120 (N3) 12 (N1); 30 (N2); 60 (N3); 120 (N3)	Kinder (über 4 Wochen): 10–20 mg/kg KG tgl. auf 3–4 Einzeldosen
		Granulat	15 mg/ml	32 g (N1; *80 ml); 2×32 g (N2; *160 ml)	

Tabelle 63 (Fortsetzung)

Substanz	Handelsname (Beispiel)	Darreichungsform	Antibiotikumgehalt	Packungsgröße	Dosierung, die nicht unterschritten werden sollte
Fusidinsäure					
■ Fusidinsäure	Fucidine®	Filmtabletten	250 mg	30 (N2); 60 (N3)	Kinder: 20 mg/kg KG, aufgeteilt in 3 Einzelgaben, unzerkaut zu den Mahlzeiten

* = reicht zur Herstellung von

Wichtige bei der Behandlung von Kindern verwendete Antihistaminika

Antihistaminika vom H_1-Typ finden bei der Behandlung von Hauterkrankungen im Kindesalter vielfältigen Einsatz (Tabelle 64). Beim klinischen Einsatz sind v.a. Fragen des Sedierungspotentials der jeweiligen Substanz von Wichtigkeit.

Antihistaminika stellen eine sehr wirksame symptomatische Therapie der akuten und chronischen Urtikaria dar und ermöglichen eine wirkungsvolle Verringerung des Juckreizes sowie Zahl und Dauer der Läsionen. Aufgrund ihres geringen Sedierungspotentials sind die nicht-sedierenden Antihistaminika wie Loratadin und Cetirizin in diesen Fällen häufig Mittel der ersten Wahl. Auf die Verordnung Terfenadin-haltiger Antihistaminika sollte aus Sicherheitserwägungen heraus vollständig verzichtet werden. Ist jedoch ein sedierender Effekt erwünscht, wie beispielsweise zur Linderung akuter Exazerbationen des atopischen Ekzems, setzen wir bevorzugt die älteren, sedierenden Antihistaminika wie Clemastinhydrogenfumarat, Dimetindenmaleat, Doxylaminsuccinat oder Hydroxyzin ein. Seit Anfang 2001 stehen mit Desloratadin und Levocetirizindihydrochlorid zwei weitere Antihistaminika zur Verfügung, die jedoch derzeit erst ab dem 12. Lebensjahr bzw. ab 30 kg Körpergewicht eingesetzt werden dürfen.

Antihistaminika sind als sehr sichere Substanzen mit großer therapeutischer Breite und relativ seltenen signifikanten Nebenwirkungen einzuordnen. Als sehr seltene unerwünschte Wirkung sollte bei ihrer Verordnung auf das Risiko der Auslösung polymorpher ventrikulärer Extrasystolen hingewiesen werden. Diese werden v.a. bei der gleichzeitigen Verordnung über das Isoenzym 3A4 des Cytochrom P_{450} metabolisierter Antihistaminika und weiterer Substanzen beobachtet. Dies gilt v.a. für die gleichzeitige Verordnung von Terfenadin und Hydroxyzin sowie Makrolidantibiotika (Erythromycin, weniger Clarithromycin, nicht Azithromycin) oder Imidazolderivate (Fluconazol, Itraconazol).

Literatur

Abeck D., Werfel S., Brockow K., Ring J.: Die Behandlung des atopischen Ekzems im Kindesalter. Hautarzt 48:379–383 (1998)

Goldsmith P., Dowd P.M.: The new H_1 antihistamines. Dermatologic Clinics 11:87–95 (1993)

Reider N., Zloczower M., Fritsch P., Kofler H.: Antihistaminika, Teil I. Hautarzt 49:674–681 (1998)

Reider N., Zloczower M., Fritsch P., Kofler H.: Antihistaminika, Teil II. Hautarzt 49:734–742 (1998)

Tabelle 64. Wichtige zur Behandlung von Hauterkrankungen im Kindesalter eingesetzte H_1-Antihistaminika

Substanzname	Handelsname	Altersbegrenzung	Darreichungsform	Dosierung	Packungsgröße
■ **Cetirizin**	Zyrtec®	ab 1. Lebensjahr	Saft	Kd. v. 1–12 Jahren und KG>30 kg: 2 Meßl. (10 ml) am Abend Kd. v. 1–12 Jahren und KG<30 kg: 1 Meßl. (5 ml) am Abend Jugendl. ab 12 Jahren: 2 Meßl. (10 ml) am Abend	N1 (75 ml); N2 (150 ml)
			Tropfen	Kd. v. 1–12 Jahren und KG>30 kg: 20 Tropfen am Abend Kd. v. 1–12 Jahren und KG<30 kg: 10 Tropfen am Abend Jugendliche ab 12 Jahren: 20 Tropfen am Abend Sondergrößen: Zyrtec® P Tropfen	N1 (20 ml) N1 (20 ml)
			Tabletten	Kd. v. 2–12 Jahren und KG>30 kg: 1 Filmtablette am Abend Kd. v. 2–12 Jahren und KG<30 kg: 1/2 Filmtablette am Abend Jugendl. ab 12 Jahren: 1 Filmtablette am Abend Sondergrößen: Zyrtec® P Filmtabletten	N1 (10 ml) N1 (20); N2 (50); N3 (100) N1 (7)
■ **Clemastin-hydrogen-fumarat**	Tavergil®	ab 1. Lebensjahr	Sirup	Kd. v. 1–3 Jahren: 2mal tgl. 1–2 Teelöffel Kd. v. 4–6 Jahren: 2mal tgl. 2 Teelöffel Kd. v. 7–12 Jahren: 2mal tgl. 1 Eßlöffel Kd. >12 Jahre: morgens und abends jeweils 20 ml (1 1/2 Eßlöffel)	N1 (125 ml)
			Tabletten	Kd. v. 4–6 Jahren: 2mal tgl. 1/2 Tablette Kd. v. 7–12 Jahren: 2mal tgl. 1/2 bis 1 Tablette Kd. >12 Jahre: morgens und abends jeweils 1 Tablette	N1 (20); N2 (50)
■ **Dimetin-denmaleat**	Fenistil®	keine; bei Gabe an Säuglinge sorgfältige Therapieüberwachung	Sirup	Kd. v. 1–8 Jahren: 3mal tgl. 1 Teelöffel Kd. >9 Jahre: 3mal tgl. 1 1/2 Teelöffel	N2 (150 ml)
			Tropfen	Kd. v. 1–8 Jahren: 3mal tgl. 10–15 Tropfen Kd. >9 Jahre: 3mal tgl. 20 Tropfen	N1 (20 ml); N2 (50 ml)
			Dragees	Kinder >3 Jahre: 3mal tgl. 1 Dragee	N1 (20); N2 (50); N3 (100)
■ **Doxyl-amin-succinat**	Mereprine®	ab 2. Lebensjahr	Sirup	Kleinkinder über 2 Jahre: 1–2mal tgl. 1 Teelöffel (5 ml) Kinder (je nach Alter): 1–3mal tgl. 1–2 Teelöffel (je 5 ml)	N2 (150 g)
	Sedaplus®	ab 6. Monat	Saft		N1 (100 g)
■ **Hydroxyzin**	Atarax®	ab 6. Lebensjahr	Liquidum	Kinder v. 6–10 Jahren: 12,5–25 ml (=25–50 mg) tgl. Kinder >10 Jahre: 18,75–37,5 ml (=37,5–75 mg) tgl.	N1 (200 ml)
			Tabletten	Kinder v. 6–10 Jahren: 1–2 Tabletten pro Tag Kinder >10 Jahre: 1 1/2–3 Tabletten pro Tag	N1 (20); N2 (50); N3 (100)

Tabelle 64 (Fortsetzung)

Substanzname	Handelsname	Altersbegrenzung	Darreichungsform	Dosierung	Packungsgröße
■ **Loratadin**	Lisino®	ab 2. Lebensjahr	Sirup	Kd. v. 2–12 Jahren und KG>30 kg: 2 Meßl. (10 ml) 1mal täglich Kd. v. 2–12 Jahren und KG<30 kg: 1 Meßl. (5 ml) 1mal täglich ab dem 12. Lebensjahre: 2 Meßl. (10 ml) 1mal tgl.	N1 (50 ml); N2 (150ml)
			Brausetablette	Kd. v. 2–12 Jahren und KG>30 kg: 1 Brausetablette/die Kd. v. 2–12 Jahren und KG<30 kg: 1/2 Brausetablette/die ab 12. Lebensjahr: 1 Brausetabl. 1mal tgl.	N1 (10); N2 (30)
	Loratadin-ratiopharm		Tabletten	Kinder von 6–12 Jahren und KG >30 kg: 1/2 Tbl. 1mal tgl. Kinder von 6–12 Jahren und KG < 30 kg: 1 Tbl. 1mal tgl. ab dem 12. Lebensjahr: 1 Tablette/die	N1 (20); N2 (50); N3 (100)
				Sondergröße: Lisino® S Tabletten	N1 (7)
■ **Des(carboethoxy)-loratadin**	Aerius®	ab 12. Lebensjahr	Filmtabletten	1 Tablette/die	N1 (20); N2 (50); N3 (100)
■ **Levocetirizindihydrochlorid**	Xusal®	ab 30 kg KG	Filmtabletten	Kinder ab 12. Lebensjahr und >30 kg KG: 1 Tablette/die	N1 (20); N2 (50); N3 (100)

Verwendete Abkürzungen: Kd. = Kinder; tgl. = täglich; KG = Körpergewicht; Meßl. = Meßlöffel

Auswahl zur Behandlung bei Hauterkrankungen im Kindesalter häufig eingesetzter Glukokortikosteroidexterna

Topische Glukokortikoide spielen in der Behandlung einer Vielzahl entzündlicher Dermatosen eine große Rolle. Tabelle 65 listet eine Reihe häufig eingesetzter Substanzen auf, deren Zuordnung zu der jeweiligen Klasse der Einteilung von Niedner folgt.

Die individuelle Auswahl des Glukokortikosteroids wird von zahlreichen Faktoren bestimmt wie beispielsweise dem Alter des Kindes, der Lokalisation der Hautveränderungen, dem klinischen Bild der zu behandelnden Läsionen (s. stadiengerechte Vehikelwahl) sowie der prozentualen Ausdehnung der Hautveränderungen. Besonderer Vorsicht bedarf die Anwendung von Glukokortikoidexterna im Gesicht und im Genitalbereich, da hier ihre Penetrationsrate sehr hoch ist und somit die bekannten und gefürchteten Steroid-bedingten kutanen Nebenwirkungen wie Atrophie, Rubeosis und Teleangiektasien bevorzugt auftreten.

Die Verordnungsmenge muß die Ausdehnung der Hautveränderungen sowie die zeitliche Anwendungsdauer berücksichtigen. Da topisch applizierte Glukokortikosteroide im Stratum corneum adsorbiert werden und hier ein Reservoir bilden, ist eine einmal tägliche Applikation in der Regel ausreichend. Der Steroidfreisetzung förderlich ist die erneute, nach einigen Stunden vorgenommene Applikation eines Basistherapeutikums im Bereich des mit dem Glukokortikosteroid behandelten Areal.

Literatur

Korting H.C.: Dermatotherapie. Springer, Berlin (1995)

Niedner R. (Hrsg.): Kortikoide in der Dermatologie. UNI-MED, Bremen (1998)

Tabelle 65. Wichtige, zur Behandlung von Hauterkrankungen im Kindesalter häufig verwendete Glukokortikosteroidexterna

Wirkstoff	Klasse*	Konzentration [%]	Handelsname	Darreichungsform	Packungsgröße	Altersbegrenzung
■ **Hydrocortison**	I	0,333	Sanatison Mono 1/3%	Salbe	20 g (N1); 50 g (N2) 100 g (N3)	keine
		0,5	Hydrocortison-Wolff® 0,5	Lotio	25 g (N1)	keine
		1	Hydrocortison-Wolff® 1,0%	Creme	15 g (N1); 50 g (N2)	keine
			Hydrogalen®	Creme/Salbe	25 g (N1); 50 g (N2); 100 g (N3)	keine
				Lösung/Lotion	30 g (N1); 60 g (N2); 100 g (N3)	keine
■ **Fluocortinbutyl**	I	0,750	Vaspit®	Creme/Salbe/ Fettsalbe	15 g (N1); 50 g (N2)	keine
■ **Desoxi-methason**	II	0,050	Topisolon® mite	Salbe	15 g (N1); 50 g (N2)	keine
■ **Desonid**	II	0,100	Sterax®	Creme	25 g (N1)	keine
■ **Hydrocortison-aceponat**	II	0,127	Retef®	Creme/Salbe	15 g (N1); 30 g (N2); 50 g (N3)	keine
■ **Methyl-prednisolon-aceponat**	II	0,1	Advantan®	Creme/Salbe/ Fettsalbe Lösung	15 g (N1); 25 g (N2); 50 g (N3) 20 ml (N1); 50 ml (N2)	Creme & Fettsalbe: Kinder unter 3 Jahren
■ **Hydrocortison-7-butyrat**	II	0,1	Alfason®	Creme	20 g (N1); 50 g (N2); 100 g (N3)	keine
				mini Creme	10 g	keine
				CreSa/Salbe	20 g (N1); 50 g (N2); 100 g (N3)	keine
				Grelo	50 g (N1); 100 g (N2)	keine
■ **Hydrocortison-buteprat**	II	0,1	Pandel®	Creme/Salbe	10 g (N1); 20 g (N1); 50 g (N2)	keine
				CreSa	20 g (N1); 50 g (N2)	
■ **Prednicarbat**	II	0,25	Dermatop®	Creme/Salbe/ Fettsalbe	10 g (N1); 30 g (N2); 50 g (N2); 100 g (N3)	keine
				Lösung mit Schaum-applikator	20 ml (N1); 50 ml (N2); 100 ml (N3)	bei Säuglingen liegen noch keine ausreichenden Erfahrungen vor
■ **Fluticason-propionat**	III	0,05	Flutivate®	Creme/Salbe	25 g (N1); 50 g (N2); 100 g (N3)	Kinder <4 Jahre nur in Ausnahmefällen; zwischen 4 und 12 Jahren nur max. 20% der Körperober-fläche
■ **Mometa-sonfuroat**	III	0,1	Ecural®	Fettcreme/Salbe	10 g (N1); 20 g (N1); 50 g (N3); 100 g (N3)	eine offizielle Zulassung liegt für die Behandlung von Kindern älter als 2 Jahre vor
				Lösung	20 ml (N1); 50 ml (N2)	

Die Klassenzuordnung der genannten Glukokortikosteroidexterna erfolgte anhand der von Niedner herausgegebenen Einteilung.

Kapitel 26 Sachverzeichnis

W

Z

Druck- und Bindearbeiten: Stürtz AG, Würzburg